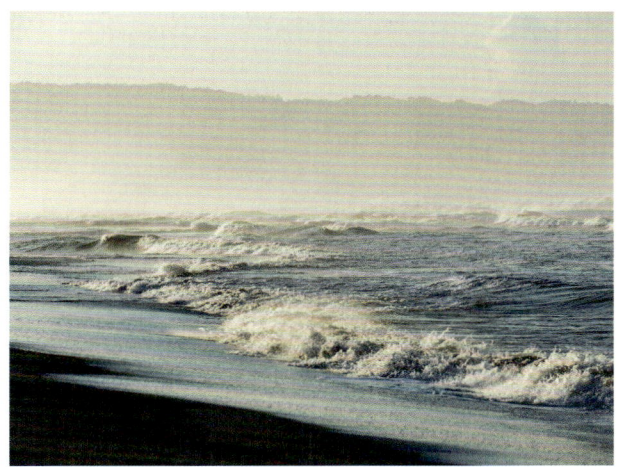

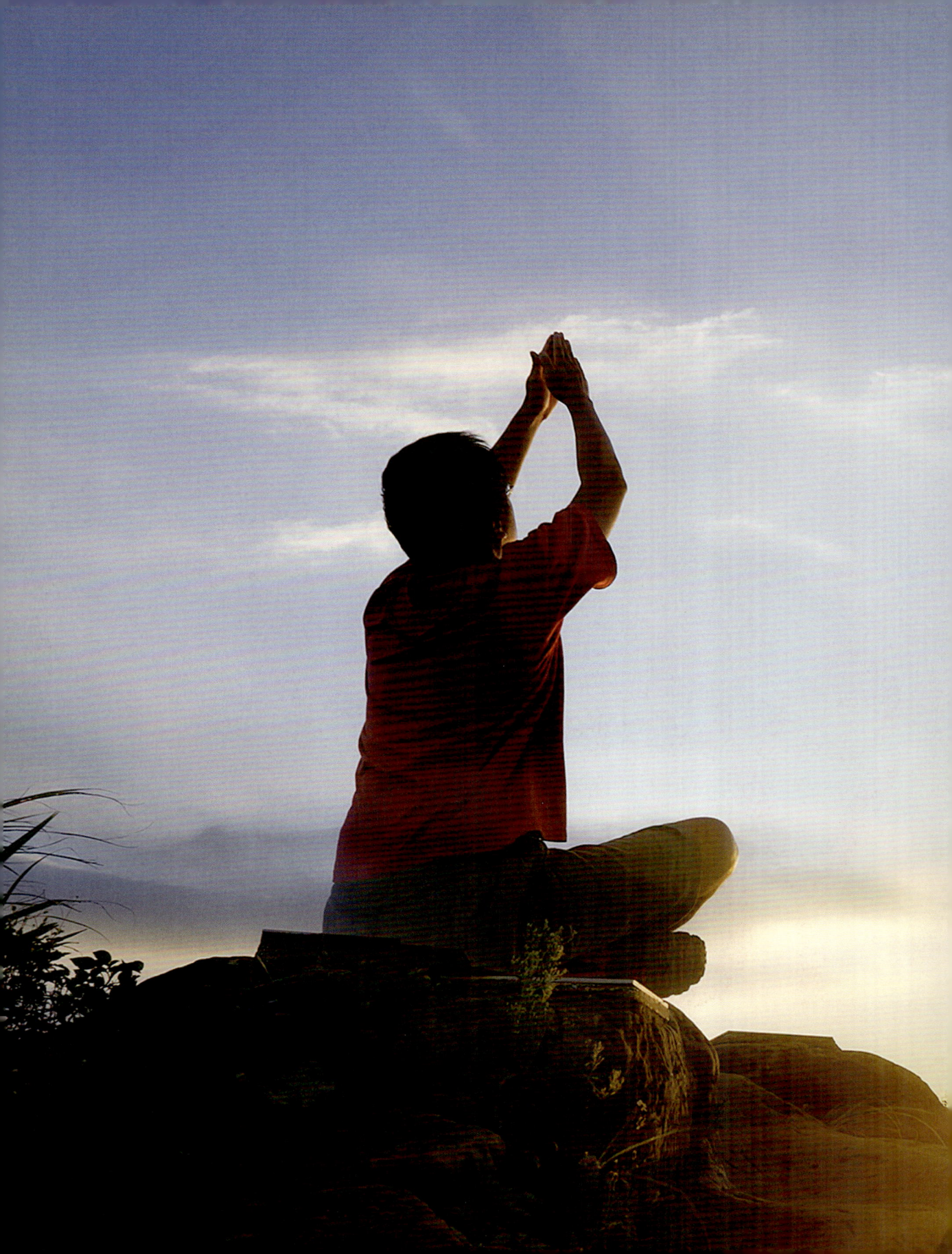

KARIN FURTMEIER

Essential Yoga

In Balance mit individuellen Übungen

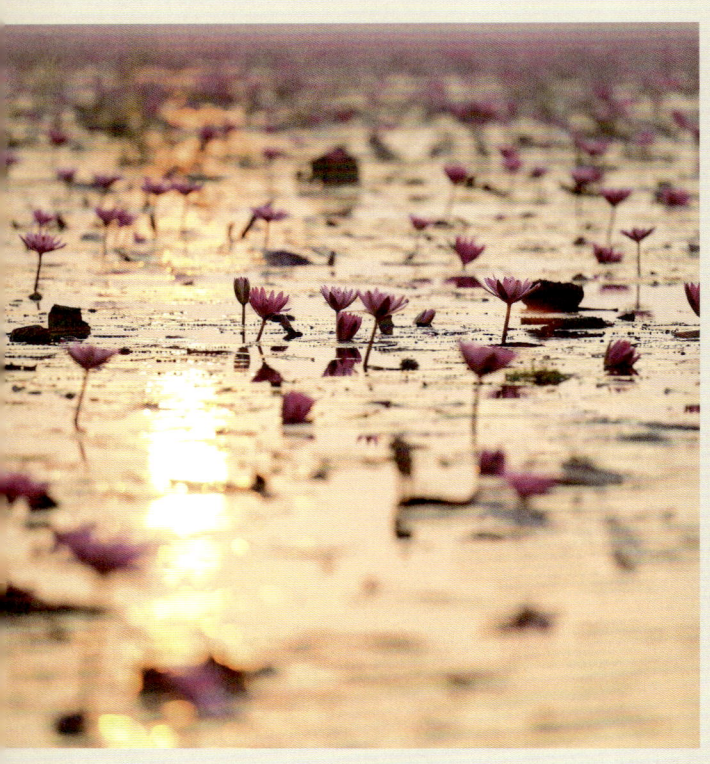
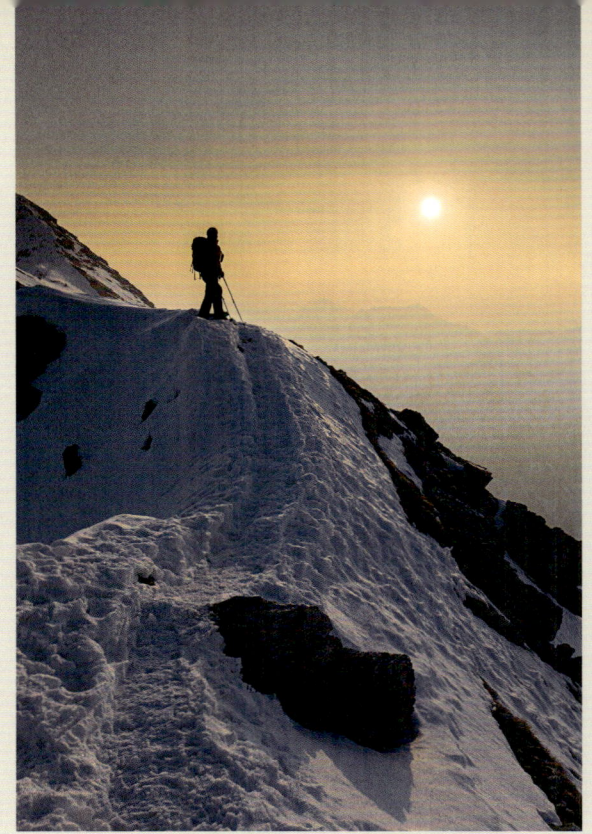
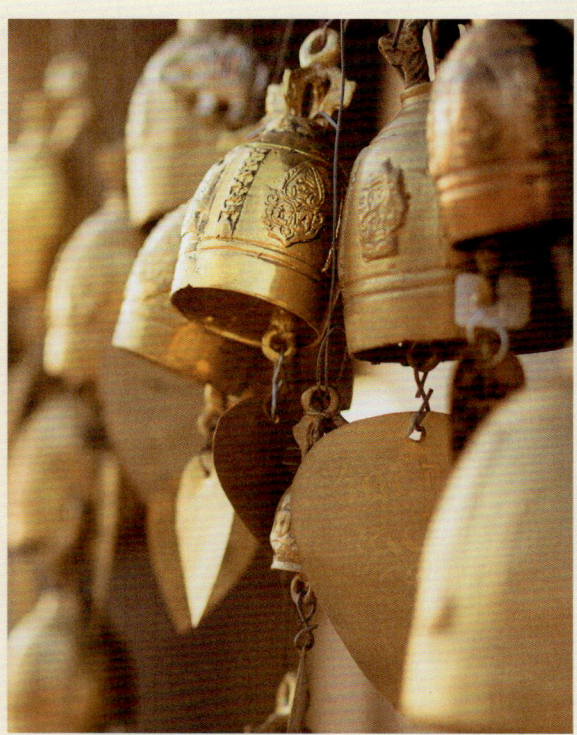
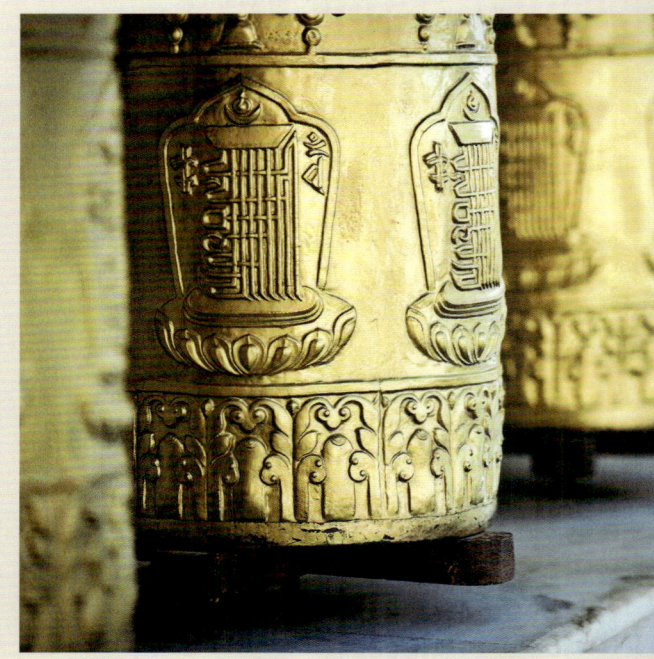

Inhalt

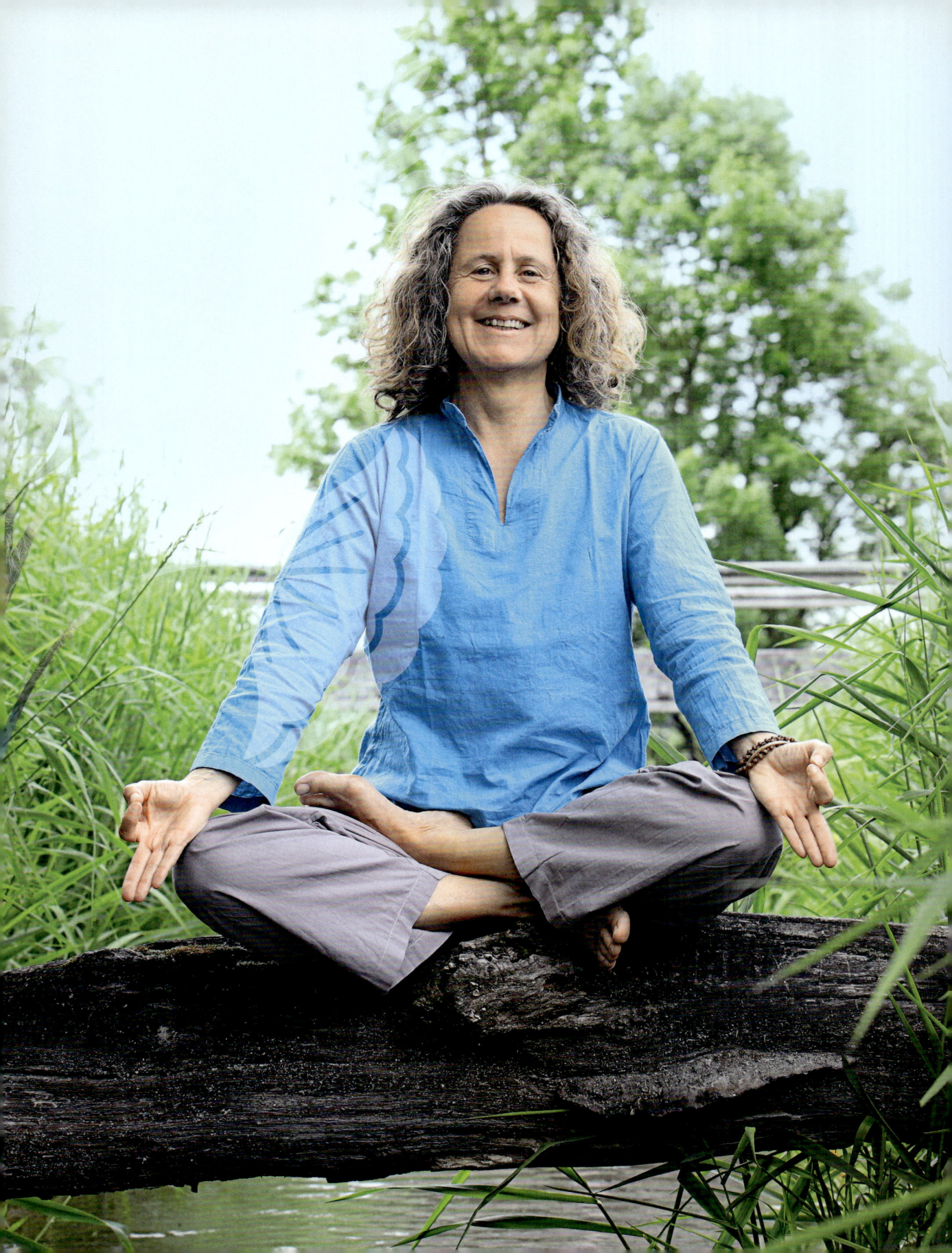

Vorwort

Yoga ...
... erlernen – erleben – leben

Yoga kann uns auf so vielen verschiedenen Ebenen ein Wegbegleiter, Berater und zugleich Freund sein. Nicht nur wird uns der Zugang zu unserer Körperlichkeit ermöglicht, wir berühren vielmehr auch unsere mentale und emotionale Seite. Yoga hilft uns, uns zu sortieren, wahrzunehmen und anzunehmen. Durch diesen Zugang können wir langsam beginnen, eine tiefere Beziehung mit uns selbst einzugehen und sowohl körperliche als auch geistige Dysbalancen wahrhaftig zu ergründen und aufzulösen.

Mit diesem Buch möchte ich Ihnen einen Praxiscoach an die Hand geben, der es Ihnen ermöglichen soll, Ihre Gefühlszustände und körperlichen Beschwerden besser lesen und vor allen Dingen lösen zu können. Ich möchte nicht behaupten, dass Yoga alles therapieren kann, aber mit Sicherheit erfahren Sie durch Yoga eine tiefgehende Unterstützung in der Bewältigung Ihres Lebens und der Situationen, die das Leben für Sie bereithält.

Die Geschichten und Fallbeispiele sind stellvertretend für Beschwerden, Lebenssituationen und Empfindungen, die wir so oder ähnlich alle schon einmal erlebt haben. Die ausgewählten Asana, Atemübungen und Meditationen haben meinen Yogaschülern nachhaltig eine Verbesserung ihrer Lebensqualität ermöglicht. Wenn Sie sich angesprochen fühlen, ermuntere ich Sie, die ein oder andere Übung direkt selbst zu versuchen. Dennoch ist es im Yoga stets ratsam, sich unterstützend von einem guten Yogalehrer begleiten zu lassen.

Genießen Sie das Eintauchen in die Welt des Yoga und somit die Reise zu sich selbst.

Om shanti, Namaste
Karin

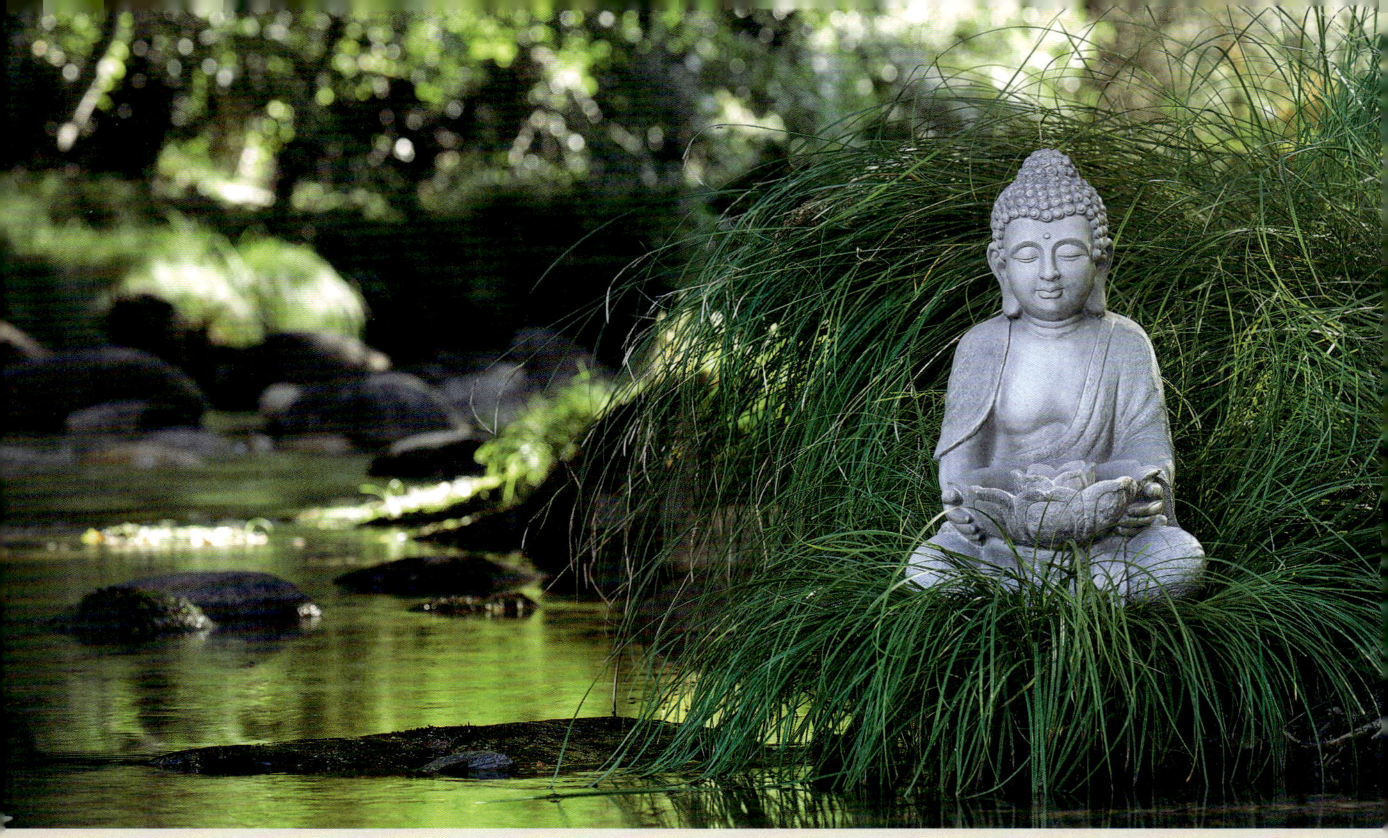

Spiritualität und Yoga

Spiritualität ist der Weg der Selbsterkenntnis, um die Vereinigung mit sich selbst zu erlangen. Das Selbst entspricht der Seele, *atman,* Göttlichkeit, universelle Energie – innere Glückseligkeit. Im Yoga gehen wir davon aus, dass jedem Individuum das Absolute, die reine Göttlichkeit innewohnt. Durch unsere Lebensumstände, Erziehung, Nationalität, Geschlecht, Religion, Bildung, Umfeld und viele andere Dinge werden wir zur Unterscheidung erzogen. Dieser Unterschied ist aus yogischer Sicht nur äußerlich und temporär. Das, was unvergänglich und unsterblich ist, ist die Seele, das reine und wahre Selbst. Der Übungsweg der Selbsterkenntnis und Yoga können uns dabei helfen, auf unseren Urgrund, unser tief liegendes Sein zurückzufinden, mehr Verständnis für unser eigenes Wesen zu entwickeln, um somit ein Gefühl von Vertrauen und Wahrhaftigkeit zu erreichen. In diesem Zustand des Einswerdens mit uns selbst und der damit verbundenen Akzeptanz unserer Person und des Lebens wird kein Separieren von irgendetwas oder irgendjemandem mehr nötig sein, denn wir sehen und akzeptieren in jedem und in allem die Göttlichkeit in ihrer universellen Schönheit. In diesem Zustand ist die Identifizierung über unsere Persönlichkeit, unseren Namen, Beruf, Status und noch so vieles andere nicht mehr vonnöten. Es gibt kein »Ich« mehr, da ich nicht mehr in Konkurrenz mit mir oder irgendjemandem stehe. Ich trete ein in ein universelles Gefühl, das Wir-Gefühl, aus dem heraus meine größte Geste das Geben ist, ohne dafür irgendeinen Lohn, Dank oder Zuwendung erhalten zu müssen. Hier treten wir ein in die bedingungslose Liebe, die immer aus sich selbst heraus geboren wird, aus dem Zustand des göttlichen, des universellen Seins.

Spiritualität bedeutet nach einem höheren Sinn zu streben und sein eigenes Leben auch daraufhin auszurichten. Werte und Tugenden wie Mitgefühl, Toleranz, Großzügigkeit, bewusster Umgang mit der Umwelt und dem Umfeld sowie Ehrfurcht und Dankbarkeit vor dem Leben sind dann die Säulen unserer Existenz. Wir wollen unserem Sein eine nachhaltige Sinnhaftigkeit verleihen, die das Leben und somit die Natur, aus der wir entspringen, schützt und ehrt.

Übungen in diesem Buch

Yoga-, Atemübungen und Meditation können die Türen zu unserem Innersten öffnen und freilegen. Es treten Dinge an die Oberfläche, die wir bis jetzt vielleicht noch gar nicht wussten. Der Schleier, der das Wissen um unsere tiefste Ebene verbirgt, hebt sich. Die Übungen in diesem Buch sind nicht von medizinischen Befunden oder medizinischem Wissen abgeleitet. Vielmehr habe ich durch meine mehrjährige Yogalehrer-Ausbildung, den Yogaunterricht, das Lernen daraus sowie unzählige Einzelstunden mit meinen Schülern einen Wissensschatz aufbauen dürfen, den ich in diesem Buch für Sie zusammentrage. Die Ausübung des Yoga folgt nur einer Intention und dies ist die Begegnung mit sich selbst. Wir wollen bewusst in die Übungen gehen und wahrnehmen, was unser Körper und Geist uns zu sagen hat. Mit dem Praktizieren von Yoga wollen wir langfristig Leichtigkeit und Wohlgefühl in unser Leben bringen. Üben Sie daher stets ohne Zwang und Leistungsdruck, beides ist im Yoga kontraproduktiv.

> »Durch abhyasa (beharrliches Üben) und viragya (Gleichmut) kann die dynamische Stille des Citta (das meinende Selbst) erreicht werden.«
>
> Yoga-Sutra 1–12

Das Leben ist wie eine Asana

An manchen Tagen fühlen wir uns geerdet und stark, doch es gibt auch Situationen, die uns aus dem Gleichgewicht bringen, uns regelrecht umwerfen, und unsere geistige und emotionale Flexibilität überstrapazieren.
Yoga kann uns auf körperlicher, geistiger und philosophischer Ebene dabei helfen, uns gesund und ausgeglichen unseren Lebensaufgaben zu stellen.

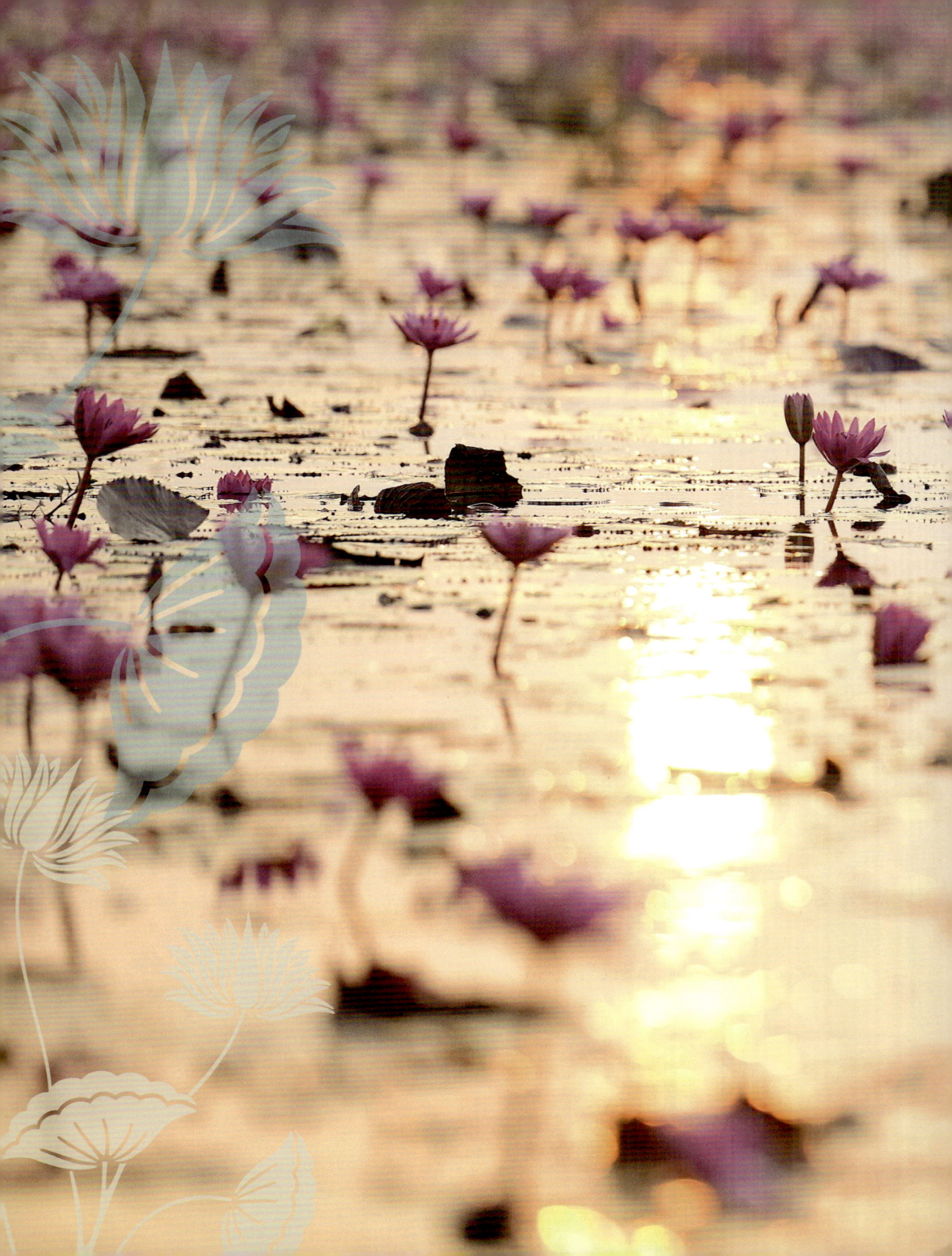

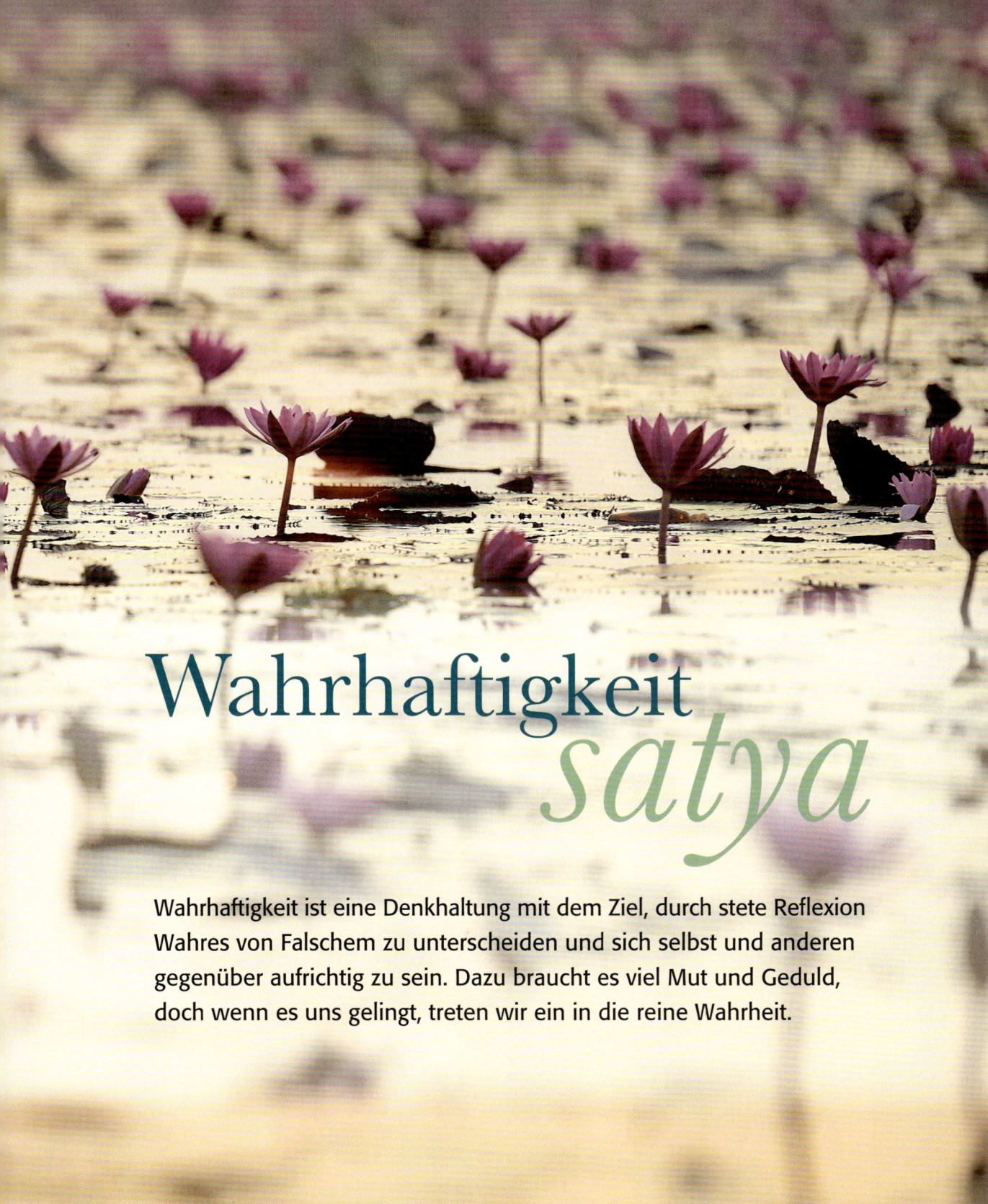

Wahrhaftigkeit
satya

Wahrhaftigkeit ist eine Denkhaltung mit dem Ziel, durch stete Reflexion Wahres von Falschem zu unterscheiden und sich selbst und anderen gegenüber aufrichtig zu sein. Dazu braucht es viel Mut und Geduld, doch wenn es uns gelingt, treten wir ein in die reine Wahrheit.

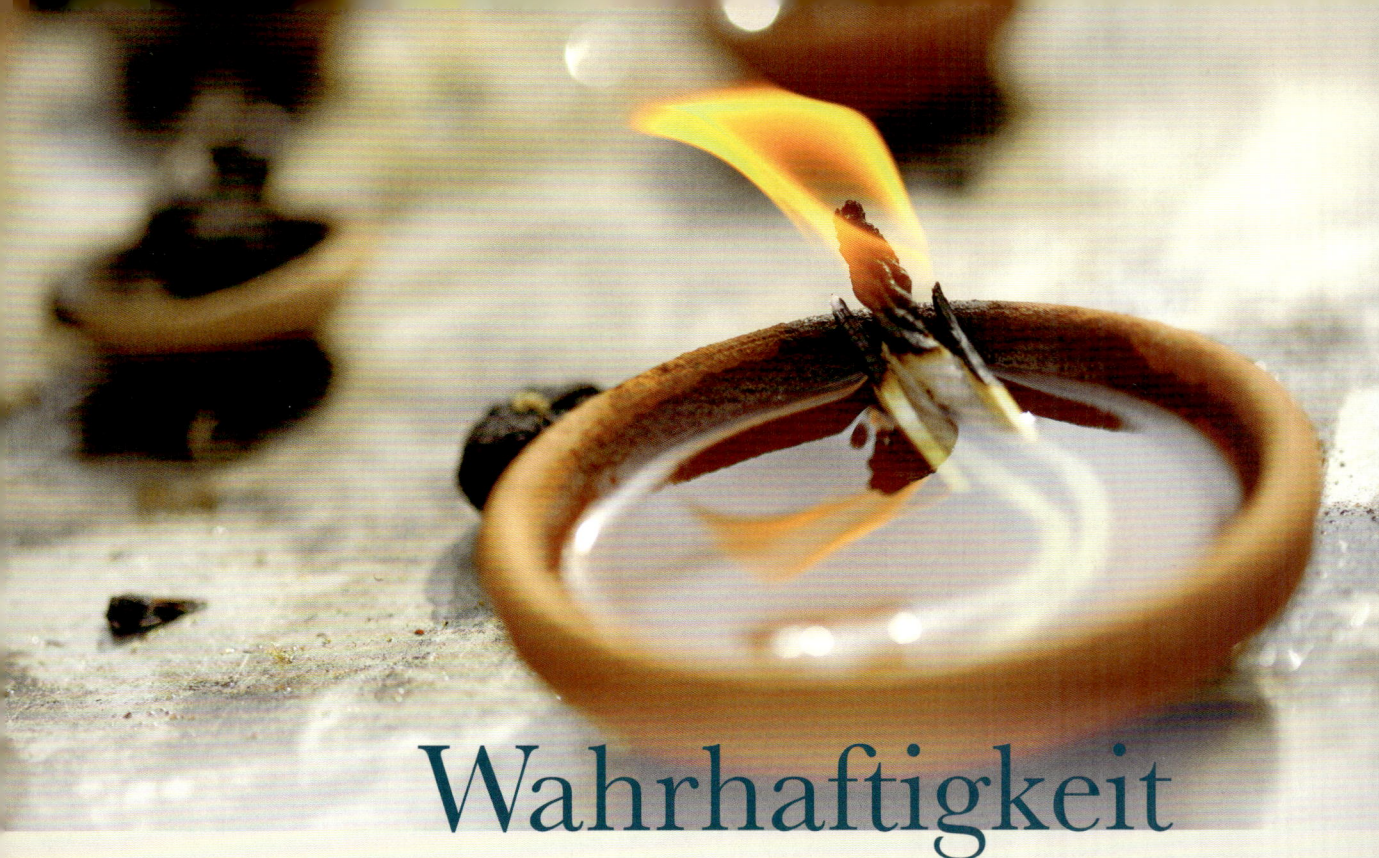

Wahrhaftigkeit

Was bedeutet Wahrhaftigkeit?

Ein großes Wort mit vielen Bedeutungen, doch letztendlich mit nur einer Wahrheit: Wahrhaftigkeit bezeichnet das ehrliche Erkennen einer Situation, eines Gefühls, einer Aussage, ohne einem Irrtum aufzusitzen. Das klingt einfach, ist jedoch nicht leicht umzusetzen. So oft leben wir in einer Unehrlichkeit uns selbst gegenüber. Oftmals sind lang gelebte Verhaltensmuster unser Grundstein für unsere eigene Wahrheit, für unser Denken und Handeln. So haben wir es gelernt, so fühlen wir uns sicher, so haben wir es schon immer gemacht. Doch wenn wir beginnen, uns mit uns selbst ehrlich zu beschäftigen, erkennen wir viele Verhaltensmuster, die falsch sind. Wahrhaftigkeit können wir nur erreichen, indem wir immer wieder nach innen gehen. Oftmals müssen wir uns eingestehen, nicht aus unserer tiefsten Überzeugung heraus gehandelt oder gesprochen zu haben. Viel zu häufig verfolgen wir egoistische Ziele. Wir wollen etwas erreichen, sei es Zustimmung, Anerkennung, Liebe. Doch bleiben wir beharrlich bei der Übung, Wahrhaftigkeit zu leben, werden wir mit dem schönsten belohnt, was wir im Leben erreichen können – der inneren Freiheit.

»Satyamev Jayate –
Wahrheit allein triumphiert.«

Mantra aus den Upanishaden

Aufrichtigkeit im Jetzt

Der Termin für die vierte Knieoperation stand bereits fest, als Manfred mich aufsuchte. Als Fußballer und leidenschaftlichem Bergwanderer war es ihm schwergefallen, einer neuerlichen OP mit unsicherem Ausgang zuzustimmen. Lieber wollte er zunächst noch einen alternativen Weg beschreiten. Er berichtete mir von seinen enormen Knieschmerzen, trotz drei Operationen. Das Knie schwoll öfter an, eine äußerst schmerzhafte Entzündung, die ihn seinen geliebten Sport nicht ausüben ließ. Selbst Fahrradfahren mit kleinen Gängen – also geringem Widerstand – war nur mehr selten möglich. Durch die jahrelangen Belastungen und Schmerzen im Knie, auch an der Kniescheibe, und die damit einhergehende Fehlstellung, meldeten sich nun auch Manfreds Hüften. Zudem waren

> *»In einem gesunden Körper wohnt ein gesunder Geist.«*
>
> Juvenal

die rückwärtige Beinmuskulatur und die Achillessehnen sehr verkürzt. Eine Folge unter anderem von zu wenig Dehnung vor und nach dem Fußballspielen. Interessanterweise suchten ihn die größten Schmerzen nachts im Bett liegend heim. Hierbei kam noch erschwerend hinzu, dass sich sein geistiger und mentaler Zustand mit zunehmender Schmerzintensität verschlechterte. Alles schien sich derzeit nur um seinen Körper zu drehen. Doch nach einem kurzen Vorgespräch war klar, dass die körperlichen Schmerzen nur ein Bruchteil der Auswirkungen waren. Sein Gemütszustand fuhr Achterbahn mit ihm, was sich auch auf seine Beziehung und unterschwellig auf seine Arbeit auswirkte. Er machte einen diffusen, instabilen Eindruck, obwohl sein Berufsalltag stringentes und eindeutiges Handeln erforderte. Ich hatte das Gefühl, dass seine Wahrnehmung vernebelt war. Deswegen ging es für mich auch darum, sein Leben, sein Dasein, seine Verhaltensmuster zu betrachten. Als er noch gesund war, strotzte Manfred nur so vor Energie, vor Bewegungs- und Tatendrang. Derzeit schaffte er gerade noch das Nötigste. Die angekündigte Beförderung in seiner Arbeit, die er mit Herzblut und Leidenschaft ausführte, bereitete ihm nun Angst, denn er sah sich den vermehrten Anforderungen in diesem Zustand nicht gewachsen. Manfreds Körper sendete eindeutige Signale, die es nun galt zu ergründen, um die Ursache der immer wiederkehrenden Schmerzen zu erkennen.

Und so bat ich ihn, sich auf einen Stuhl zu setzen, da natürlich weder Schneidersitz noch Fersensitz eine Option waren. Wir begannen mit einigen Mobilisations-Übungen (die gleichen, allerdings mit Sitz auf der Matte, finden Sie auf den nächsten Seiten), um ihn richtig ankommen zu lassen und ihm seine Besorgnis zu nehmen.

DER ERSTE SCHRITT –
Mobilisation zum Ankommen

Setzen Sie sich mit gekreuzten Beinen (im Schneidersitz oder halben Lotussitz) auf Ihre Yogamatte bzw. auf den Rand Ihrer gefalteten Decke. Sie sollten die Beinstellung und Sitzerhöhung so wählen, dass weder ihre Beine angespannt sind, noch Ihre Hüften schmerzen. Die Wirbelsäule ist aus dem unteren Rücken heraus aufgerichtet. Wenn Sie sich an den Deckenrand setzen, kippt automatisch das Becken leicht nach vorne und der untere Rücken wird gerade.
Bei akuten Knieschmerzen setzen Sie sich auf einen Hocker.

Position 1 – Wir beginnen mit den Sufi-Kreisen. Schließen Sie Ihre Augen und kreisen Sie langsam mit Ihrem Oberkörper in eine Richtung. Ihre Beine und das Becken sind stabil. Versuchen Sie, nicht zu viel zu denken oder beeinflussen zu wollen, lassen Sie sich treiben. Üben Sie so, wie es sich für Sie in diesem Moment gut anfühlt. Nach einiger Zeit werden die Kreise etwas kleiner und ganz allmählich pendeln Sie sich ein, kommen zurück in Ihre Mitte. Nehmen Sie einen tiefen Atemzug. Halten Sie Ihre Augen weiterhin geschlossen, wechsen Sie Ihre Beine, indem Sie sie andersherum kreuzen und setzen Sie sich noch einmal bewusst aufrecht hin. Nun führen Sie die Sufi-Kreise in die andere Richtung aus. Nach einiger Zeit werden die Kreise wieder kleiner und Sie finden sich langsam in Ihrer Mitte ein. Verweilen Sie einige Momente in der Stille und spüren Sie nach. Weiter mit Position 2.

Position 2 – Legen Sie nun die Hände auf die Knie, die Handflächen sind nach oben gedreht, die Finger leicht gespreizt. Bringen Sie Ihre Arme gestreckt über die Seite nach oben bis über den Kopf, ohne dass Sie die Schultern nach oben ziehen. Handflächen zueinanderbringen, Kontakt spüren, mit der Ausatmung bringen Sie die Arme wieder gestreckt über die Seite nach unten. Dies wiederholen Sie fünfmal. Dann weiter mit Position 3.

Position 3 – Bringen Sie mit der nächsten Einatmung wieder die Arme über die Seiten gestreckt nach oben über den Kopf, Handflächen schließen, dann langsam mit der Ausatmung den Oberkörper leicht nach rechts aufdrehen. Nur die Wirbelsäule (im Brustwirbelbereich) dreht sich sanft auf, nicht zu weit gehen. Gesicht, Schultern, Beine sind entspannt. Die rechte Hand ist in der Mitte hinten auf der Matte aufgestützt (keine Hebelwirkung), die linke Hand ist oberhalb vom rechten Knie auf dem Oberschenkel (Bild). Versuchen Sie, tief und bewusst in den Bauch zu atmen. Halten Sie diese Position für ein paar Atemzüge. Bringen Sie nun mit der nächsten Einatmung Ihre Wirbelsäule aus dem unteren Rücken heraus in die Streckung, mit der Ausatmung kommen Sie zurück zur Mitte. Zwischenatmen. Mit der nächsten Einatmung Wirbelsäule wieder in die Streckung bringen, ausatmen, langsam nach links aufdrehen. Nehmen Sie einige bewusste, tiefe, gleichmäßige Atemzüge in den Bauchraum. Richten Sie mit der Einatmung die Wirbelsäule auf, und kommen Sie mit der Ausatmung zurück zur Mitte. Wenn Sie mögen, können Sie nun die Beine andersherum überkreuzen. Dann weiter in Position 4.

Position 4 – Bleiben Sie in der aufrechten Sitzhaltung und bringen Sie Ihre Arme nah am Körper angewinkelt mit den Handflächen nach oben gedreht auf halbe Höhe. Mit der nächsten Einatmung ziehen Sie die Ellbogen zurück und gehen leicht ins Hohlkreuz, Kopf leicht zurücklehnen, der Brustkorb ist schön geöffnet. Der Fokus liegt auf dieser Öffnung und auf der Mobilisation der Schultergelenke, Schultern nicht

nach oben ziehen (Bild). Mit der Ausatmung langsam die Arme nach vorne strecken und den Rücken rund machen, alles entspannen.
Achtung, ziehen Sie die Schultern nicht nach vorne. Diese Übung wiederholen Sie mindestens fünfmal. Dann weiter in Position 5.

Position 5 – Beim letzten Mal ausatmen verschränken Sie die Finger (nicht verkrampfen), bringen die Arme gestreckt vor dem Körper nach oben bis über den Kopf und schaffen so Länge in der Wirbelsäule. Entspannen Sie mit der Ausatmung Gesicht, Schultern und Beine. Versuchen Sie, bewusst in den Brustkorb zu atmen: tief einatmen, lange ausatmen. Nach fünf bis acht Atemzügen lösen Sie die Finger, spreizen diese nach oben und senken mit der Ausatmung langsam die Arme über die Seite.

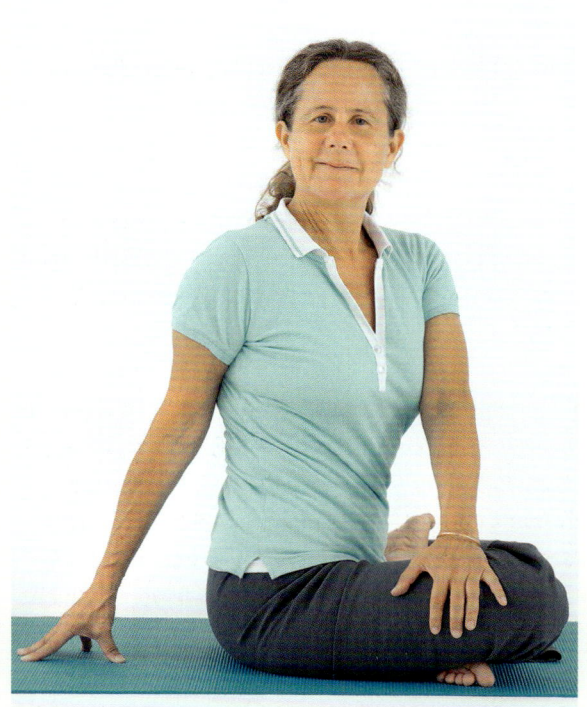

Position 3

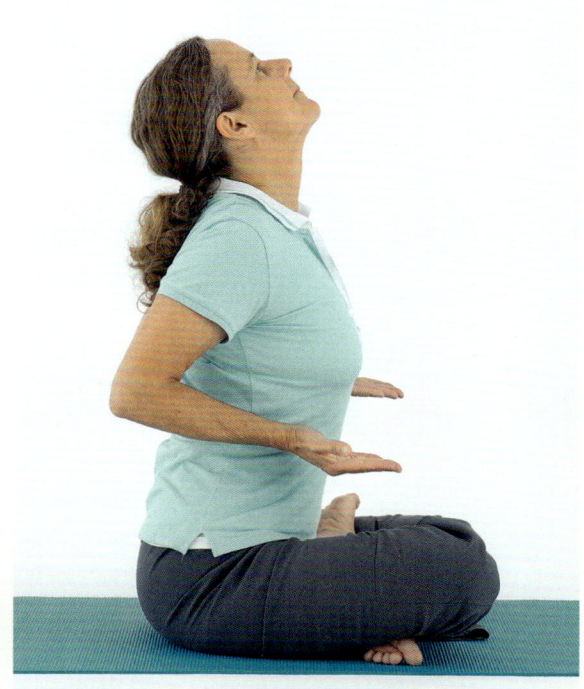

Position 4

BEWUSSTES DEHNEN – *Teil I*

Position 1 – Kommen Sie an den Anfang der Matte und konzentrieren Sie sich auf das Stehen und den Kontakt mit dem Boden. Die Füße sind hüftbreit geöffnet und parallel zueinander ausgerichtet. Die Arme hängen entspannt neben den Oberschenkeln herab. Drehen Sie die Handflächen nach außen und richten Sie den Oberkörper auf, ohne die Schultern nach oben zu ziehen. Ihr Brustbein blickt leicht diagonal nach oben, Ihr Brustkorb ist somit sanft geöffnet – dies ist eine Variante von *tadasana*, der Berghaltung. Fixieren Sie einen Punkt auf Augenhöhe vor Ihnen. Spüren Sie Ihre Füße und Ihre Beine, fest verwurzelt mit dem Boden. Nehmen Sie einige tiefe, lange Atemzüge.

Position 2 – Nun stemmen Sie Ihre Hände in die Hüften und beginnen langsam das Becken in eine Richtung zu kreisen. Ihre Füße bleiben fest verwurzelt. Die Kreise nur so groß werden lassen, dass Sie sich jederzeit stabil fühlen und Ihre Knie ruhig bleiben. Üben Sie diese Kreisbewegung mehrmals, bewegen Sie sich dann langsam wieder zu Ihrer Mitte zurück. Spüren Sie kurz nach, nehmen Sie noch einmal Kontakt mit Ihren Füßen auf und beginnen Sie im Anschluss die Kreisbewegung Ihres Beckens in die andere Richtung. Einige Wiederholungen, langsam und bewusst, dann kommen Sie wieder zurück zur Mitte, in Ihr Zentrum.

Position 3 – Stellen Sie sich vor eine Wand und stemmen Sie die Handflächen gegen die Wand. Wandern Sie nun mit den Händen an der Wand entlang nach unten, bis die Hände auf Schulterhöhe sind. Mit den Beinen gehen Sie zurück, bis Arme und Beine im 90°-Winkel zueinander sind. Der Oberkörper ist parallel zum Boden ausgerichtet. Die Beine sind fest und werden nun auf der Rückseite gedehnt. Stemmen Sie sich mit gestreckten Armen leicht ab, Füße gut geerdet (Bild). Halten Sie die Position mindestens zwölf Atemzüge. Dann weiter in Position 4.

Position 4 – Wandern Sie mit Ihren Händen etwas nach oben und verringern den Abstand zur Wand, indem Sie ein wenig nach vorne treten. Heben Sie mit der Einatmung ein Knie Richtung Brustkorb an, mit der Ausatmung strecken Sie langsam und sachte Ihr Bein nach hinten.

Achtung: Nur so weit in die Streckung gehen, wie es Ihr Knie erlaubt. Knie anziehen und Bein strecken, sechs bis zwölf Wiederholungen. Wenn dies zu intensiv ist, können Sie zwischendurch Ihr Bein absetzen. Dann bringen Sie das Bein wieder zurück zum Boden und üben Sie die andere Seite. Nach den Wiederholungen nachspüren. Dann weiter mit Position 5.

Position 5 – Finden Sie sich wieder mit den Händen an der Wand ein. Der Oberkörper ist parallel zum Boden. Verlagern Sie Ihr Gewicht ganz wenig auf das linke Bein, heben das rechte Knie an und bringen das angewinkelte Bein nach außen, sodass Sie die rechte Hüfte öffnen. Nicht zu weit gehen, verlieren Sie Ihre Standfestigkeit nicht. Mit der Einatmung das rechte Bein nach außen, Hüftöffnung, mit der Ausatmung wieder zurück zur Mitte. Sechs bis zwölf Wiederholungen. Kurz zwischenatmen und dann bewusst die andere Seite üben. Dann weiter mit Position 6.

Position 6 – Kommen Sie zurück auf die Matte, öffnen Sie Ihre Beine etwas mehr als hüftbreit, nehmen eine tiefe Einatmung und mit der Ausatmung lassen Sie sich langsam nach vorne fallen. Der Oberkörper wird passiv gedehnt, der Rücken entspannt. Bleiben Sie mit angewinkelten Beinen eine Zeit lang in der Entspannungshaltung. Weiter mit Position 7.

Position 7 – Kommen Sie rücken- und knieschonend nach unten zum Sitzen. Mit der Ausatmung legen Sie sich zurück auf die Matte, die Beine sind aufgestellt, das Kinn zeigt Richtung Brustbein, die Füße sind leicht geöffnet, Handflächen flach auf dem Boden. Mit der Einatmung bringen Sie beide Beine nach oben, die Oberschenkel sind lotgerecht zum Oberkörper. Achtung: Nicht ins Hohlkreuz kommen. Wenn das Anheben und Halten der Beine zu anstrengend ist, legen Sie Ihre Hände unter den Lendenwirbelbereich. Mit der nächsten Einatmung bringen Sie das rechte Bein langsam aus dem Kniegelenk heraus in die Streckung (Bild). Gehen Sie nur so weit, wie es Ihrem Knie guttut. Mit der Ausatmung rechtes Bein wieder absenken. Nun langsam das linke Bein strecken. Zehn bis zwölfmal beide Seiten wiederholen, danach Beine ausstrecken. Nachspüren mit geschlossenen Augen.

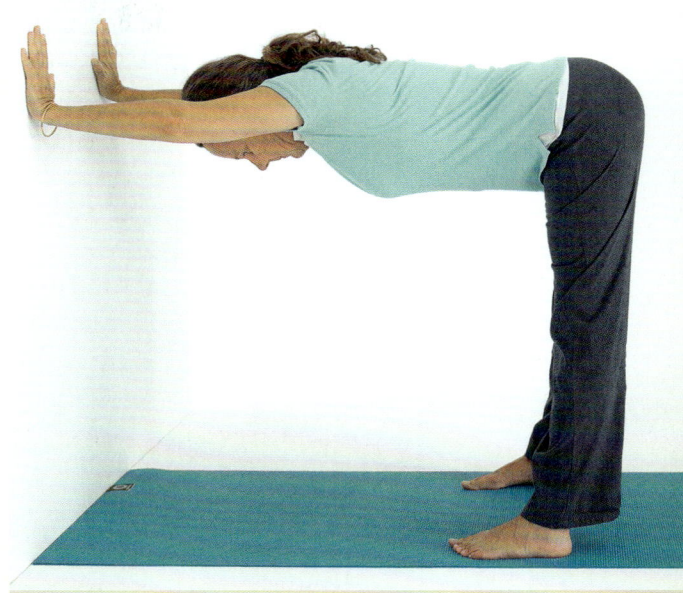

Position 3

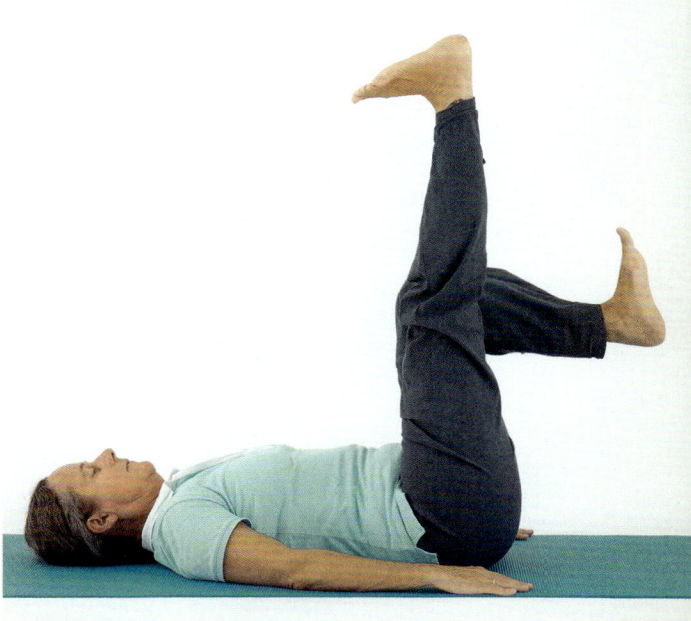

Position 7

BEWUSSTES DEHNEN – *Teil II*

Position 1 – Kommen Sie auf Ihrer Matte in Rückenlage, einen Gurt griffbereit. Das linke Bein ist ausgestreckt und gerade ausgerichtet, der Fuß ist flex (Fußrücken heranziehen, Ferse wegschieben). Wenn die Übung mit ausgestrecktem Bein zu intensiv ist, können Sie das Bein auch anwinkeln, mit der Ferse nah an Ihrem Gesäß. Heben Sie nun das rechte Bein und fixieren Sie den geöffneten Gurt unter Ihrem Fußballen, beide Gurtenden sollten etwa gleich lang sein. Greifen Sie die rechte Gurtseite mit der rechten, die linke mit der linken Hand. Bringen Sie das rechte Bein nach oben, aber noch nicht in die Streckung. Halten Sie den Gurt auf Spannung, ohne dass Sie die Schultern nach oben ziehen. Nun bringen Sie Ihr rechtes Bein in Streckung. Langsam und achtsam (Bild). Das Knie kann, wenn es ihm guttut, durchgestreckt werden. Versuchen Sie, Ihr rechtes Bein mehr

in die Dehnung zu bringen, indem Sie es mithilfe des Gurtes langsam ein wenig Richtung Kopf ziehen. Nehmen Sie jede körperliche oder geistige Reaktion bewusst wahr. Verweilen Sie einige Atemzüge in der vollen Dehnung, halten Sie den Gurt auf Zug und bewegen Sie dann ganz leicht den Fuß auf der horizontalen Ebene nach rechts und links. Hier arbeiten wir noch intensiver an der Dehnung der Achillessehne. Dann weiter mit Position 2.

Position 2 – Nach einigen Bewegungen kommen Sie mit dem Fuß wieder zur Mitte zurück, das Bein ist immer noch auf Zug. Bringen Sie beide Gurtenden in die rechte Hand, tief einatmen und das Bein langsam nach rechts absenken. Gehen Sie nur so weit, dass die linke Gesäßbacke weiterhin den Boden berührt und Sie diese Hüftöffnung und Beindehnung gut halten können. Sie können den Gurt etwas lockerer nehmen, den rechten Ellbogen aufsetzen und somit das Gewicht des Beines etwas auffangen (Bild). Das rechte Bein bleibt in der Streckung und auf Zug. Einige Atemzüge halten und aus der Beinkraft heraus das rechte Bein zurück zur Mitte bringen, beide Gurtenden in die linke Hand, Bein auf Zug, tief einatmen und mit der nächsten Ausatmung das Bein ganz leicht nach links absenken lassen. Nach einigen Atemzügen Bein in die Ausgangsstellung zurückbringen, Gurt lösen, beide Beine ausstrecken, Augen schließen, nachspüren: Fühlen sich Ihre rechte und Ihre linke Körperseite unterschiedlich an?

Achtung: Gehen Sie bei dieser Übung Schritt für Schritt vor und nehmen Sie die Dehnung in den jeweiligen Bereichen bewusst wahr. Achten Sie darauf, dass Sie vor allen Dingen bei der seitlichen Öffnung nicht im unteren Rücken verkrampfen. Immer tief atmen.
Nun üben Sie genauso achtsam die andere Seite.

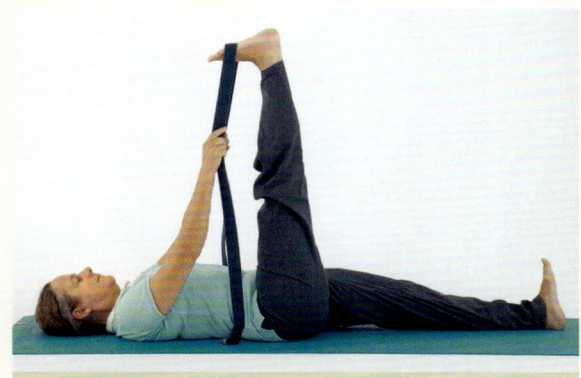

Position 1

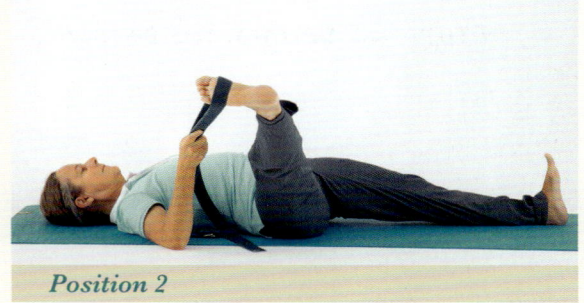

Position 2

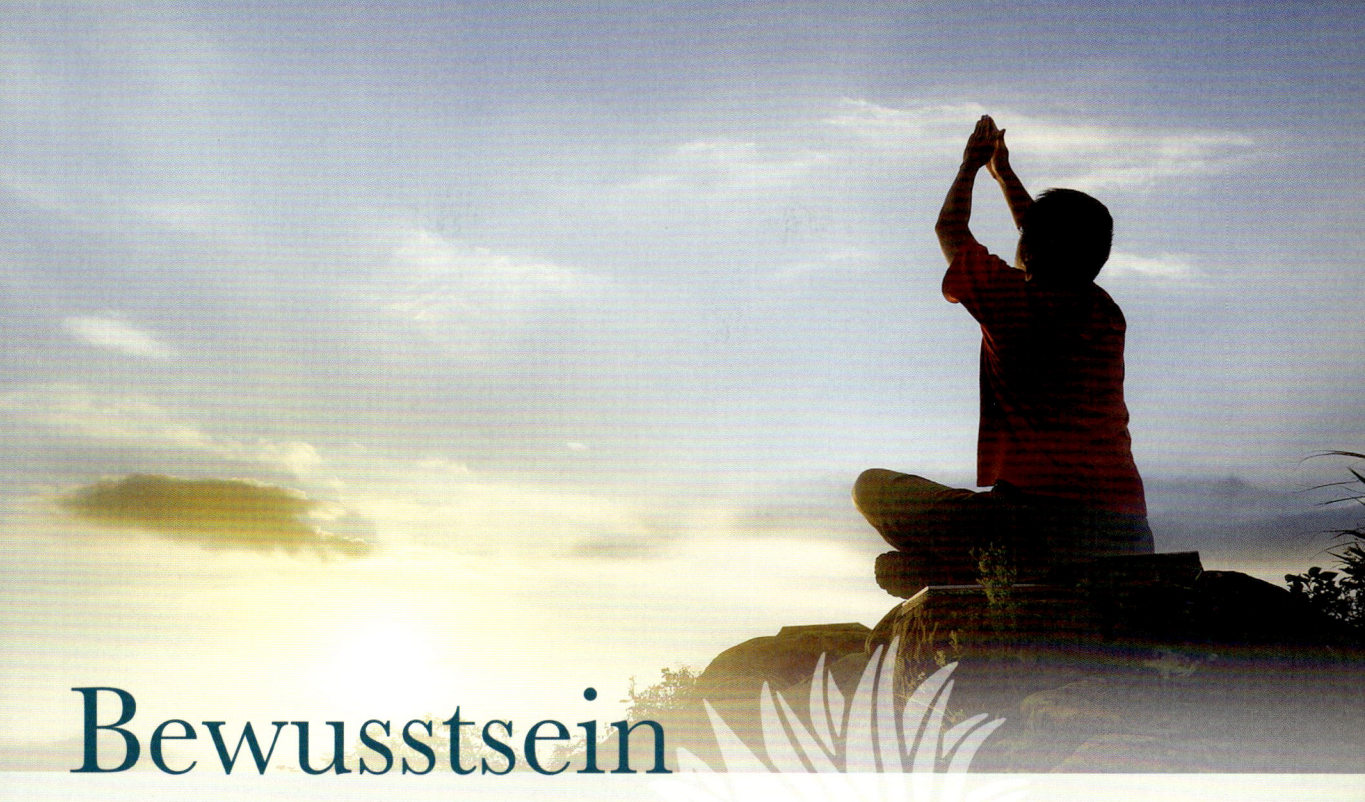

Bewusstsein

Yoga ist bewusstes Handeln im Hier und Jetzt

Für Manfred war bewusstes Handeln eine neue Erfahrung, da er eher im Schnelldurchlauf durch sein Leben schritt. Sein Körper hatte ihn öfters zum Anhalten ermahnt, aber wie das eben so oft ist – man hört nicht auf die Zeichen. Erst wenn es unerträglich wird, wachen wir auf. Manfred ist es gelungen, dank Yoga sein Leben anders, bewusster zu betrachten. Seine Knie kann er mittlerweile wieder zu 90 % belasten. Was sein Leben anbelangte, vollzog Manfred eine 180°-Wende. Er kündigte seinen Job, da er feststellen musste, dass die Grundausrichtung seiner Tätigkeit mit seinen Wert- und Moralvorstellungen nicht vereinbar war und er eine andere Sinnhaftigkeit für sich suchte.

Manfreds Geschichte verdeutlicht , wie sehr wir uns in unserem Alltagsrad vergessen. Der Motor läuft unaufhörlich, oftmals überdreht. Erst, wenn wir körperliche Zeichen sehen, beginnen wir langsam zu realisieren, dass irgendetwas unrund läuft. Es ist so bedeutsam, sich wieder seines Lebens, seines Tuns, seines Seins bewusst zu werden. Wahrzunehmen, was um uns herum geschieht und was diese Dinge in uns auslösen. Wir haben verlernt genau hinzuhören. Nur, wenn wir wieder beginnen, uns wahrzunehmen, uns zu verstehen, können wir wahrhaftig, ehrlich und unverfälscht sein.

> **»Yoga ist bewusstes Sein.«**

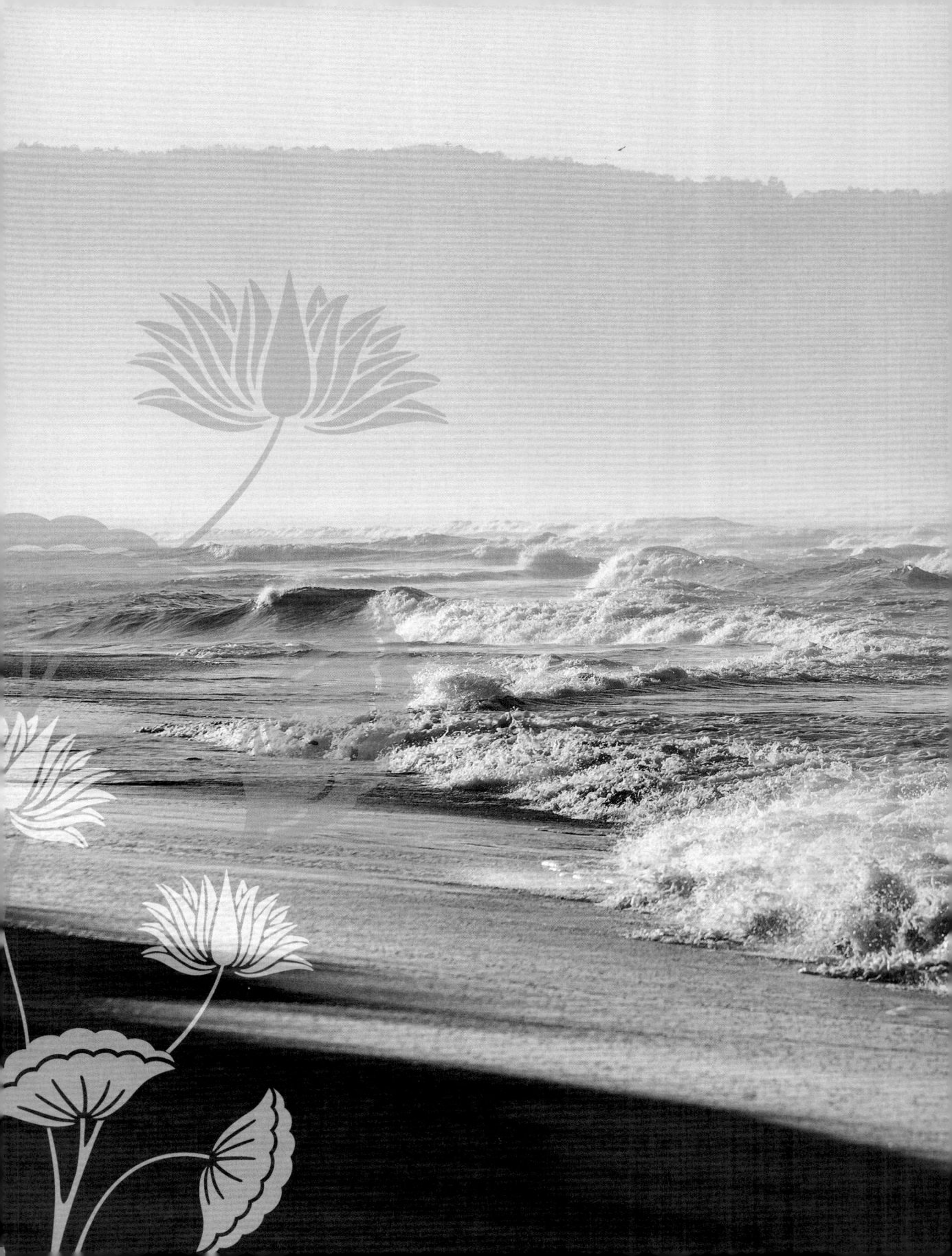

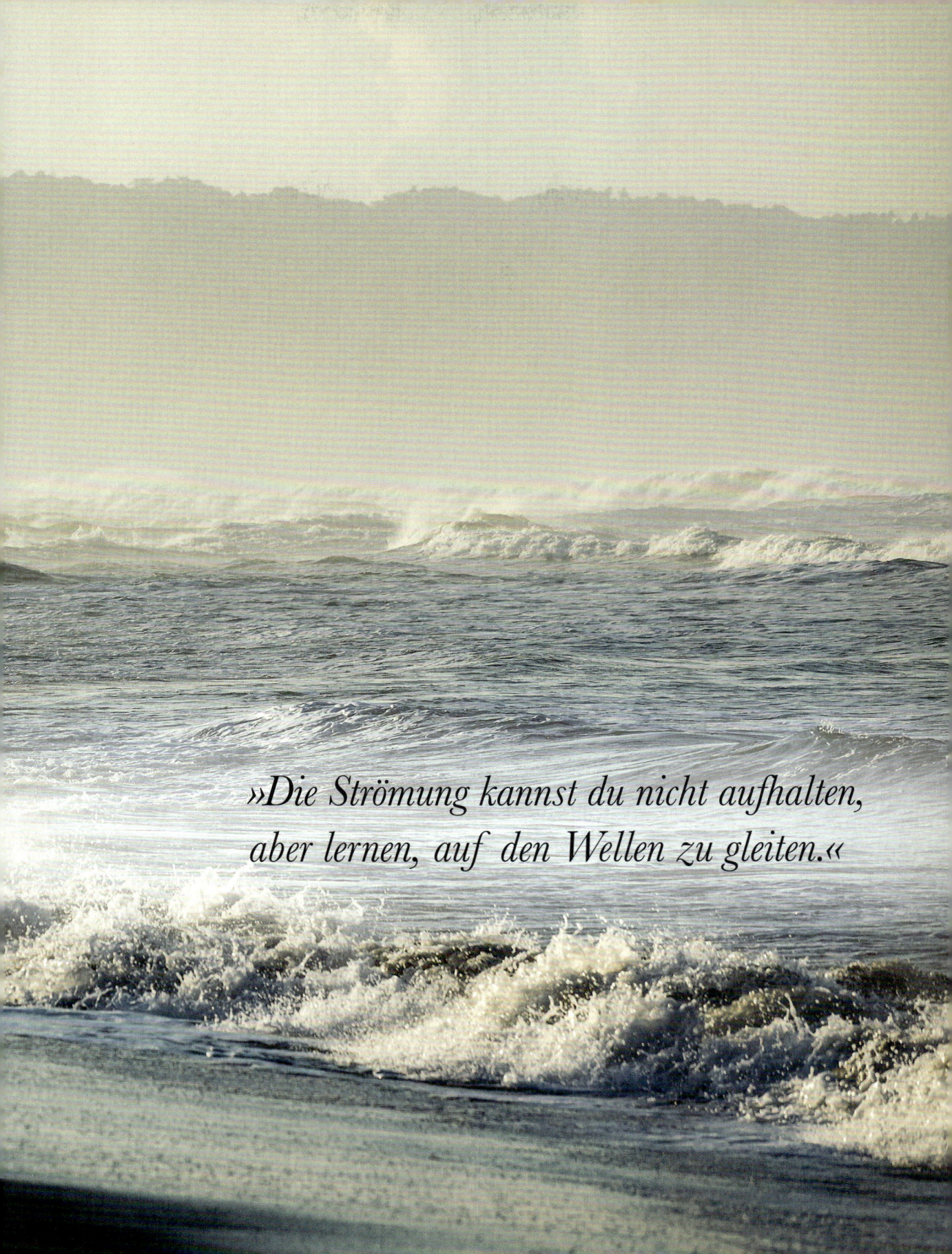

»Die Strömung kannst du nicht aufhalten,
aber lernen, auf den Wellen zu gleiten.«

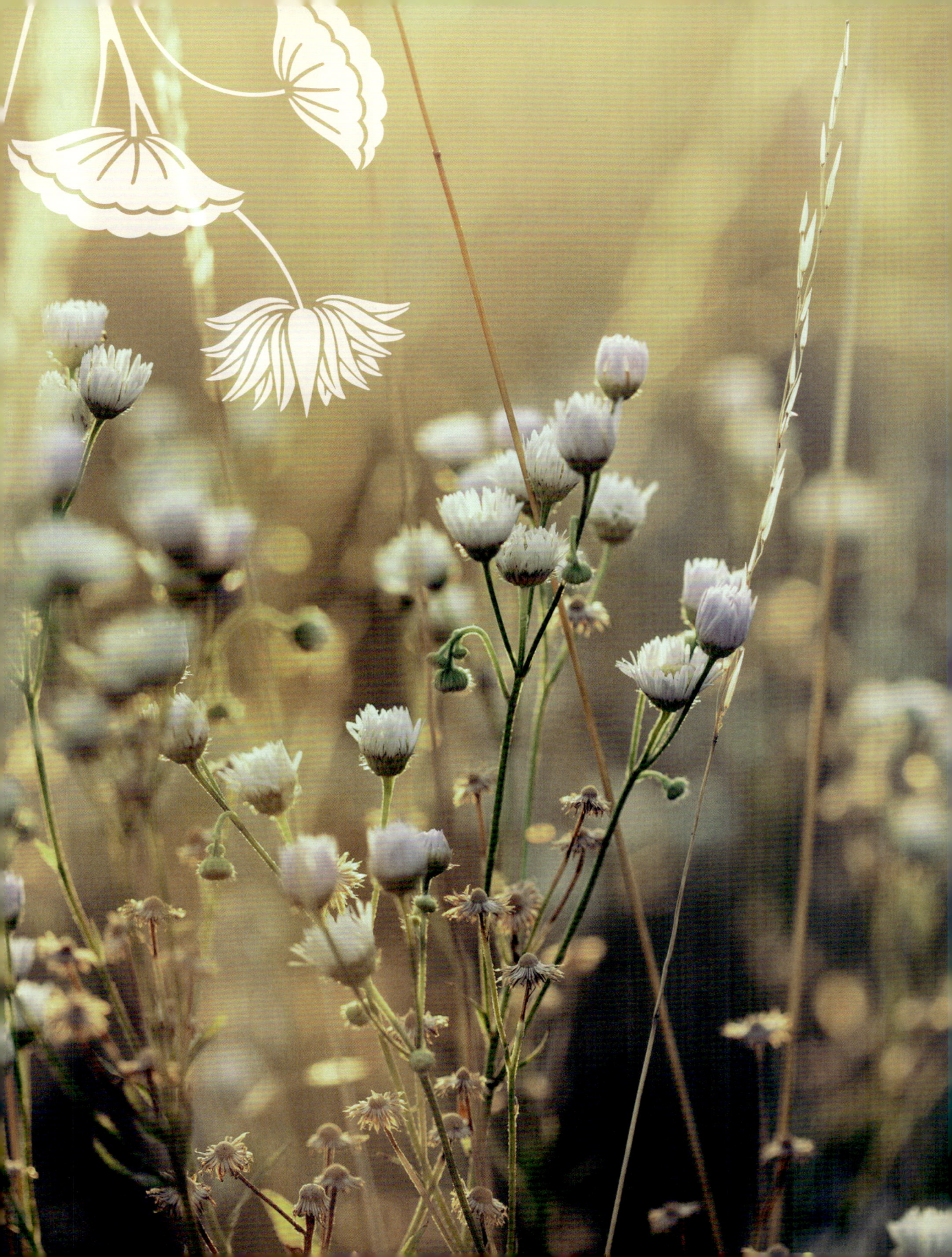

Wo ist mein Leben?

Wie kommt es, dass wir so oft denken, dass nicht wir unser Leben leben, sondern eine imaginäre Kraft das Ruder in der Hand hat? Eine Kraft, die uns leider sehr oft dort hinsteuert, wo wir gar nicht sein wollen.

Eine Schwere ging von dieser Frau aus, wie ich sie selten gesehen hatte. So viele Jahre Gesprächstherapie konnten nur bedingt die Wucht ihrer Depression mindern. Kaum wahrnehmbar war ihre Erscheinung, die zudem von einer großen Unsicherheit und Nervosität geprägt war. Ihr sehnlichster Wunsch war es, mit ihrem Partner ein Kind zu bekommen. Doch seit Jahren war die gegenseitige Zuwendung verschwunden, die Beziehung auf dem Nullpunkt angelangt. Maria wuchs in einer großen Familie auf, in der es an Zeit und Aufmerksamkeit mangelte. Zu oft wurde sie in einer Ecke abgestellt oder mit vielen, viel zu vielen Aufgaben betraut. Der Vater kümmerte sich ausschließlich um das Einkommen, die Mutter war von Ängsten und Sorgen getrieben. Stabilität, Sicherheit und Geborgenheit, die Eckpfeiler einer gesunden

>*»Wenn wir wütend sind, werden wir blind für die Wirklichkeit.«*
> Dalai Lama

Kindheit und Erziehung, waren hier nicht vorhanden. Marias Leben war in ihrer Wahrnehmung von Anfang an ein Kampf – der Kampf um Anerkennung, Wahrgenommenwerden und Zuneigung.
Vielleicht war es zu diesem Zeitpunkt für Maria sogar besser, dass das Leben ihren Kinderwunsch noch nicht erfüllt hatte, denn sie war noch zu instabil und unstetig.

In ihren Erzählungen spürte ich neben einer tiefen Trauer auch Wut und Aggression. Maria war vom Leben, von ihrem Partner und von sich selbst enttäuscht. So gerne wollte sie aus dieser permanenten Überforderung, Gereiztheit und Unzufriedenheit herauskommen, doch sie wusste nicht, wie sie ihr Leben in ihre eigenen Hände nehmen konnte. Hier war es wichtig, Maria feinfühlig mit sich vertraut zu machen und ihr zu ermöglichen, aus ihrer eigenen Kraft heraus zu wachsen.

In einer solchen Lebenssituation, wenn der Blick verschleiert und der Bezug zur Realität nicht gegeben ist, ist es elementar, klare Impulse zu setzen. Um wieder zurück zur reinen Wahrnehmung, zu der einen Wahrhaftigkeit zu gelangen, können uns eine Vielzahl an Übungen helfen, allen voran Wahrnehmungs- und Herzöffnungsübungen.

EINE LEICHTE ATEMÜBUNG –
Die Bauchatmung

Die Bauchatmung wird im Alltag oft vernachlässigt. Grund dafür sind häufig Anspannung, einengende Kleidung, Stress, ständiges Sitzen in schlechter Haltung und das Nicht-zeigen-Wollen des Bauches.

Fünf Minuten für mich

Diese Übung soll Ihnen helfen, einen kleinen Stopp einzulegen. Sich Ihrer selbst bewusst zu werden und Ihre Gedanken zu sortieren oder im besten Falle sogar loszulassen.

Legen Sie eine Yogamatte oder eine Decke auf den Boden. Achten Sie darauf, dass um Sie herum nicht zu viel Chaos herrscht und Sie sich selbst einen freien und klaren Raum schaffen. Der Raum, in dem Sie sich befinden, sollte eine angenehme Temperatur haben. Setzen Sie sich auf Ihre Unterlage. Wenn Sie mögen, können Sie sich ein flaches Kissen bereitlegen.

Atmen Sie nun im Sitzen bewusst ein und mit der Ausatmung legen Sie sich nach hinten ab, eventuell auf ein flaches Kissen. Ihre Beine sind ausgestreckt, die Füße fallen entspannt nach außen. Die Arme liegen neben Ihrem Körper auf dem Boden. Wenn Sie mögen, drehen Sie zu Beginn die Handflächen nach oben. Nehmen Sie nun einige tiefe, bewusste Atemzüge, ohne etwas beeinflussen zu wollen. In diesem Schritt müssen Sie nichts weiter tun, als sich auf Ihren Atem zu konzentrieren und hierbei unterbewusst wahrzunehmen, wie Ihre Bauchdecke bei der Einatmung nach außen tritt und bei der Ausatmung langsam Richtung Boden absinkt. Beobachten Sie Ihren Atem für ein bis zwei Minuten.

Der Atem

Unser Atem ist der Ausdruck unseres Seins

Unser Atem ist das Stimmungsbarometer unserer körperlichen und seelischen Verfassung. Sind wir aufgeregt, gereizt oder gestresst, haben wir oft einen kurzen, flachen Atem. Sind wir jedoch entspannt, fließt auch unser Atem ruhig und ausgeglichen.

Danach legen Sie Ihre rechte Hand auf Ihren Bauch, aber so, dass der Ellbogen noch Kontakt mit dem Boden hat. Nun üben Sie – zwölf bewusste, lange und gleichmäßige Atemzüge in den Bauchraum. Nehmen Sie wahr, wie sich bei der Einatmung Ihr Bauch ausdehnt und sanft gegen die Handfläche drückt und bei der Ausatmung Hand und Bauch Richtung Boden absinken. Versuchen Sie nichts zu forcieren, sondern die Atemintensität und -geschwindigkeit natürlich fließen zu lassen. Nach zwölf bewussten Atemzügen legen Sie Ihre Hand wieder auf den Boden ab und spüren einen Moment nach.

Die Beobachtung Ihres Atems sollten Sie sich während des gesamten Tages immer mal wieder ins Gedächtnis rufen. Wenn wir uns ausgeliefert oder in einer Situation eingeengt fühlen, ist es manchmal heilsam, einen Moment aus dieser Situation herauszutreten und sich seines Atems bewusst zu werden. Nehmen Sie dazu einige ruhige, gleichmäßige Atemzüge und treten Sie somit ein in einen Moment der Ruhe. Sie werden sehen, dieses einfache Mittel hat einen unglaublichen Effekt.

»Die größte Offenbarung ist die Stille.«

Laotse

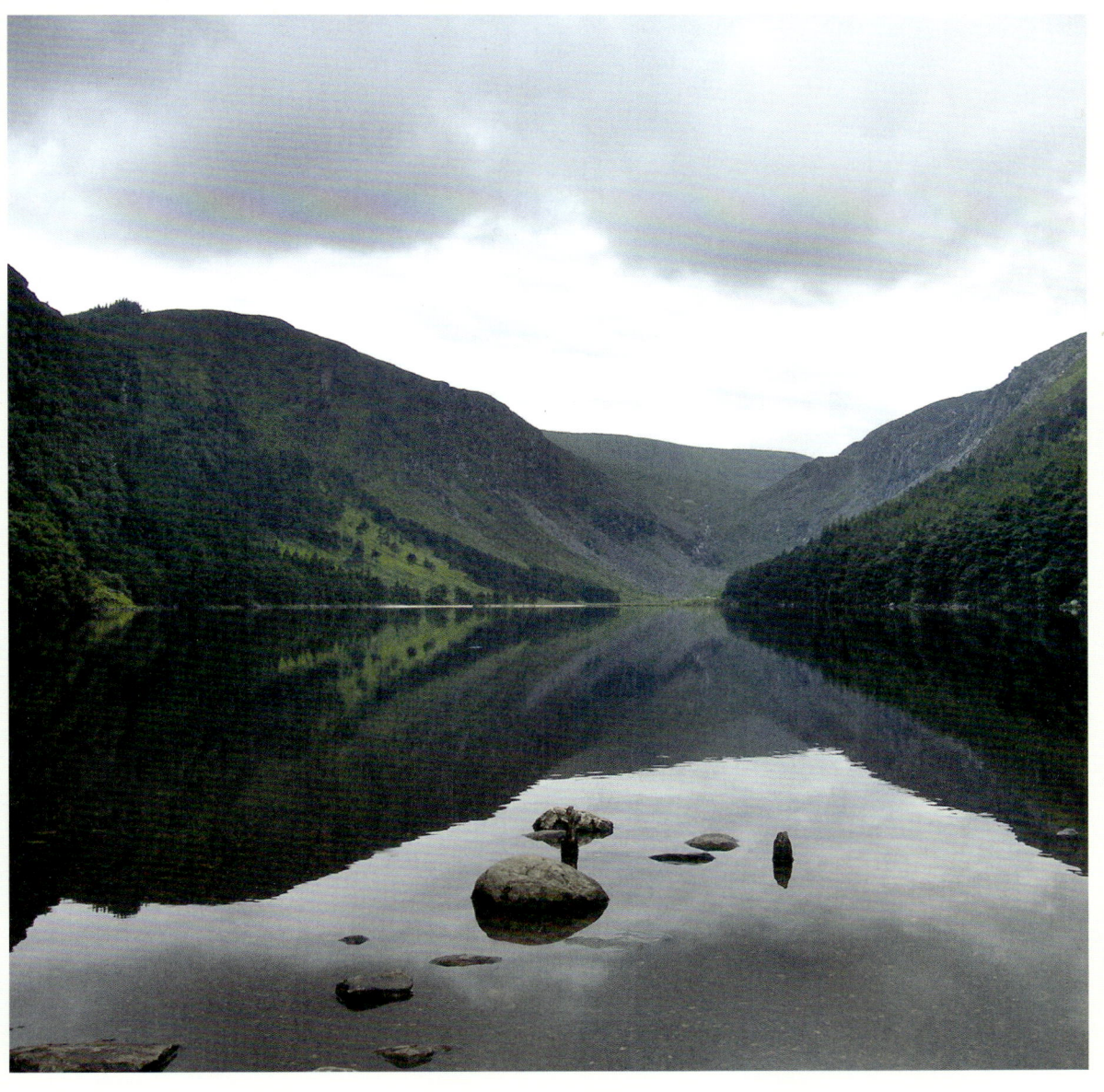

HALTUNGEN – *Wahrnehmung und Herzöffnung*

Die folgenden Übungen geben Ihnen eine Auswahl an Möglichkeiten. Spüren Sie in sich hinein, welche für Sie gerade in diesem Moment gut ist.

Position 1 – Diamantsitz. Der Fersen- oder Diamantsitz ist als Übung nur zu empfehlen, wenn Sie keine Knieprobleme haben und Ihre Fußrücken bei Belastung nicht schmerzen. Kommen Sie in den Kniestand, atmen Sie tief ein und setzen Sie sich mit der Ausatmung langsam auf Ihre Fersen ab. Richten Sie die Wirbelsäule aus dem unteren Rücken heraus auf. Das Schambein ist leicht nach oben gezogen, damit Sie ein Hohlkreuz vermeiden. Legen Sie Ihre Hände entspannt auf Ihre Oberschenkel und bleiben Sie so für ein paar Atemzüge in *vajrasana*. Falls dies für Ihre Knie oder Fußrücken zu anstrengend ist, hilft eine Erhöhung unter Ihrem Gesäß, etwa ein Yogablock oder eine Decke unterhalb Ihrer Fußrücken. Diese aufrechte Sitzhaltung eignet sich auch sehr,

um in einen meditativen Zustand zu kommen. Dabei kann man die Hände in *dhyana mudra*, die Meditationshaltung, bringen: Sie bilden mit beiden Händen eine Art Schale, die rechte Hand liegt eingebettet in der linken (Bild). Bleiben Sie so lange, wie es sich für Sie entspannt und bequem anfühlt. Vielleicht erfahren Sie eine langsame Beruhigung Ihrer Gedanken.

Position 2 – Der sitzende Held. Wenn Sie entspannt in *vajrasana* sitzen können, ist der nächste Schritt *virasana*, der Sitzende Held. Ihre Knie sind geschlossen, die Unterschenkel leicht nach außen gestellt. Setzen Sie sich mit einer Ausatmung langsam nach unten ab, sodass Sie zwischen Ihren Unterschenkeln zum Sitzen kommen. Ihre Füße sind parallel ausgerichtet und nah an den Oberschenkeln. Mit jeder Ausatmung lassen Sie bewusst die Spannung in Ihren Beinen los. Nach einem anstrengenden Tag hilft diese Asana, die Beine zu entspannen.

Position 3 – Der liegende Held. Wenn Sie sich immer noch wohl in *virasana* fühlen, gehen Sie nun über in den liegenden Helden, *supta virasana*. Gleiche Ausgangposition wie bei Position 2. Mit der Einatmung noch einmal gut Länge in die Wirbelsäule bringen, mit der Ausatmung langsam nach hinten auf den Boden ablegen. Bei Bedarf können Sie Ihren Oberkörper auf ein Kissen oder Bolster ablegen. Seien Sie äußerst vorsichtig bei dieser Übung, denn die Dehnung der vorderen Oberschenkelmuskulatur ist intensiv. Um den Brustkorb noch mehr zu öffnen, können Sie mit der Einatmung die Arme gestreckt über vorne nach oben heben und mit der Ausatmung nach hinten über Ihrem Kopf auf den Boden ablegen. Tiefe, gleichmäßige Atmung (Geübte mit *Ujjayi*-Atmung) zehn- bis zwanzigmal. Dann auf die Unterarme und langsam nach oben kommen in den Fersensitz. Zur Entspannung weiter in Position 4.

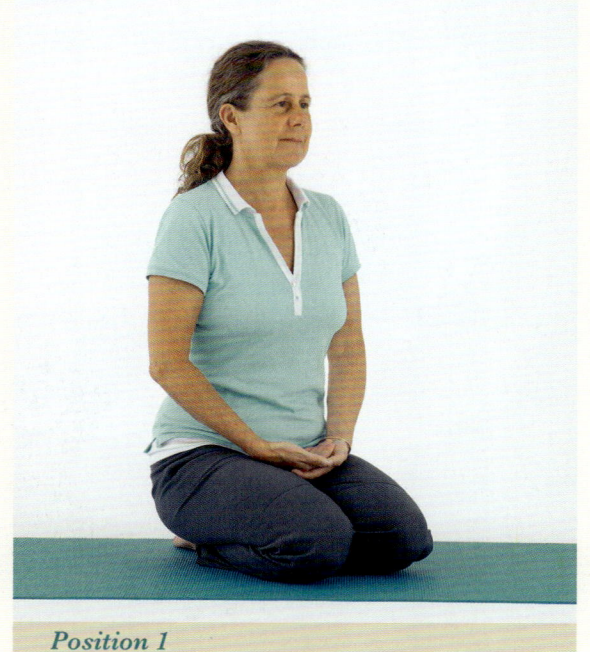

Position 1

Position 4 – Der Hase. Aus dem Fersensitz heraus tief einatmen. Mit der Ausatmung lehnen Sie Ihren Oberkörper nach vorne, bis Ihre Stirn den Boden berührt, dabei die Arme entspannt nach vorne ausstrecken. Nicht die Schultern nach oben ziehen (Bild). Lassen Sie los, vor allen Dingen im unteren Rücken und den Beinen. Etwas beleibtere Menschen können die Knie leicht öffnen und ihre Fäuste übereinander bringen, um dort die Stirn aufzulegen. Bleiben Sie für einige Atemzüge, um tief zu entspannen.

Position 5 – Das Kamel. Eine der schönsten, aber auch eine der intensivsten Rückbeugen ist *ushtrasana*, das Kamel. Voraussetzung ist, dass Sie bereits vorher Ihre Oberschenkelmuskulatur ausreichend gedehnt und auch die Schultergelenke mobilisiert haben. Üben Sie dazu die Mobilisationsübungen (zu finden im ersten Kapitel) und kreisen Sie leicht die Schultern in beide Richtungen. Kommen Sie in den Kniestand und stellen Sie Ihre Zehen auf. Einatmen, Brustkorb öffnen und mit der Ausatmung lehnen Sie sich langsam zurück, sodass Ihr Oberkörper nach hinten geht. Bringen Sie Ihre Arme mit einem weiten Bogen zu Ihren Fersen, sodass Sie diese jeweils rechts und links greifen können. Nun stützen Sie sich von den Fersen ab und richten Sie Ihren Oberkörper auf, der Brustkorb wird geöffnet und gedehnt, die Schultergelenke rotieren nach hinten. Wenn Sie keine Nackenprobleme haben, können Sie Ihren Kopf nach hinten senken (Bild). Versuchen Sie, tief in den Brustkorb zu atmen. Die ganze Vorderseite wird gedehnt und gestärkt, ebenso Ihre Oberschenkelmuskulatur und das Gesäß. Außerdem wird der Bereich im Kehlkopf, das Zentrum der Kommunikation, gereinigt und klar. Bleiben Sie maximal zwölf Atemzüge. Langsam und bewusst lösen Sie wieder auf: Kommen Sie mit den Fingerspitzen zum Boden und mit Hilfe Ihrer Oberschenkel- und Bauchmuskulatur richten Sie Ihren Oberkörper wieder auf. Als Gegenbewegung gehen Sie in die Kindposition (*balasana*, siehe Seite 29) oder den Hasen. Bleiben Sie hier für einige Atemzüge.

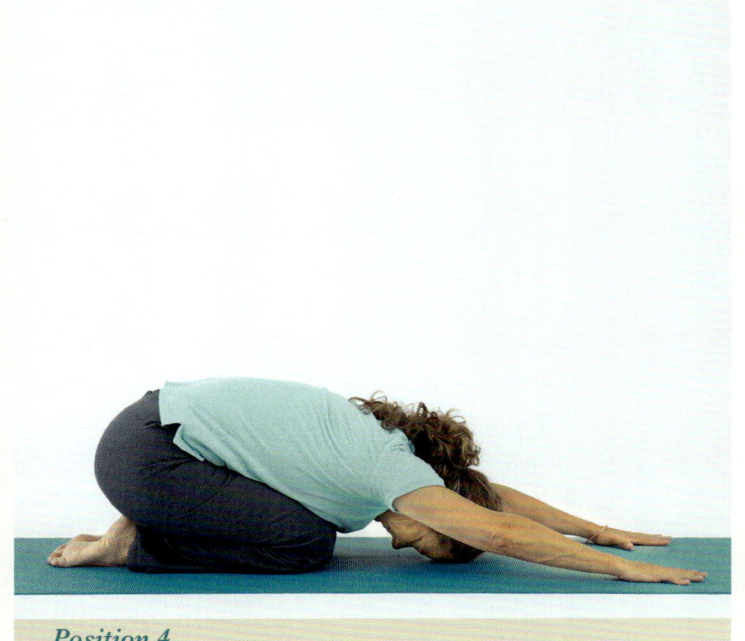

Position 4

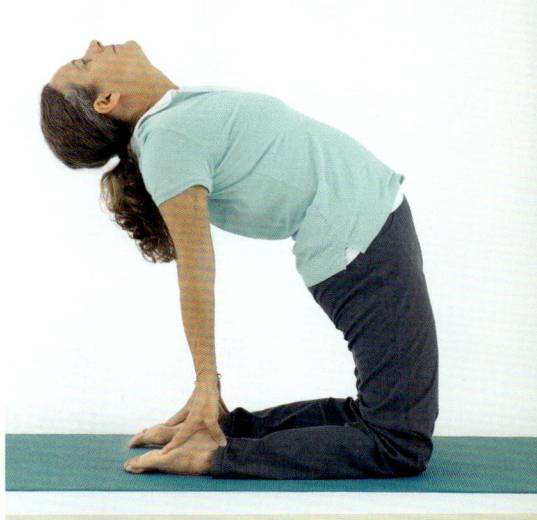

Position 5

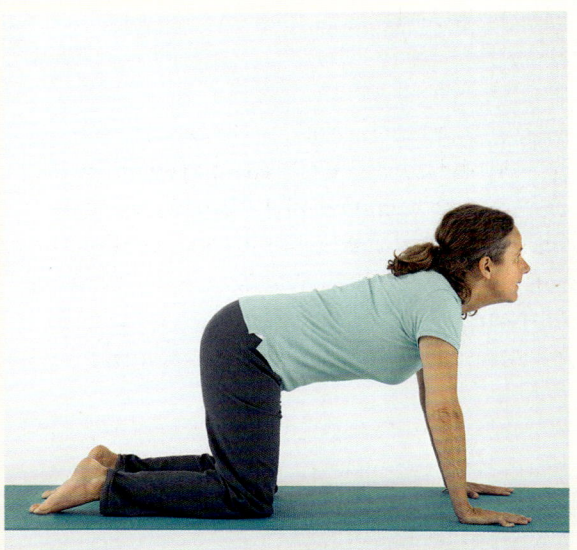

Position 6 – Bild 1

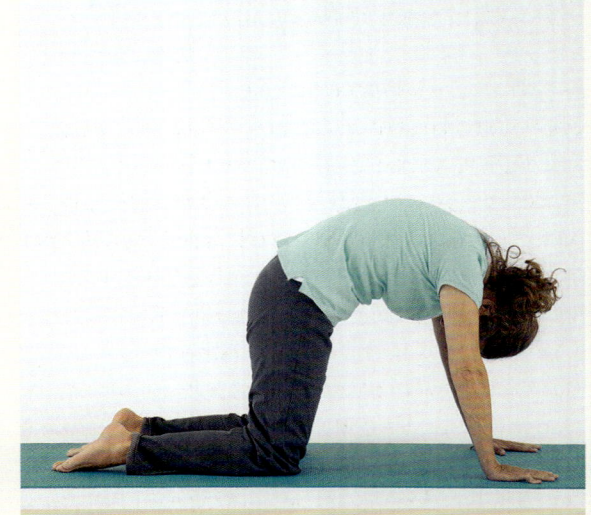

Position 6 – Bild 2

Position 6 – Katze-Kuh-Kombination. Eine wunderbare Wirbelsäulen-Mobilisation ist die Katze-Kuh-Kombination, die viele von uns wohl noch vom Turnunterricht her kennen – nur mit dem einen Unterschied, dass wir heute nicht mehr (manche Yogalehrer schon) ins Hohlkreuz gehen, da der Druck auf den Lendenwirbelbereich zu stark ist. Stattdessen wollen wir, eben wie bei einer Kuh, den Rücken gerade machen und in die Länge ziehen. Dies ist viel gesünder und dadurch, dass die meisten von uns heutzutage einer sitzenden Tätigkeit nachgehen, ist unser Rücken vor allem im Lendenwirbelbereich gestaucht. Deswegen legen wir im Yoga so viel Wert darauf, den gesamten Rücken immer schön in die Länge zu ziehen.

Kommen Sie in den Vierfüßlerstand. Ihre Knie sind hüftbreit geöffnet, die Fußrücken abgelegt. Ihre Handgelenke befinden sich unterhalb Ihrer Schultern. Bei Knieproblemen können Sie gerne unter Ihre Knie eine dünne Decke legen. Mit der Einatmung bringen Sie Ihren Rücken in die Gerade, was am Anfang nicht leicht zu erspüren ist, und schaffen Länge. Der Blick

ist leicht nach oben gewandt (Bild 1). Mit der Ausatmung schieben Sie das Becken nach vorne und machen einen Katzenbuckel, ohne dass Sie die Schultern nach oben ziehen (Bild 2). Der Kopf ist leicht nach unten gewandt. Folgen Sie Ihrem Atemrhythmus und wiederholen Sie die Katze-Kuh-Kombination mindestens sechsmal. Nachspüren.

Position 7 – Diagonaler Vierfüßler. Mit der nächsten Übung schaffen wir noch mehr Länge im Rücken und ermöglichen somit einen stärkeren Energiefluss. Aus dem Vierfüßlerstand bringen Sie mit der Einatmung den rechten Arm gestreckt nach vorne und gleichzeitig das linke Bein gestreckt nach hinten. Achtung, versuchen Sie Ihre Balance zu halten. Der linke Fuß ist flex (Fuß herangezogen, Ferse wegschieben), die linke Hüfte nicht aufgedreht, sondern parallel zum Boden ausgerichtet. Mit der Ausatmung bringen Sie gleichzeitig Arm und Bein nah zum Brustbein und machen zugleich einen Katzenbuckel. Langsam wieder in die Streckung mit Arm und Bein und dann wieder in die Rundung. Üben Sie jede Seite sechsmal. Im Hasen oder in *balasana* nachspüren.

HERABSCHAUENDER UND AUFSCHAUENDER HUND –
eine dynamische, fließende Übung (Flow)

Position 1 – Kommen Sie über die Seite nach oben in den Fersensitz. Die Wirbelsäule ist wieder aufgerichtet. Achten Sie darauf, dass Sie nicht ins Hohlkreuz kommen. Tief einatmen, mit der Ausatmung bringen Sie Ihre Hände mit gespreizten Fingern auf die Matte und gleiten nach vorne. Die Hände haben eine starke Verbindung mit dem Boden. Ihre Finger sind lang, auch an den Handballen fühlen Sie den Kontakt mit der Matte. Mit der nächsten Einatmung kommen Sie in den Vierfüßlerstand und stellen die Zehen auf. Der Rücken ist und bleibt lang. Mit der nächsten Einatmung bringen Sie das Gesäß nach oben, Knie vom Boden weg, mit der Ausatmung kommen Sie in den Herabschauenden Hund, *adho mukha svanasana*: Schieben Sie sich zurück, die Beine können zu Beginn gerne leicht angewinkelt sein. Wichtig ist, dass der Rücken gerade ist, die Sitzhöcker schauen nach oben (Bild). Die Hände sind gut verwurzelt. Versuchen Sie, Ihre Ausatmung über die rückwärtige Beinmuskulatur zu lenken, Ihre Fersen streben Richtung Matte, ohne dass Sie die Länge in der Wirbelsäule verlieren oder gar die Schultern nach oben ziehen. Wenn Sie merken, dass Sie den Rücken

rund machen oder Sie im Schulterbereich verspannen, winkeln Sie Ihre Beine etwas mehr an. Wenn dies zu anstrengend wird, kommen Sie zum Ausgleich in *balasana*: Knie zum Boden, Gesäß auf die Fersen, Stirn liegt auf. Lassen Sie alles los. Vor allen Dingen den Schulterbereich, den unteren Rücken, die Beine – lösen. Die Ausatmung hilft dabei.

Position 2 – Nach einigen langen, entspannenden Atemzügen kommen Sie wieder über den Vierfüßlerstand in den Herabschauenden Hund. Mit der nächsten Einatmung bringen Sie Ihren Oberkörper nach vorne bis über die Handgelenke, senken Ihr Becken ein wenig ab (aber nicht zu tief, damit der Druck im Lendenwirbelbereich nicht zu stark ist) und drücken Ihren Oberkörper nach oben – dies ist der Aufschauende Hund, *urdhva mukha svanasana* (Bild). Ihr Brustkorb wird geöffnet, die Schultergelenke rotieren nach hinten, der Blick ist leicht nach oben gerichtet. Mit der Ausatmung wieder zurück in den Herabschauenden Hund, mit der Einatmung in den Aufschauenden Hund. Mindestens fünfmal wiederholen. Dann entspannen in *balasana*.

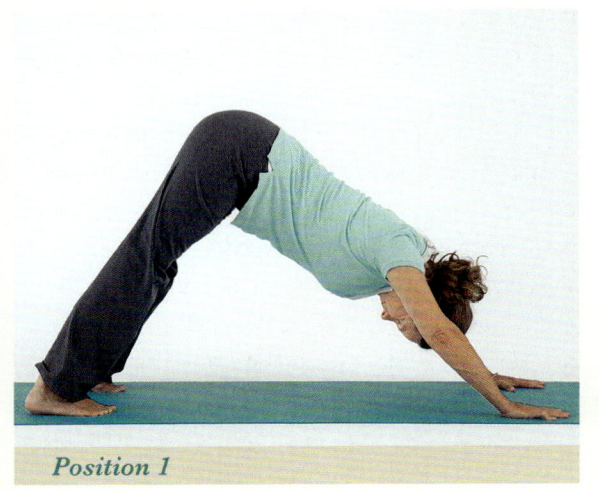

Position 1

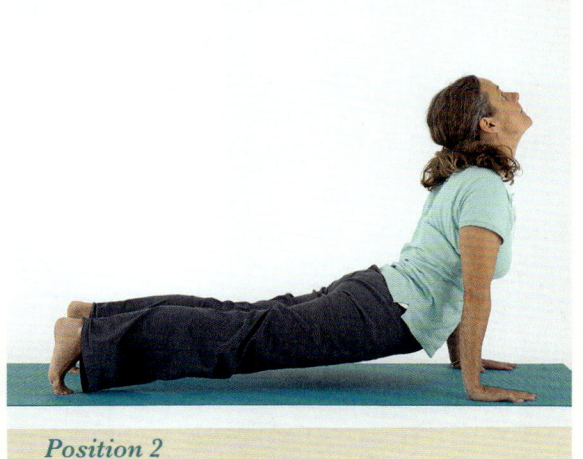

Position 2

DER KLEINE SONNENGRUSS – *Hingabe und Demut*

Vinyasa Flow ist eine Aneinanderreihung von Asanas, die ineinander fließend und dynamisch ausgeführt werden. Der Fokus liegt hierbei auf der Synchronisation mit dem Atem. Mit jeder Ein- oder Ausatmung wird eine Asana ausgeführt. Im Laufe der Yogapraxis wollen wir den Atem hierbei ruhiger und länger werden lassen.

Position 1 – Kommen Sie in den Fersensitz (Bild). Achten Sie darauf, nicht ins Hohlkreuz zu gehen. Nehmen Sie einige bewusste Atemzüge. Mit der Einatmung kommen Sie in den Kniestand, *Position 2*, Arme gestreckt nach oben, Schultern gelöst, Kinn leicht Richtung Brustbein (Bild). Mit der Ausatmung in den Hasen, *Position 3*, Stirn liegt auf, Gesäß auf den Fersen (Bild). Finger schön spreizen, weiter in *Position 4*.

Position 4 – Mit der Einatmung nach oben in die Kuh (nicht ins Hohlkreuz gehen), die Wirbelsäule schön lang machen (Bild), weiter in Position 5.

Position 5 – Zehen aufstellen, mit der Ausatmung in den Herabschauenden Hund (Bild). Einatmen, weiter in Position 6, den Aufschauenden Hund.

Position 6 – Schultern zurück, Blick nach oben, nicht zu sehr im Lendenwirbelbereich durchhängen, feste Beine (Bild), mit der Ausatmung zurück in den Herabschauenden Hund.

Einatmend zurück in die Kuh, ausatmend in den Hasen, einatmend in den Kniestand, ausatmend zurück in den Fersensitz. Wiederholen Sie diesen wunderbaren Vinyasa-Flow sechs- bis zwölfmal.

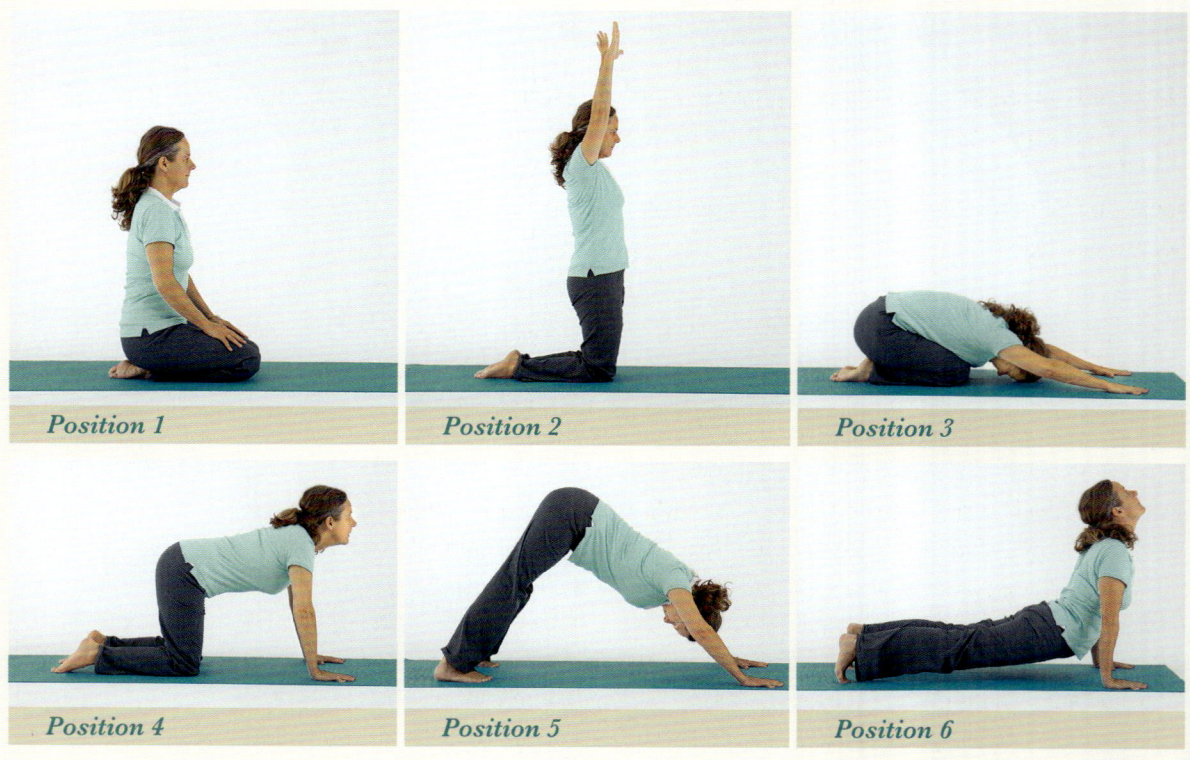

Position 1

Position 2

Position 3

Position 4

Position 5

Position 6

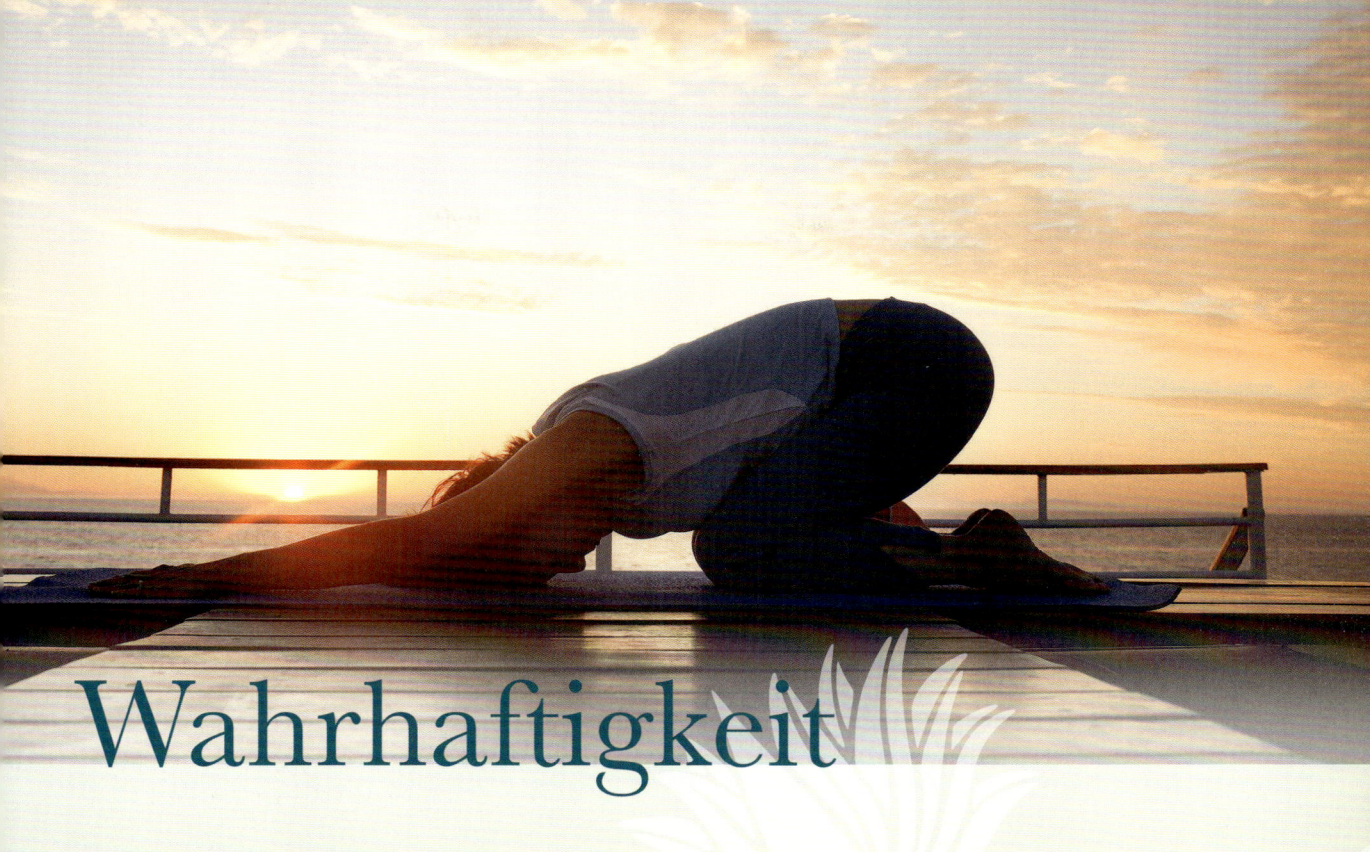

Wahrhaftigkeit

Wo liegt mein Ursprung?

Maria sollte lernen, das Leben und sich anzunehmen und nicht unentwegt in einem innerlichen und äußerlichen Konflikt zu sein. Viele Monate intensiver Zuwendung und gemeinsamer Arbeit haben sukzessive Veränderungen gebracht. Nach zwei Jahren ist sie glückliche Mutter eines wunderbaren Sohnes geworden.

Die Welt des Yoga

Yoga ist wie eine unergründliche Schatztruhe. Lernt man eine Facette des Yoga kennen und taucht so tiefer in die Welt des Yoga und somit in sich selbst ein, offenbart sich eine neue, weiterführende Möglichkeit. Die Tiefgründigkeit von Yoga hilft uns, uns aus anderen Perspektiven zu betrachten. Oftmals versperren uns unsere Gedanken, Erwartungen und Wünsche den Blick auf die Wirklichkeit. Doch ist unsere Wirklichkeit auch wahrhaftig? Sind unser Spüren und unser Verstehen ungefärbt, rein und frei von jeglichen Konditionierungen und Vorurteilen? Nur mit der Reise nach innen öffnen wir den Weg zur Wahrhaftigkeit und somit zu uns selbst.

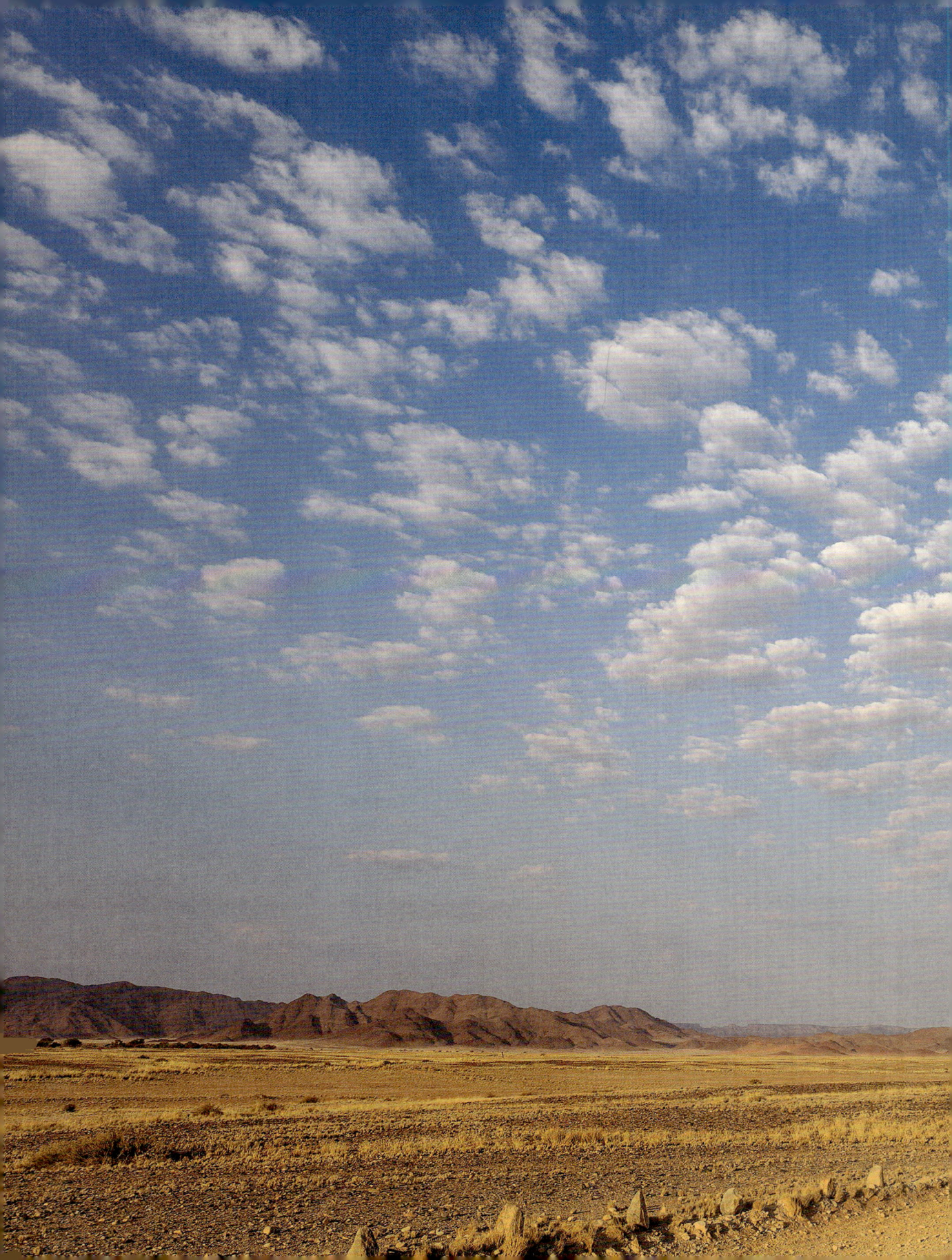

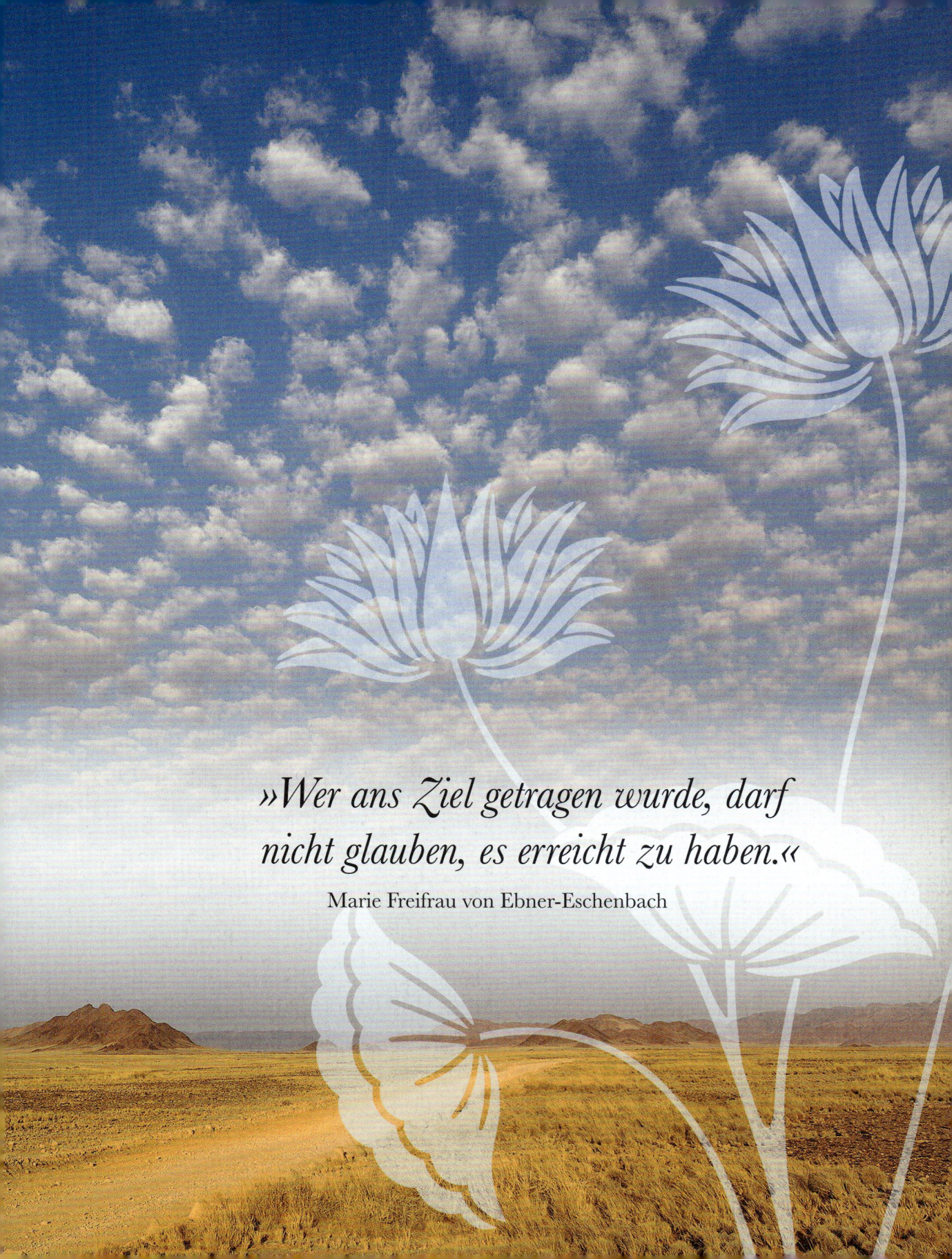

»Wer ans Ziel getragen wurde, darf nicht glauben, es erreicht zu haben.«

Marie Freifrau von Ebner-Eschenbach

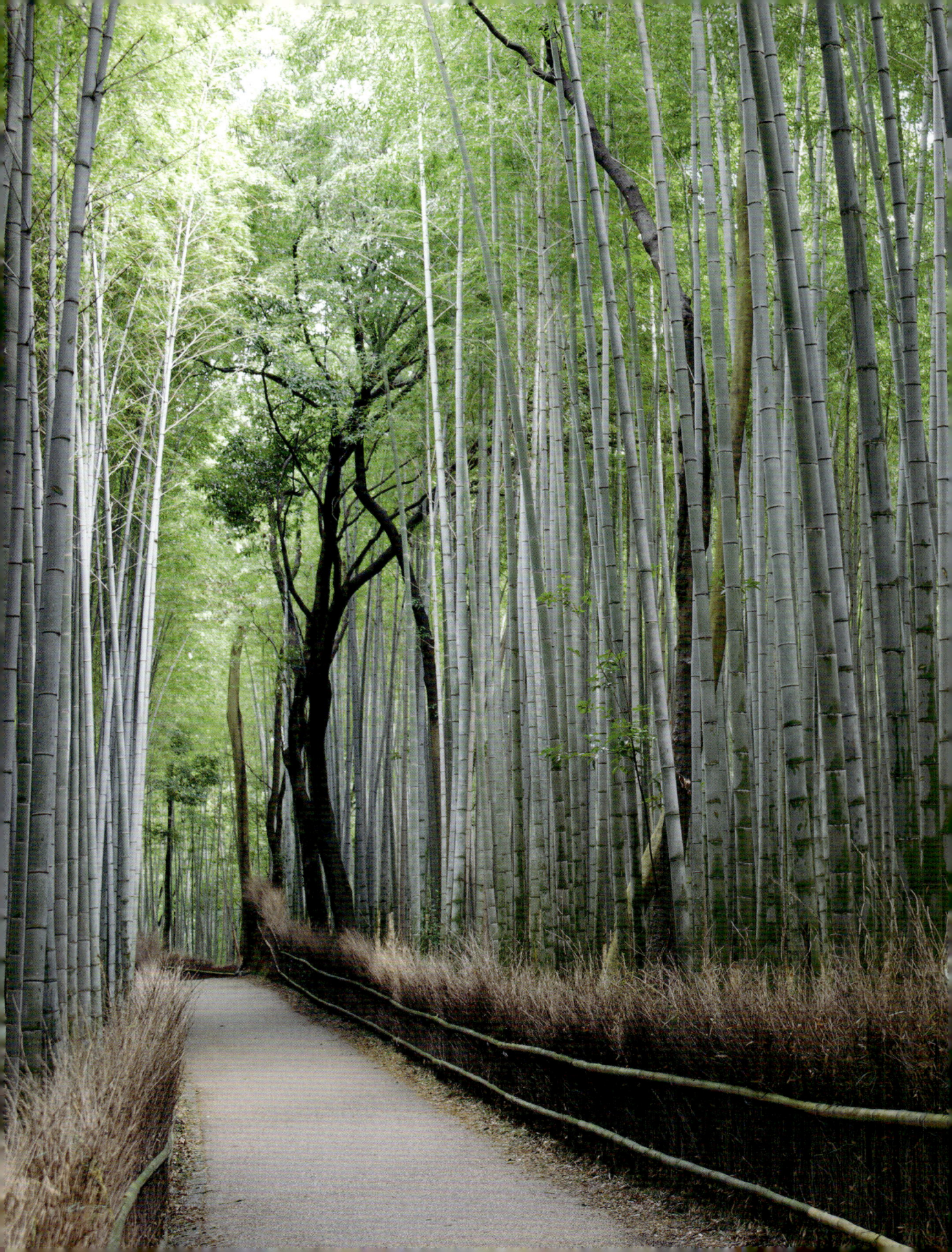

Gibt es ein Ziel?

Verena war ein Bild von einer Frau – groß gewachsen, schlank, fast zu dünn – und sie schien äußerst intelligent zu sein. Sie kam schwungvoll und voller Erwartungen in das Yogacenter. Kaum hatten wir uns begrüßt, fragte sie bereits: »Und, was machen wir jetzt?«. Eindeutig war, dass Verena von Geduld und Ruhe noch nichts gehört hatte. Bei näherer Betrachtung sah ich, dass das sonst so ebene Gesicht an bestimmten Stellen beinahe verzerrt schien, die Lippen waren ein wenig zu stark aufeinander gepresst und ihre Bewegungen eher staksig als fließend. Verena stand mitten im Leben. Als Karrierefrau Ende dreißig schien sie alles erreicht zu haben, die Kinder aus dem Gröbsten raus, finanzielle Sorgen gab es nicht. Trotzdem setzte sie sich einem permanenten Druck aus. Sie wollte immer die Beste, die Schnellste, die Schönste sein. Fehlschläge, Kritik oder Zurückweisungen konnte sie nicht verkraften und versuchte alles Mögliche, um diese im Vorfeld zu vermeiden. Sie war es gewohnt, den Ton anzugeben, immer Leistung zu erbringen und ihr Tun über das Sein zu stellen. Bis vor Kurzem war Verena immer wie ein Stein ins Bett gefallen und sofort eingeschlafen. Doch plötzlich veränderte sich etwas, und dies nicht zum Positiven. In letzter Zeit hatten sich Schlafstörungen und eine ständige Unruhe bemerkbar gemacht. Im Bett liegend, konnte sie ihre Gedanken nicht mehr abschalten, unzählige Themen schienen sich in ihrem Kopf breit zu machen. Der Prozess des Einschlafens war eine Qual, jede Nacht, ohne Ausnahme.

Was hilft die ganze Intelligenz, wenn der Geist unruhig, die Emotionen schwer sind und der Körper krank wird. Zu oft verstecken wir uns hinter vielen verschiedenen Masken, die nur von uns ablenken sollen, aus Angst, uns selbst zu begegnen.

Nun war es an der Zeit, Verena wirklich kennenzulernen. Ich konnte mir vorstellen, dass es einige Zeit dauern würde, bis sie bereit war, sich und mir die Möglichkeit zu geben, die wahrhaftige Verena entdecken zu dürfen.

Ich forderte Verena auf, sich auf die Matte zu begeben, doch schien sie es nicht wahrgenommen zu haben, stattdessen fingerte sie an ihrem T-Shirt herum, um dessen Sitz zu prüfen. Ich ließ ihr Zeit, bis sie mir wieder ihre Aufmerksamkeit schenkte und dann bat ich sie, sich flach auf die Matte zu legen, eine Decke zu nehmen und sich zuzudecken. Ich setze mich direkt vor sie und begann zu chanten.

Chanten – Das Freisetzen von Energien

Das Rezitieren eines Mantras kann dem Freisetzen mentaler und spiritueller Energien dienen, oft auch als Gebet. Während einer *puja*, einer hinduistischen Zeremonie, gilt jede Silbe und jedes Wort als Mantra. Zu den ältesten Mantren gehören die Opferformeln und Gebete der *veden* (*veda* – Sanskrit für »Wissen«), einer zunächst mündlich überlieferten, später schriftlich fixierten Sammlung religiöser Texte im Hinduismus. Im vedischen Ritus gilt die richtig intonierte Formel, also der Klang oder besser die Resonanz, als wirksame Kraft.

Nach vielen Minuten des hingebungsvollen Chantens spürte ich, wie Verena langsam bei sich ankam. Das Freisetzen unterschiedlicher Energien hatte bei ihr nach und nach Schleusen geöffnet. Sie fühlte sich befreit und konnte ihren Emotionen freien Lauf lassen.

Gayatri-Mantra

Das Gayatri-Mantra ist eines der ältesten und mächtigsten Mantren, welches besonders das Herz reinigt:

Om Bhur Bhuvah Svaha Om, wir meditieren über den Glanz
Tat Savitur Varenyam des verehrungswürdigen Göttlichen,
Bhargo Divasya Dhimahi den Urgrund der drei Welten, Erde,
Dhiyo Yo Nah Prachodayat Luftraum und himmlische Regionen.
Möge das Höchste Göttliche uns erleuchten,
auf dass wir die höchste Wahrheit erkennen.

Als Nächstes stand eine beruhigende und klärende Atemübung an.

Ujjayi – das ozeanische Rauschen

Hören Sie Ihren Atem und lassen Sie Ihre Gedanken ziehen.
Finden Sie einen bequemen, aber aufrechten Sitz und schließen Sie Ihre Augen.
Nun bringen Sie Ihre rechte Hand vor Ihren Mund, so als ob Sie einen Spiegel anhauchen würden und dieser somit beschlägt. Dies erreichen Sie, indem Sie die Stimmritze leicht verschließen. Zu hören ist ein leichtes Rauschen und ein leiser »Ha«-Laut. Im Geiste können Sie visualisieren, wie mit jeder Ausatmung die Oberfläche des Spiegels beschlägt. Dies erfordert ein wenig Übung. Imaginieren Sie immer

wieder den virtuellen Spiegel, dann fällt es Ihnen leichter. Mit der Zeit können Sie das Bild des Spiegels loslassen und Ihre Hand ablegen. Versuchen Sie sanft und drucklos zu üben, damit der Atem zwar konzentriert, dennoch frei und ohne Spannung fließen kann. Wenn Sie sich mit der Ausatmung sicher fühlen, dann versuchen Sie es mit der Einatmung. Wenn das Rauschen zu einem Schnarchen wird, üben Sie mit zu viel Druck und verschließen die Stimmritze zu sehr. Und nun versuchen Sie diese Atemtechnik mit geschlossenem Mund. Sie werden spüren, wie sich langsam der Atem und die Gedanken verändern.

Physiologisch gesehen, erhöht sich sukzessive die Lungenkapazität und schafft mehr Raum für den Atem. Der Kehlkopf wird gereinigt, jegliche Form der Kommunikation klarer. Psychologisch betrachtet, beruhigen wir unseren Geist, weil wir unsere Konzentration auf das Führen unseres Atems lenken und das rauschende Geräusch zusätzlich entspannend wirkt.

»Dein Atem ist der Freund deines Bewusstseins.«

Üben Sie zu Beginn nicht zu lange, zwei bis drei Minuten reichen aus. Mit der Zeit können Sie die Dauer der Übung ausdehnen, bis Sie diese Atemtechnik während Ihrer gesamten Asana-Praxis anwenden können.

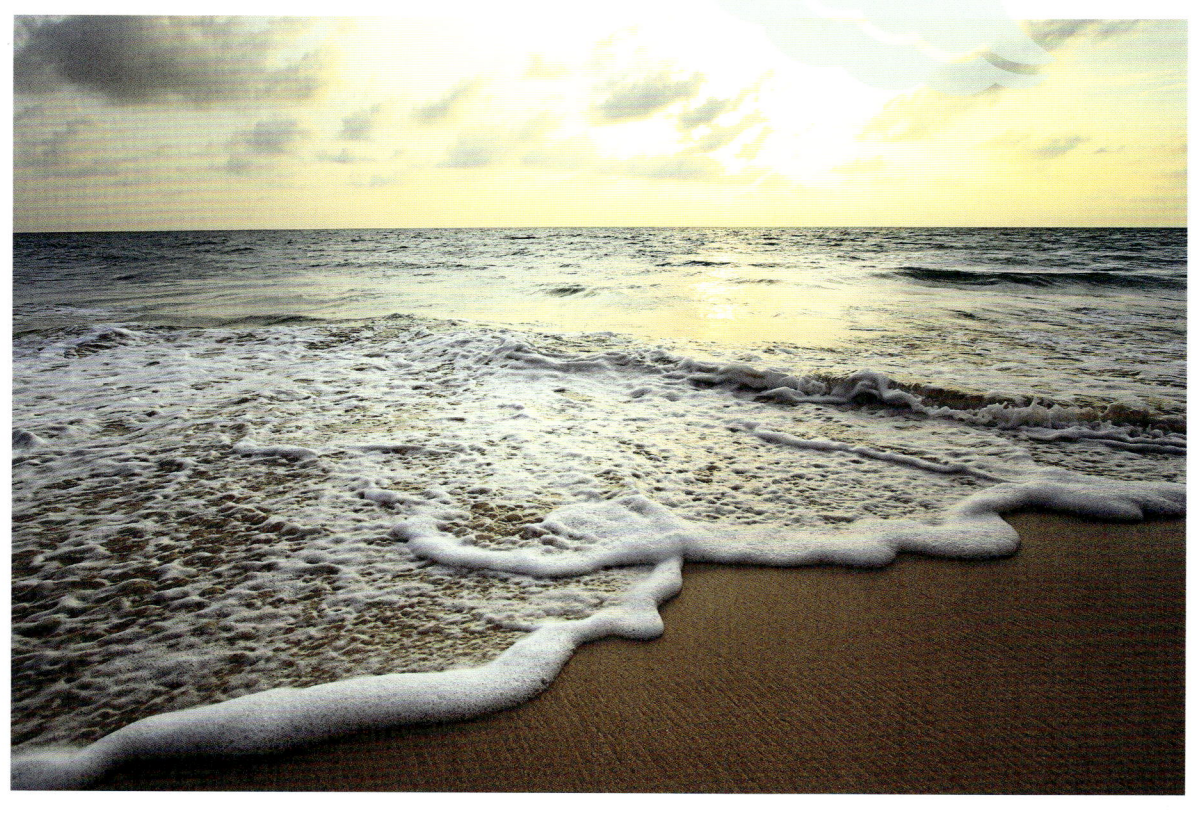

Geh-Meditation

Der erste Schritt: wahrnehmen und zulassen

Das bewusste Gehen – eine Übung, die Ihnen helfen kann, im alltäglichen Leben achtsam aufzutreten und dies nicht nur im Sinne des Fortbewegens. Sind Sie sich Ihrer Schritte bewusst? Fortbewegung, sowohl im geistigen Sinne als auch um einen Weg zurückzulegen, sollte sich nicht fern von Ihrem Bewusstsein abspielen. Nehmen Sie sich einige Minuten Zeit, Ihre Schritte, Ihr Auftreten und Ihre Bewegungen wahrzunehmen. Wenn Sie die Möglichkeit haben, auf einer Wiese oder in Ihrem eigenen Garten einige Schritte zu gehen, dann wäre dies ein schöner Ort, den Sie wählen können. Diese Übung kann natürlich genauso gut zu Hause ausgeführt werden. Ziehen Sie Ihre Schuhe und Strümpfe aus und fühlen den Boden, die Erde unter Ihnen. Betrachten Sie Ihre Füße und stellen Sie ganz bewusst einen Fuß nach dem anderen auf, indem Sie einen Fuß von der Außenkante bis hin zum Fußgewölbe langsam aufsetzen. Setzen Sie diese Übung mit Ihrem anderen Fuß fort. Sie spüren Ihre Füße, stark und kraftvoll mit dem Boden verwurzelt.

»Was geschieht mit mir? Was fühle ich? Und warum fühle ich das?«

Schließen Sie nun die Augen, nehmen Sie ganz bewusst einen langen Atemzug und mit der Ausatmung lassen Sie sich tief in die Erde sinken. Nun heben Sie im Zeitlupentempo das rechte Bein an und setzen langsam Ihren Fuß mit der Ferse beginnend auf dem Boden auf. Indem Sie das Gewicht leicht nach vorne verlagern, können Sie den ganzen Fuß aufsetzen. Führen Sie das Gleiche mit dem linken Fuß aus. Heben Sie das Bein an, setzen Sie die Ferse bewusst auf und rollen Sie die Fußsohle nach vorne ab. Machen Sie kleine Schritte und bewegen Sie sich bewusst vorwärts. Hierbei geht es nicht darum, eine große Distanz zurückzulegen, sondern jeden Schritt achtsam auszuführen und den Boden unter Ihren Füßen wahrzunehmen. Diese Übung können Sie für fünf bis zehn Minuten ausführen. Üben Sie sich in Ihrer Langsamkeit und im Bewusstsein dessen, was gerade in Ihnen geschieht. Versuchen Sie, nichts zu werten, nur anzunehmen, was auch immer in Ihnen vorgeht.

Der zweite Schritt: mit geschlossenen Augen

Wenn Sie die Übung etwas intensivieren möchten, können Sie Ihre Augen schließen und, wenn Sie sich wohlfühlen, auch geschlossen halten. Setzen Sie einen Schritt vor den anderen. Die Empfindungen können nun ganz anders sein. Wahrnehmen, betrachten, annehmen. Führen Sie die Geh-Meditation so langsam und lange aus, wie Sie sicher sind und bewusst einen Schritt vor den anderen setzen können. Falls zwischendurch Gedanken aufkommen sollten, halten Sie diese nicht

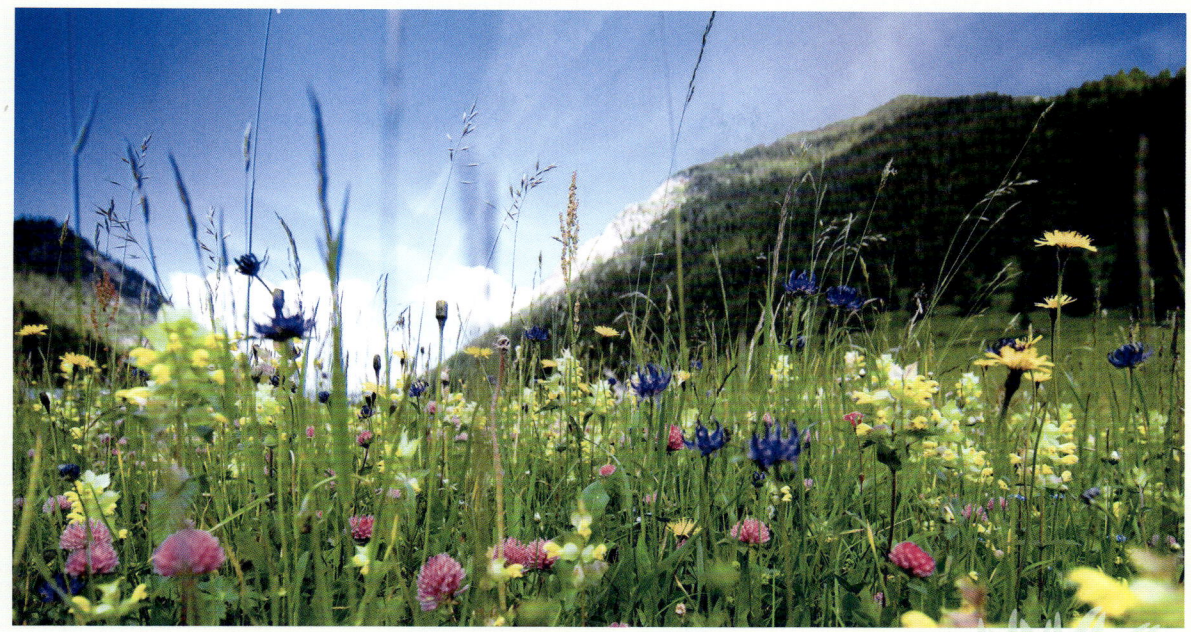

fest, sondern versuchen Sie, Ihre Konzentration wieder langsam auf Ihr Tun zurückzuführen. Am Ende der Übung bleiben Sie in Ruhe stehen und spüren mit
geschlossenen Augen nach. Nach einigen Momenten öffnen Sie Ihre Augen.
Machen Sie sich wieder mit Ihrer Umgebung vertraut.

Der dritte Schritt: die Veränderung der Gewohnheit

Der nächste Schritt ist, die Geh-Meditation rückwärts auszuführen. Hierbei sollten
Sie nicht vergessen, sich erst durch einen tiefen, bewussten Atemzug zu erden.
Bleiben Sie für einige Momente stehen und nehmen Sie den Boden unter Ihren
Füßen wahr. Nun beginnen Sie langsam, das rechte Bein anzuheben. Setzen Sie
zuerst die Zehen auf, dann durch eine leichte Gewichtsverlagerung den ganzen
rechten Fuß bis hin zur Ferse. Nehmen Sie sich Zeit, mit dem linken Fuß das gleiche auszuführen. Spüren Sie nach, wie sich dieser Schritt zurück für Sie anfühlt.

Wenn Sie sicher und stabil sind, gehen Sie mehrere
Schritte rückwärts. Sehr, sehr langsam und bedacht.
Führen Sie dies einige Minuten aus.

*»Das Ziel ist es,
kein Ziel zu haben.«*

Der vierte, zutiefst achtsame Schritt

Der intensivste Schritt dieser meditativen Übung ist, sie rückwärts und mit
geschlossenen Augen auszuführen. Langsam, bewusst, ruhig. Erst wenn Sie wieder
stabil sind, öffnen Sie langsam Ihre Augen.

DIE HOCKE – *Kraft aus der Erde ziehen*

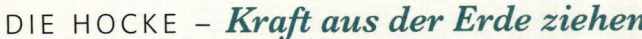

Position 1 – die Hocke. Kommen Sie auf Ihrer Matte zum Stehen, die Beine etwas mehr als hüftbreit. Die Füße sind parallel zum Mattenrand ausgerichtet. Nehmen Sie mit der Einatmung Ihre Arme über vorne gestreckt nach oben auf Schulterhöhe, parallel zum Boden. Nun gehen Sie jeweils mit der Ausatmung ein kleines Stück mehr in die Hocke. Jeweils mit der Einatmung gehen Sie wieder ein kleines Stück nach oben, mit der tiefen, langen Ausatmung ein weiteres Stück nach unten. Die Schwerkraft, Ihre Verwurzelung und die Ausatmung helfen Ihnen, mit der Zeit noch tiefer in die Hocke zu gehen, ohne dass die Fersen nach oben wollen. Zu Beginn wird dies noch ein kleines Hindernis darstellen, da die Achillessehnen oftmals verkürzt sind. Eine leichtere Variante ist es, die Füße leicht nach außen zu stellen, aber achten Sie hierbei bitte sehr darauf, dass Ihre Knie trotzdem gleichmäßig belastet werden. Nehmen Sie sich viel Zeit für diese Übung. Sie sollten mindestens zehn Atemzüge dafür benötigen. Danach sanft nach hinten auf den Boden absetzen.

Achten Sie darauf, dass die Knie nicht nach innen gehen und Sie nicht ins Hohlkreuz fallen. Diese Übung sollten Sie aus der Kraft der Oberschenkel und Ihrer mentalen Erdung heraus ausführen. Ganz bewusst spüren Sie die Verbindung über Ihre Zehen (lang und entspannt), Fußballen und Fersen mit dem Boden. Die Knie sollten über den Füßen bleiben, also Kniescheibe über den Zehenspitzen.

Position 2 –
Hocke mit erdigem Abschluss. Wenn Sie sich entspannt in der Hocke befinden, setzen Sie Ihre Ellbogen innerhalb der Innenseiten der Knie an und bringen die Hände in *namaste* (die Handflächen aneinandergelegt) nahe ans Brustbein. Nun richten Sie Ihren Oberkörper auf, indem Sie die Ellbogen nach außen und die Knie nach innen drücken. Ihr Oberkörper sollte über seine ganze Länge aufgerichtet sein (Bild). Die Zehen sind immer noch lang und entspannt, die Füße gleichmäßig belastet. Als letzten Schritt versuchen Sie sich aus den Leisten und dem unteren Rücken heraus noch einmal zwei bis drei Zentimeter nach oben zu heben. Ihr Steißbein bleibt in Richtung Matte.

Ein gerader Rücken

Warum stärken wir unsere Bauchmuskeln?

Im Yoga legen wir großen Wert darauf, dass die Wirbelsäule stets lang gemacht wird, dass die Rückenstrecker ausgebildet werden und wir nicht im Hohlkreuz sind. Dies hilft uns, Blockaden aufzulösen, den Energiefluss zu stärken und dem Rücken die nötige Kraft und Stabilität zu verleihen – da unser Rücken die ganze Last des Körpers trägt, ist dies unabdingbar. Um aber nun entspannt aufrecht stehen zu können und somit eine gesunde Präsenz auszustrahlen, ist es notwendig, zu den Rückenmuskeln einen Gegenpol auszubilden. Und dies sind die Bauchmuskeln.

Dies ist eine durchaus kraftvolle und absolut intensive Übung. Erdung auf »höchstem Niveau«. Halten Sie für ein paar Atemzüge und lösen Sie dann langsam die Übung auf und setzen sich – wenn möglich, ohne sich aufzustützen – nach hinten auf den Boden ab. Gehen Sie dann weiter in Position 3.

Position 3 – Das kleine Boot. Bleiben Sie für einige Atemzüge in der Sitzhaltung mit angewinkelten Beinen, die Fersen nahe an Ihrem Gesäß. Richten Sie sich wiederum aus dem unteren Rücken heraus auf und strecken Sie Ihre Arme an den Seiten nach vorne. Nun verlagern Sie Ihr Gewicht ganz leicht nach hinten und bringen Ihre Beine angewinkelt nach oben, ohne dass Sie nach hinten kippen. Die Unterschenkel sind parallel zum Boden ausgerichtet, die Füße flex, der Oberkörper nah an Ihren Oberschenkeln (Bild).

Achtung: Atmen Sie tief und gleichmäßig, vor allen Dingen in den unteren Rücken, sonst wird Ihnen bei dieser Bauchmuskel-Übung bald der Rücken schmerzen. Bleiben Sie, wenn es geht, für zehn Atemzüge in dieser Position – gerne auch erst einmal weniger und langsam aufbauen. Mit der nächsten Ausatmung lösen Sie diese Übung auf und lassen sich entspannt nach vorne fallen, die Beine kippen nach außen.

Für eine weitere entspannende Sitzhaltung platzieren Sie Ihre Hände schulterbreit hinter sich auf dem Boden, stützen sich ab und lassen nun den Oberkörper nach hinten durchhängen, der Rücken ist rund. Falls diese Sitzhaltung in den Handgelenken Schmerzen verursacht, können Sie sich auch auf Ihren Fäusten abstützen.

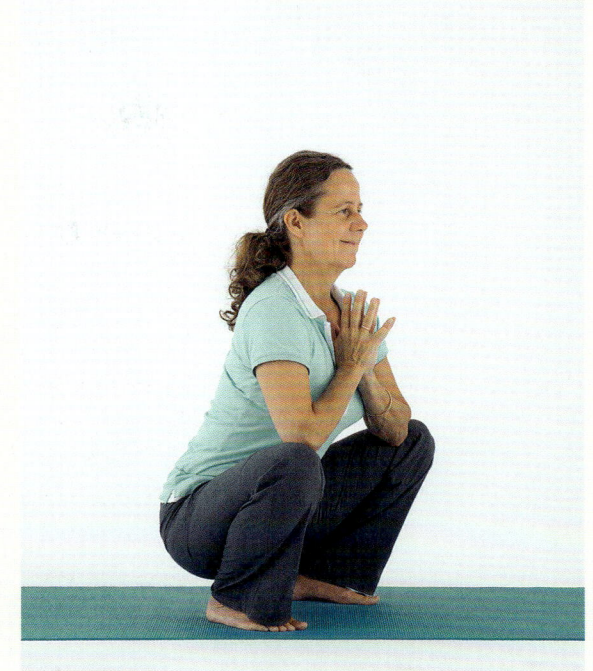

Position 2

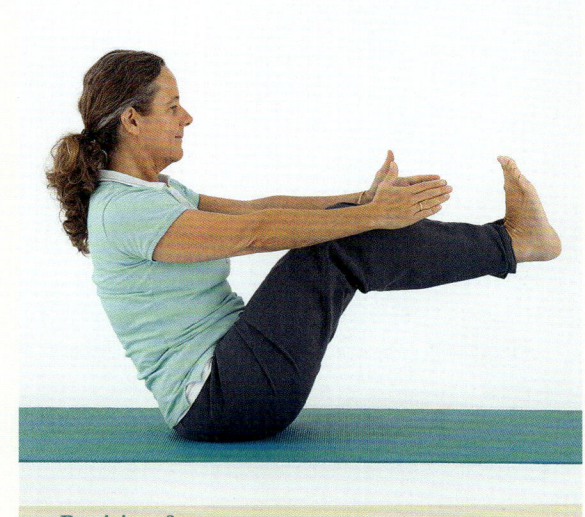

Position 3

VIRABHADRASANA –
Wahrhaftige Helden braucht das Land

Position 1 – Virabhadrasana II. Kommen Sie zum Stehen an den Mattenanfang und bringen Sie das rechte Bein mit einem weiten Ausfallschritt nach hinten, der linke Fuß bleibt nach vorne ausgerichtet, der rechte Fuß ist leicht nach innen gedreht. Versuchen Sie, die Außenkante des rechten Fußes zu belasten, das gibt Ihnen Stabilität. Mit der nächsten Einatmung bringen Sie beide Arme gestreckt über die Seiten nach oben, auf Schulterhöhe, mit der Ausatmung Schultern entspannen. Die Finger sind lang, der Rumpf bleibt über dem Becken, die Hüfte ist weit geöffnet. Tief einatmen, mit der nächsten Ausatmung winkeln Sie Ihr vorderes Bein an. Die Arme bleiben auf Schulterhöhe, der Blick ist über die vordere Hand hinaus gerichtet – Sie stehen stark und kraftvoll wie ein Held (Bild).

Wenn Sie noch etwas intensiver üben wollen, dann kommen Sie tiefer, sodass der vordere Oberschenkel parallel zum Boden ist. Achtung: Das Knie darf nicht über den 90°-Winkel kommen und auch nicht nach innen geneigt werden. Das Steißbein strebt Richtung Boden.

Bleiben Sie für mehrere Atemzügen in *virabhadrasana II* und dann strecken Sie mit der Einatmung das vordere Bein, Arme bleiben auf Schulterhöhe. Drehen Sie den rechten Fuß nach außen, sodass die Zehenspitzen nach vorne zum Anfang der Yogamatte ausgerichtet sind und drehen Sie den linken Fuß leicht nach innen. Einatmen, Oberkörper aus dem unteren Rücken heraus lang machen, mit der Ausatmung rechtes Bein anwinkeln, Knie nicht nach innen bringen. Achten Sie darauf, dass Ihre Schultern entspannt bleiben und nun richten Sie Ihren Blick über die rechte Hand. Nach einigen Atemzügen das vordere Bein strecken und ganz bewusst und langsam mit dem linken Bein zum rechten nach vorne kommen. Augen zu, nachspüren.

Sie können diese Übung statisch oder dynamisch ausführen, ganz wie es Ihrem momentanen Gemütszustand entspricht. Menschen, denen gerade sehr viel im Kopf herumgeht, sodass die Gedanken nicht zur Ruhe kommen, empfehle ich eine ruhige, dynamische Ausführung des Helden. Geübte können diese Übungen gerne mit der *Ujjayi*-Atmung ausführen.

Achtung: Denken Sie daran, dass es nicht wichtig ist, so tief wie möglich in diese Stellung zu gehen oder diese so lange wie möglich zu halten. Das Wichtigste ist, im Moment anzukommen, zu sein und sich wahrzunehmen.

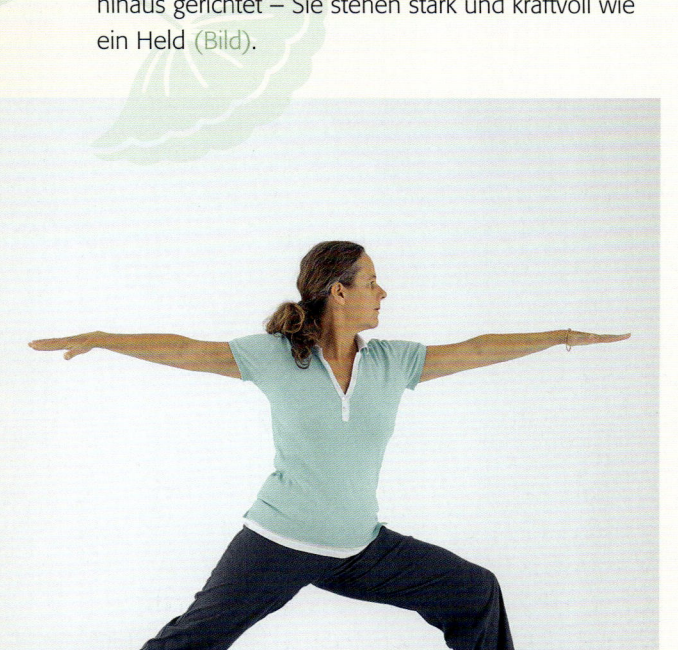

Position 1

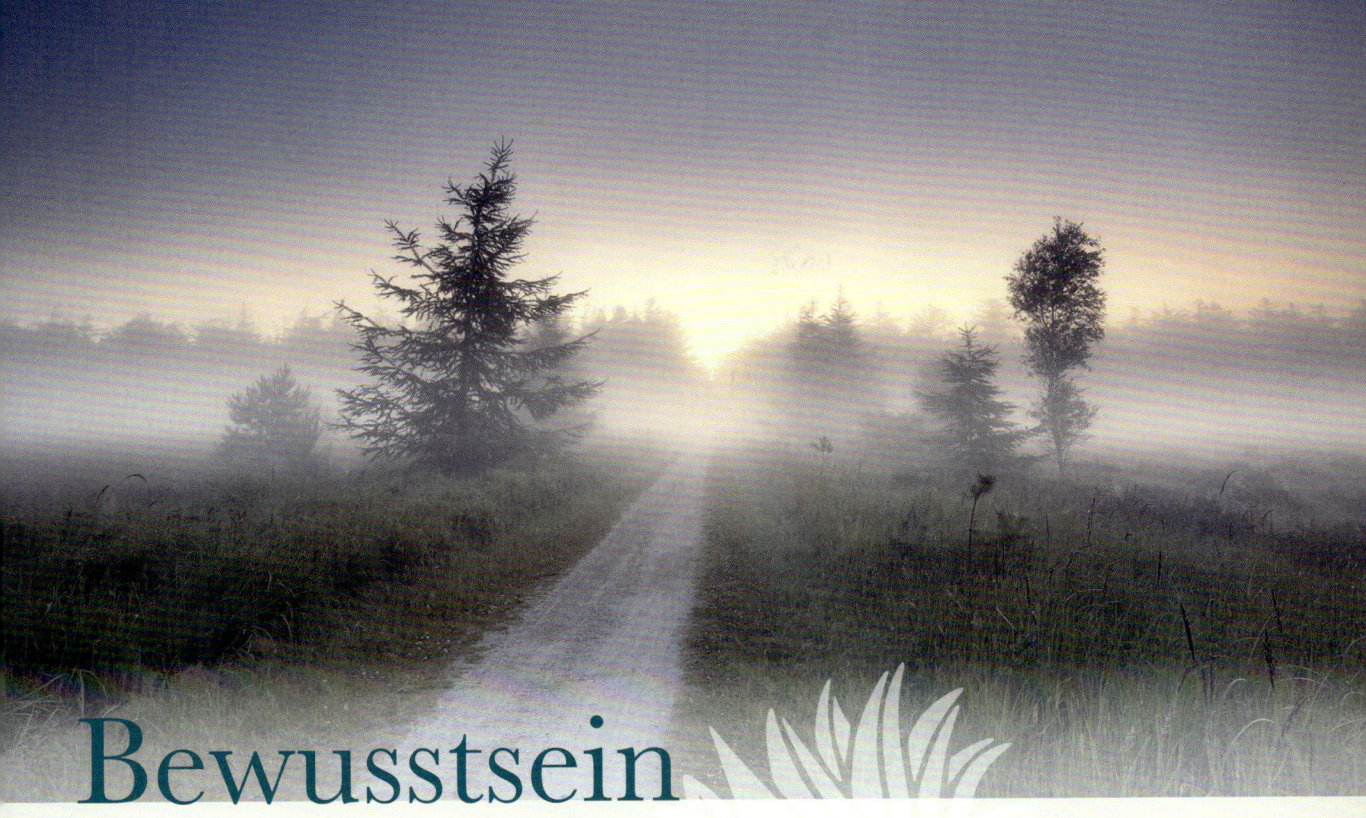

Bewusstsein

Im Hier und Jetzt

Im Yoga versuchen wir, ganz im Hier und Jetzt zu sein. Dies bedeutet, jeden Moment als solchen wahrzunehmen, nicht an der Vergangenheit zu hängen oder eine bessere Zukunft zu ersehnen. Es gilt, das Leben so wie es ist anzunehmen und daraus zu lernen, in jedem Moment. Durch ein achtsames Umgehen mit uns selbst und unserem Umfeld begeben wir uns auf den Pfad des Bewusstseins. Wir werden uns bewusst, dass wir zu jeder Zeit frei entscheiden können, wie wir mit bestimmten Situationen, Aufgaben oder Gefühlen umgehen.

Yoga hilft uns auf vielen Ebenen. Der achtgliedrige Pfad von Patanjali gibt uns in einer tiefgründigen Weise Einblick in die menschliche Psyche und die daraus resultierenden Verhaltensweisen und Gefühlsregungen. Durch kontinuierliches Praktizieren des Yoga können wir uns frei machen von Blockaden jeglicher Art. Wir schreiten auf dem Pfad der Wahrhaftigkeit: dem Weg des klaren Wahrnehmens, dem Weg der Herzoffenheit und dem Weg des wahren Seins.

> »Yoga ist jener innere Zustand, in dem die seelisch-geistigen Vorgänge zur Ruhe kommen. Einheit besteht, wenn alle Gefühle und Gedanken zueinanderfinden.«
>
> Yoga-Sutra 1–2: Yogas-citta-vrtti-nirodhah

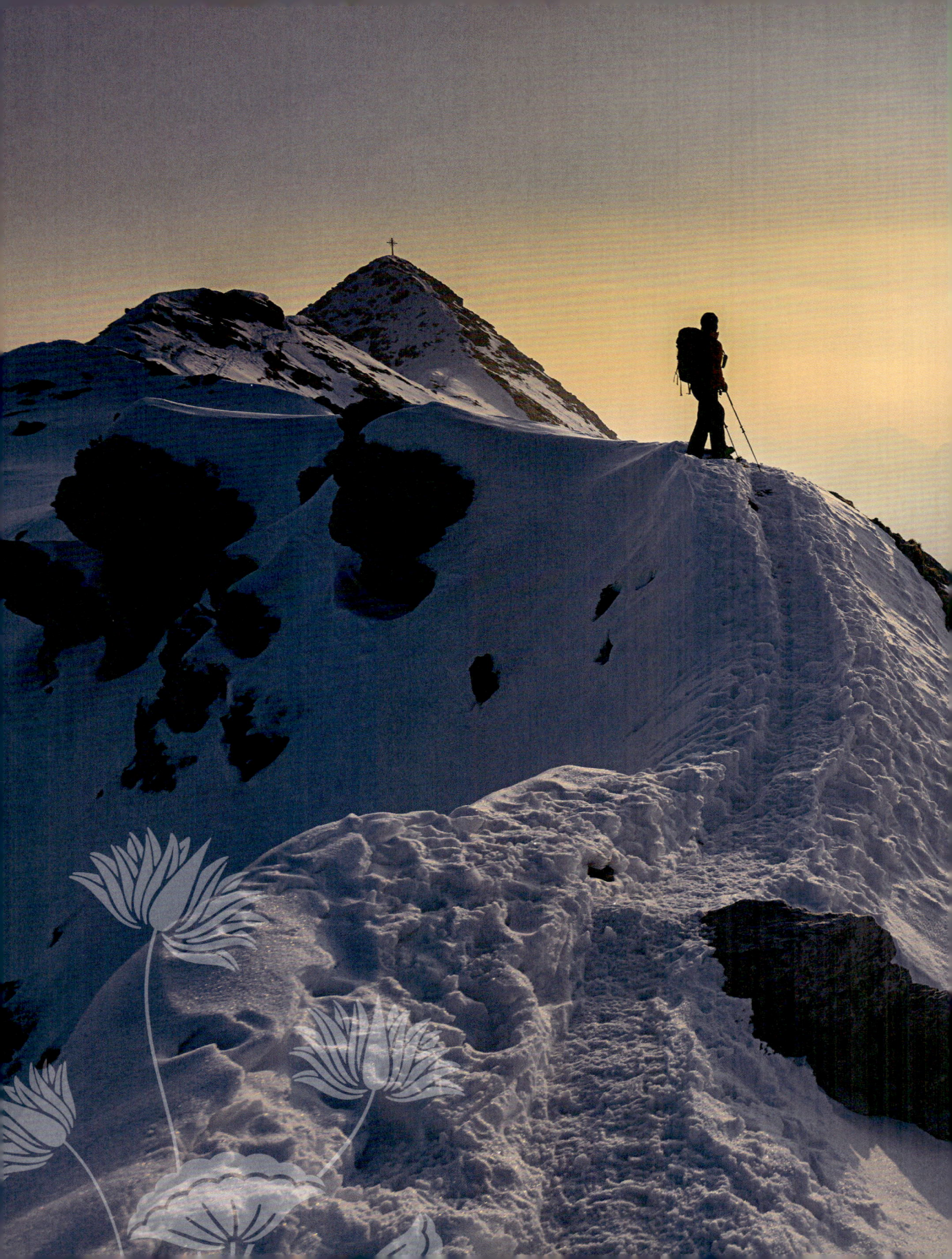

Vertrauen
shraddha

Vertrauen ist die individuelle Überzeugung, dass unsere eigenen Handlungen, Aussagen und Gefühle, wie auch jene unserer Mitmenschen, ehrlich und echt sind. Zu oft begegnen wir uns und anderen mit Misstrauen.

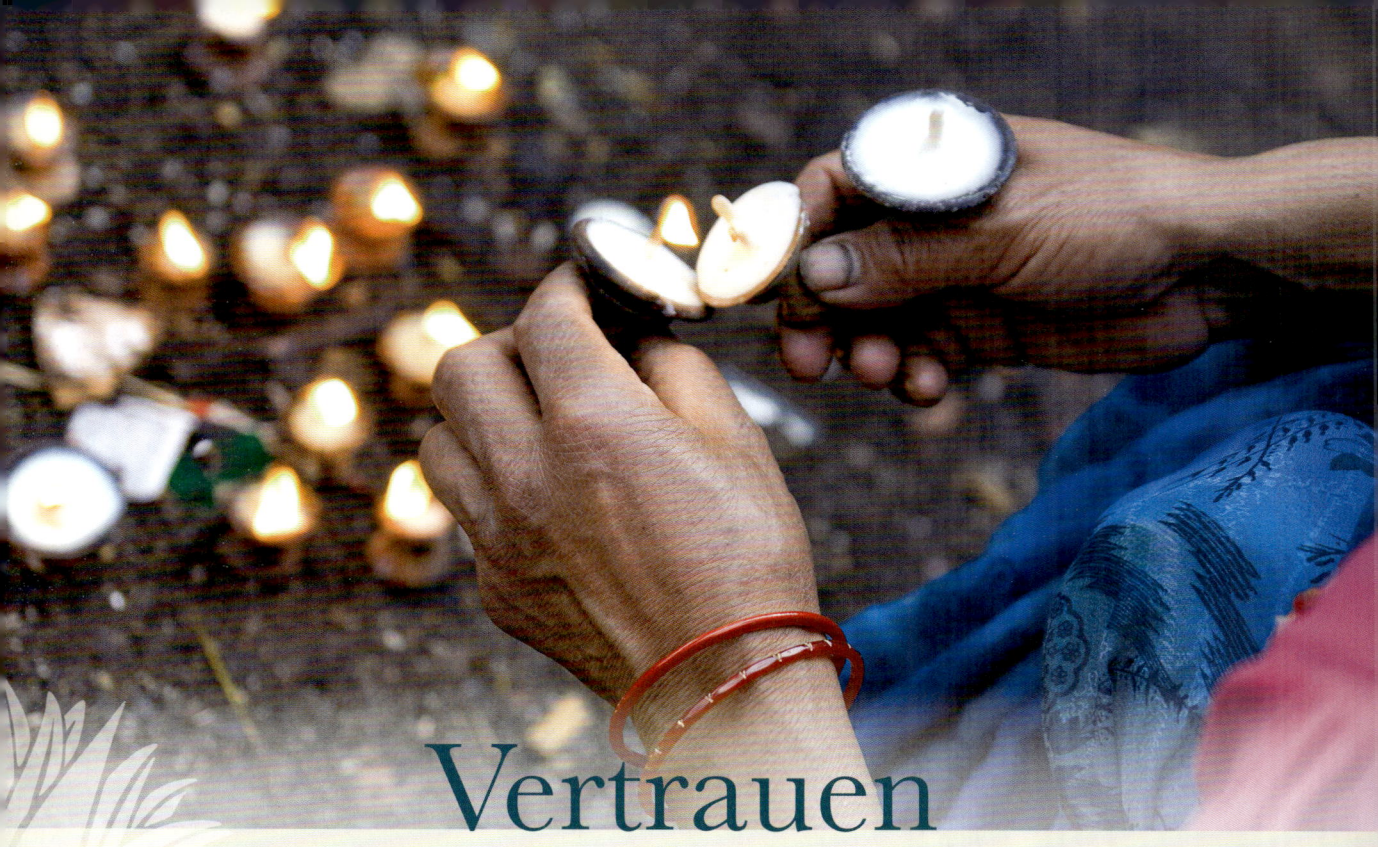

Vertrauen

Was bedeutet Vertrauen?

Vertrauen ist gleichzusetzen mit Sicherheit. Mit emotionaler Sicherheit, die uns in unserem Handeln und auf der Gefühlsebene unser Fundament gibt, um gesunde Entscheidungen zu treffen. Viele unserer Entscheidungen basieren auf Angst oder Unsicherheit. Oftmals sind unsere persönlichen Erfahrungen oder auch vorgefertigte Meinungen der Motor unseres Tuns. Dies bringt Verwirrung und verhindert den Zugang zu unserer eigenen Klarheit.

»Vertrauen liegt im Herzen.«

Es ist wichtig, in der Kindheit emotionale Sicherheit zu erfahren. So können wir unser Urvertrauen bilden, welches die Voraussetzung für Vertrauen in uns selbst ist. Durch bedingungslose Liebe, positives Zuraten und Geborgenheit manifestiert es sich auf einer subtilen Ebene. Dies bedeutet allerdings nicht, dass sich aus einem vorhandenen Urvertrauen im Erwachsenenalter immer automatisch ein uneingeschränktes (Selbst-) Vertrauen bildet. Das Urvertrauen erst im Erwachsenenalter aufzubauen, ist schwer, aber nicht unmöglich. Yoga und der Weg der Selbsterkenntnis können uns dabei eine große Unterstützung sein. Wenn wir uns verstehen, unsere Muster erkennen und ein klares Bild von uns haben, können wir das fehlende Vertrauen in dem Gefühl der Verbundenheit finden.

Entspannen heißt vertrauen

Sabine war eine Frohnatur, von ihrer Familie geliebt und von ihren Kollegen sehr geschätzt. Sie war extrem sportlich, liebte Südtirol und das Meer. Oft ging Sie mit ihrem Mann in die Berge oder war auf der Suche nach der perfekten Welle, die sie dann mit ihrem Surfbrett nahm. Ihre Arbeit erfüllte sie mit Freude und schien ihr leicht von der Hand zu gehen. Sie ging einer leitenden Tätigkeit nach und trug viel Verantwortung. In dem Familienunternehmen, in dem sie arbeitete, war sie für die Logistik zuständig und oft einem enormen Termindruck ausgesetzt. Sie erledigte ihre Aufgaben vorwiegend am Computer, häufig auch telefonisch. Sie steuerte viele Mitarbeiter, die, wenn sie einen Fehler machte, ihre Arbeit nicht ordnungsgemäß ausführen konnten. Sie hatte eine hohe Verantwortung zu tragen, arbeitete oftmals mehr als zwölf Stunden am Tag, denn es fiel ihr schwer, zu delegieren – selbst einfache Arbeiten. Immer wieder legte man ihr nahe, Dinge abzugeben, doch dies scheiterte jedes Mal, da sie niemandem zutraute, die Arbeiten genauso gewissenhaft und gut auszuführen wie sie selbst. Sie hatte kein Vertrauen in die Fähigkeiten anderer, doch die Ursache dieses Kontrollzwangs lag wohl mehr darin, dass sie sich insgeheim selbst misstraute. Aber dies war noch nicht an die Oberfläche getreten. Für Sabine war alles in Ordnung.

Es gab eigentlich nur eine Sache, die nicht so recht ins Bild passen wollte: Diese andauernden üblen Kopfschmerzen, die sie seit Jahren heimsuchten. Sabine ging von einem Arzt zum anderen, selbst neurologische Untersuchungen wiesen nichts auf. Nun war sie mit ihrem Latein am Ende. Sie konnte ohne Tabletten, viele Tabletten, nicht mehr durch den Tag kommen. Sie berichtete mir, dass sie im Durchschnitt ungefähr vier bis fünfmal die Woche sechs bis acht Kopfschmerztabletten einnahm. Dies konnte natürlich kein Dauerzustand bleiben. Viel zu viele Monate, wenn nicht sogar Jahre, waren bereits verstrichen. Sabine überforderte sich, ihre Psyche und ihren Körper damit aufs Äußerste.

Es wurde höchste Zeit, dass ich sie einmal ganzheitlich betrachtete, in der Hoffnung, auf die Ursache ihrer Kopfschmerzen zu kommen und sie im besten Falle zu beheben. Für mich war es erst mal wichtig, Sabine subtil aufzuzeigen, dass sie sich seit Jahren auf der Überholspur befand und es in ihrem Leben keine Balance, im Sinne von Anspannung und Entspannung gab. Selbst in ihrer Freizeit stellte sie sich immer neuen Herausforderungen.

Ich wollte Sabine zunächst mit ihrem Atem vertraut machen. Sie hatte einen viel zu flachen und kurzen Atem. Dies sollte sich bald ändern.

Pranayama – die Lenkung unseres Atems

Jeder Mensch ist mit einem unerschöpflichen Potenzial an *prana* (Lebensenergie, universeller Energie, Lebenskraft) ausgestattet. Wenn der Mensch natürlich, gesund und ausgeglichen lebt, ihn keine großen Ängste und Sorgen belasten, kann *prana* frei durch seinen Körper fließen. Die Ausstrahlung, Worte und Taten eines ausgeglichenen Menschen sind positiv und angenehm spürbar. Sobald wir uns körperlich, geistig oder auch seelisch verspannen, wird der Fluss dieser Lebensenergie unterbrochen. Stress, Angst, Kopfschmerzen, Unwohlsein, Depressionen oder auch schwere körperliche Dysbalancen kommen zum Vorschein, oftmals in Form einer Krankheit. Mit Yoga und Pranayama können wir vielleicht nicht komplett gesunden, aber zumindest eine Linderung der Beschwerden und auf jeden Fall eine Steigerung der Lebensenergie erwirken.

»Pranayama ist der Freund unseres Bewusstseins.«

Prana ist leichter als Luft und somit der feinstofflichen Ebene zugeordnet. Mit dem Praktizieren von Pranayama treten wir auch mit der unerschöpflichen, universellen Energie in Kontakt. *Prana* ist die unsichtbare Form feinstofflicher Schwingungen, die sich in allem und jedem widerfindet.

Wir wollen erreichen, dass wir bewusst unseren Atem führen. Und bei beständigem Üben unsere Lungenkapazität erweitern, den Atem und somit die Gedanken beruhigen und unseren Körper und Geist sowie unsere Energiebahnen reinigen können.
Das Anhalten des Atems nach der Atemfülle, dem Einatmen, wirkt energetisierend. Das Anhalten nach der Atemleere, dem Ausatmen, beruhigend.

Das bewusste Führen des Atems ist die Kunst des Yoga und sollte mit einem erfahrenen Yogalehrer geübt werden. Das Leben des Yogi errechnet sich nicht nach den Lebensjahren, sondern nach der Anzahl seiner gleichmäßigen und ruhigen Atemzüge, angewandt in allen Lebenssituationen. Dies ist nicht leicht umzusetzen und bedarf einer konstanten und andauernden Übung. Pranayama ist das Zusammenspiel von Atmung und Bewusstsein und ermöglicht uns damit einen tiefen Blick in unsere Seele.

Pranayama

prana = kosmische, vitale Energie
ayama = Lenkung, Steuerung, Ausbreitung

Unser Atem ist ein Stimmungsbarometer unserer körperlichen und seelischen Verfassung. Sind wir aufgeregt, gereizt oder gestresst, haben wir oft einen kurzen, flachen Atem. Sind wir jedoch entspannt, fließt auch unser Atem ruhig und ausgeglichen. Mit dem Einatmen holen wir die Energie in unseren Körper, das Anhalten des Atems ermöglicht uns, die Energie im Körper zu bewahren.
Das Ausatmen sorgt für den Austausch von Sauerstoff und ermöglicht uns, loszulassen und Negatives (ob Gedanken, Gifte oder Widerstände) aufzulösen. Mit einer gezielten, bewussten Ausatmung treten wir ein in das Gefühl tiefster Entspannung.

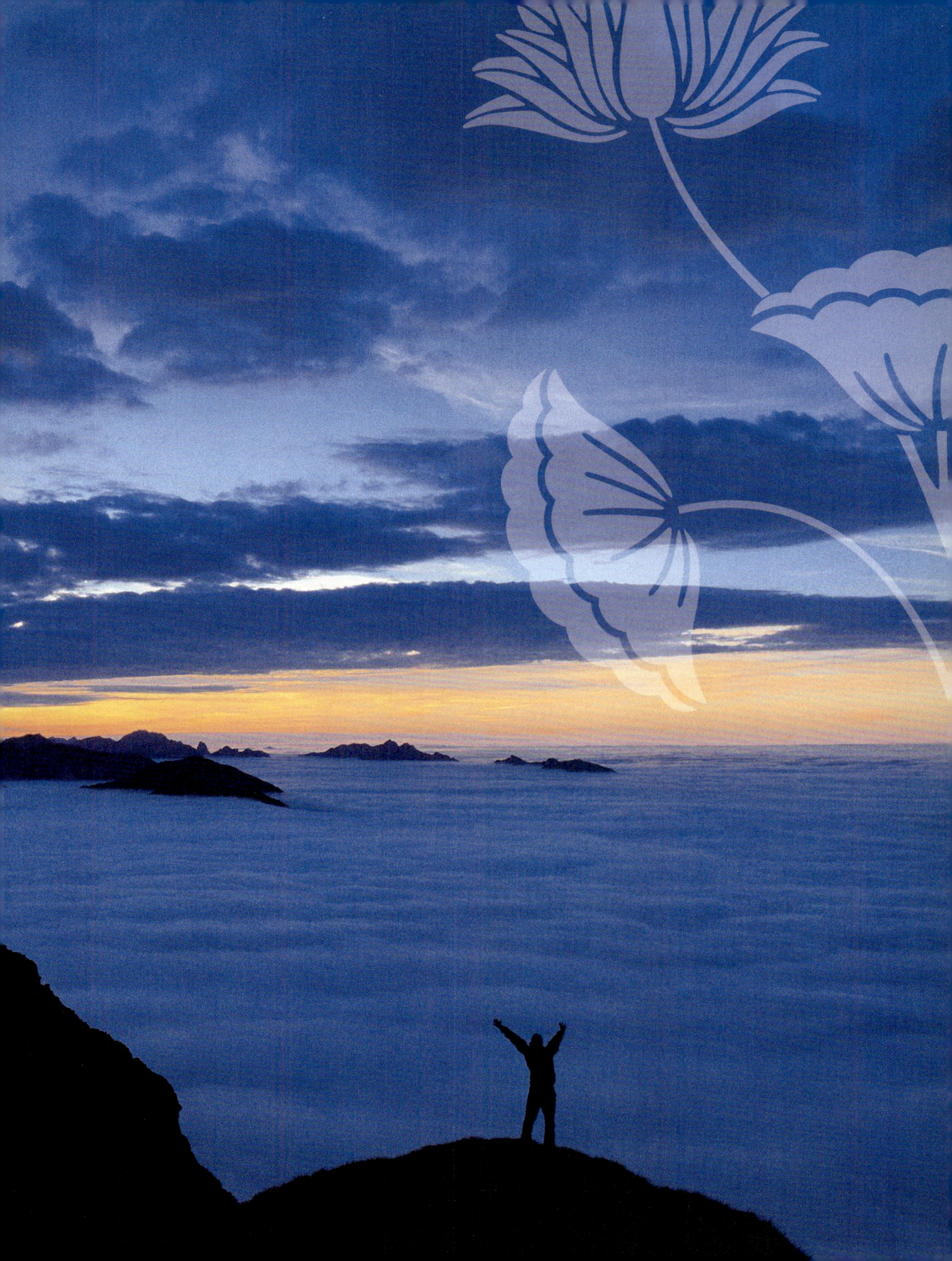

ATEMLENKUNG – *Entspannung für Schultern und Nacken*

Position 1 – Falten Sie Ihre Decke zweimal und rollen Sie diese dann der Länge nach auf. Nun legen Sie sie längs in die obere Hälfte Ihrer Matte. Setzen Sie sich so auf die Matte, dass das Deckenende an Ihrem Steißbein anliegt und mit einer Ausatmung legen Sie sich nach unten ab. Die Decke sollte längs an Ihrer Wirbelsäule entlang liegen, justieren Sie ein wenig nach, es soll sich angenehm anfühlen. Den Kopf können Sie entweder auf das Ende der Decke oder auf den Boden ablegen und somit leicht überstrecken. Achten Sie darauf, dass Ihr Kinn in Richtung Brustbein zeigt. Nehmen Sie einige bewusste, tiefe Atemzüge und spüren Sie die sanfte Öffnung Ihres Brustkorbs. Die Beine sind leicht geöffnet, die Füße fallen entspannt nach außen. Atmen Sie ein paar Mal bewusst in den Bauchraum. Nehmen sie wahr, wie sich der Bauch bei der Einatmung nach oben wölbt und bei der Ausatmung sanft Richtung Boden absinkt. Nach einigen Atemzügen lassen Sie den Atem wieder frei fließen, ohne ihn beeinflussen zu wollen. Nehmen Sie Ihren Körper auf der Matte wahr, auch die leichte Öffnung im Brustraum. Nun führen Sie den Atem bewusst in den Brustkorb. Tief einatmen – Ihr Brust-korb dehnt sich aus – und lange ausatmen. Brustbereich und Bauch sinken Richtung Boden. Wiederholen Sie dies einige Male.

Als nächsten Schritt wollen wir die Armbewegung mit in den bewussten Atemvorgang integrieren. Ihre Arme liegen seitlich an Ihrem Körper am Boden, Handflächen zeigen nach unten. Mit der nächsten Einatmung bringen Sie langsam die Arme gestreckt nach oben über den Kopf (gerne die Handrücken auf den Boden ablegen), kurze Atempause (Bild). Mit der Ausatmung bringen Sie langsam die Arme wieder gestreckt nach unten und vorne und legen diese neben Ihrem Körper ab. Atempause. Wiederholen Sie diese Übung gerne zehn- bis zwölfmal und führen Sie den Atem dabei in den Brustraum. Dadurch öffnet sich Ihr Brustkorb noch mehr, Ihre Atmung wird leichter und freier. Nach den Wiederholungen drehen Sie sich kurz zur Seite, nehmen die Decke weg und legen sich flach auf den Boden ab. Spüren Sie nun Ihren gesamten Körper auf dem Boden. Geübte Yogis können und sollten diese Übung mit der *Ujjayi*-Atmung ausführen. Weiter in Position 2.

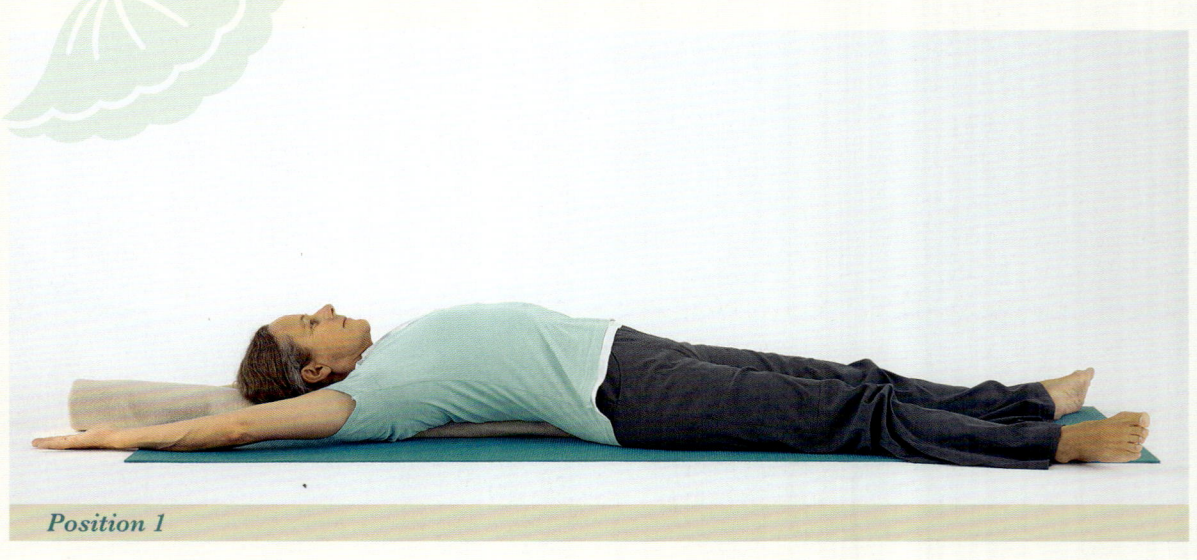

Position 1

Position 2 – Herabschauender Hund mit Variation. Kommen Sie aus Position 1 über die Seite nach oben und setzen Sie sich mit aufgerichteter Wirbelsäule in den Fersensitz. Tief einatmen, mit der Ausatmung bringen Sie Ihre Hände mit gespreizten Fingern auf die Matte, und gleiten nun mit Ihren Armen nach vorne. Die Hände haben eine starke Verbindung mit dem Boden. Ihre Finger sind lang, auch an den Handballen fühlen Sie den Kontakt mit der Matte. Ihr Gesäß ist auf den Fersen, der Rücken lang. Nun kommen Sie in den Vierfüßlerstand und stellen die Zehen auf. Mit der nächsten Einatmung bringen Sie das Gesäß nach oben, Knie vom Boden weg, mit der Ausatmung kommen Sie in den Herabschauenden Hund. Schieben Sie sich zurück, die Beine können zu Beginn gerne leicht angewinkelt sein. Wichtig ist, dass der Rücken gerade ist, die Sitzhöcker schauen nach oben. Die Hände sind gut verwurzelt. Diese Position gleicht einem umgedrehten V. Wenn Sie merken, dass Sie den Rücken rund machen oder Sie im Schulterbereich verspannen, winkeln Sie Ihre Beine mehr an. Bleiben Sie für einige Atemzüge im Hund. Mit der nächsten Einatmung bringen Sie die Fersen vom Boden und kommen auf die Zehenspitzen (Bild 1). Nur die Beine arbeiten, die Sitzhöcker streben nach oben. Der Rücken ist lang, die Schultern entspannt. Mit der Ausatmung die Fersen langsam absenken (Bild 2). Dies wiederholen Sie vier bis sechs Mal. Dann verlagern Sie das Gewicht ein wenig auf das linke Bein und strecken das rechte Bein nach oben, der Fuß ist flex, das Bein leicht nach innen rotiert, sodass die Hüfte nicht aufdreht. Der Oberkörper bleibt in der Grundposition (Bild 3). Tief atmen. Mit der nächsten Ausatmung bringen Sie Ihre rechte Ferse Richtung Gesäß, drehen Ihren Oberkörper auf und blicken durch die rechte Achselhöhle (Bild 4). Bleiben Sie für einige Atemzüge. Danach bewusst die Übung auflösen und entweder kurz zwischenentspannen in *balasana* oder gleich die andere Seite üben. Dann weiter mit Position 3.

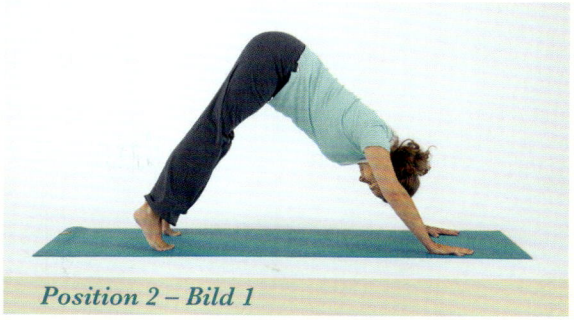

Position 2 – Bild 1

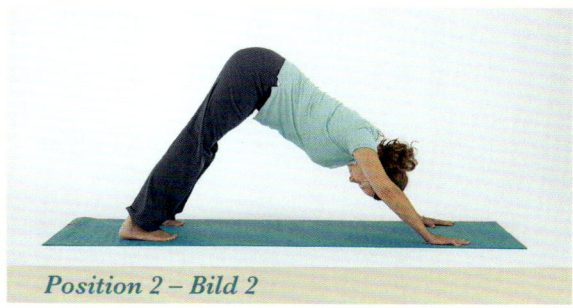

Position 2 – Bild 2

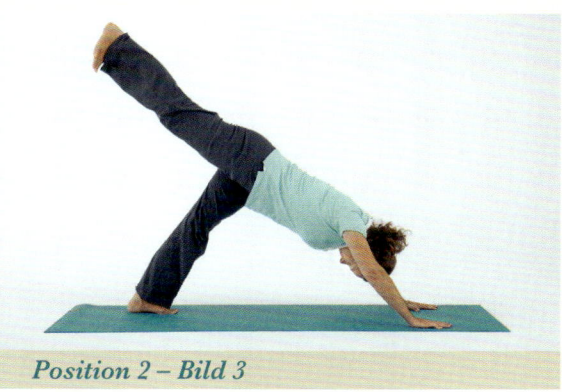

Position 2 – Bild 3

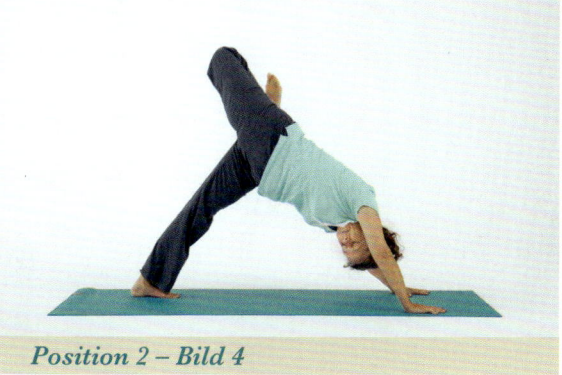

Position 2 – Bild 4

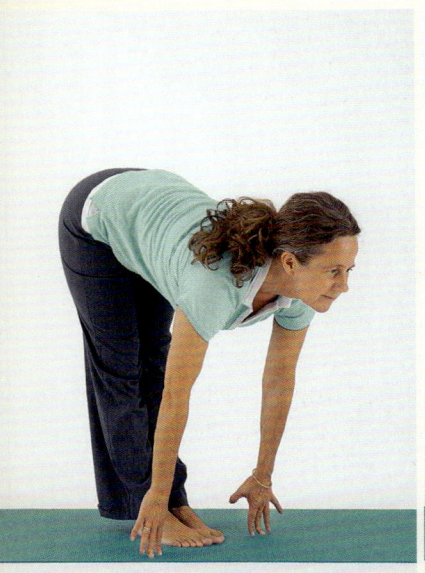

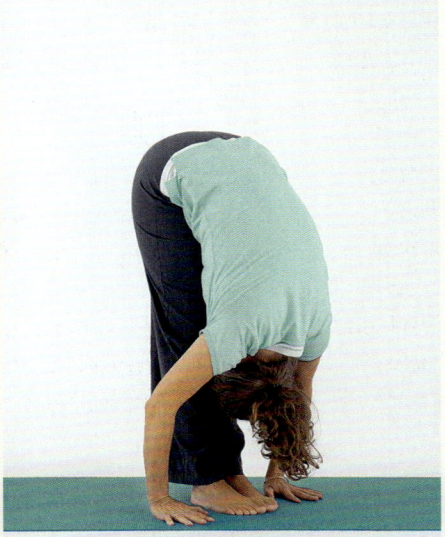

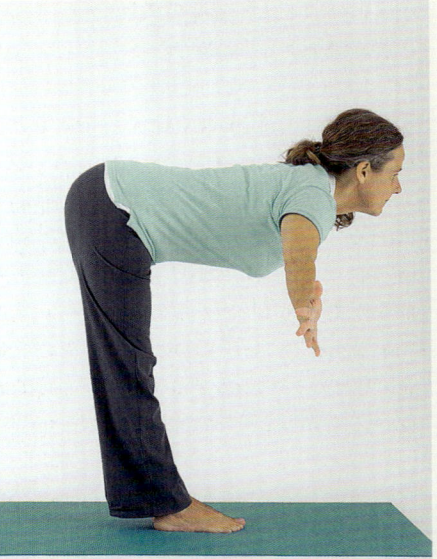

Position 3 – Bild 1

Position 3 – Bild 2

Position 3 – Bild 3

Position 3 – Stehende Vorwärtsbeuge. Nun kommen Sie langsam mit den Füßen den Boden berührend nach vorne zu Ihren Händen. Jeden Schritt bewusst wahrnehmen, gerne die Beine anwinkeln. Kommen Sie an den Mattenanfang, Fingerspitzen und Zehenspitzen in einer Linie. Füße geschlossen, Rücken aus dem unteren Bereich gerade nach vorne, Blick leicht nach oben, *ardha uttanasana,* die halbe stehende Vorwärtsbeuge (Bild 1). Mit der Ausatmung Hände flach auf den Boden, Kopf Richtung Schienbeine, in die Vorwärtsbeuge, *uttanasana* (Bild 2). Gerne können Sie hier auch die Beine anwinkeln. Wiederholen Sie diese wohltuende dynamische Übung (halbe und ganze stehende Vorwärtsbeuge) für den unteren Rücken einige Male und kommen Sie dann mit der nächsten Einatmung mit geradem Rücken, Arme zur Seite ausgestreckt, langsam nach oben zum Stehen (Bild 3). Dann weiter mit Position 4.

Position 4 – Rumpfneigung. Die Füße nicht mehr bewegen, kommen Sie in *tadasana,* die Berghaltung. Spüren Sie die starke und tiefe Verwurzelung mit dem Boden. Stabil und sicher, unverrückbar wie ein Berg, stehen Sie allen Lebenssituationen offen und gleichmütig gegenüber.

Bringen Sie nun Ihre rechte Hand auf den Unterbauch, mit der nächsten Einatmung Ihren linken Arm über vorne gestreckt nach oben über den Kopf. Mit der Ausatmung bewusst die Schulter lösen. Tief einatmen, Länge in der Wirbelsäule schaffen, Ausatmung, Rumpfneigung nach rechts (Bild), einatmen, wieder zurück zur Mitte. Wiederholen Sie diese dynamische Bewegung fünfmal. Beim sechsten Mal bleiben Sie für drei Atemzüge in der Rumpfneigung. Versuchen Sie, die Atmung in den Brustkorb zu lenken, schaffen Sie Platz in den seitlichen Rippenbögen. Nehmen Sie die Expansion Ihres Brustkorbes wahr. Weite und Offenheit. Dann kommen Sie mit der Einatmung nach oben und mit der Ausatmung senken Sie Ihren Arm wieder ab und üben die andere Seite. Zuvor zwischenatmen, erden, Kontakt mit den Füßen aufnehmen. Dann die Übung auflösen. Augen schließen, kurz nachspüren. Dann weiter in Position 5.

Position 5 – Bringen Sie Ihre Hände vor den Körper und verschränken Sie Ihre Finger, ohne diese zu verkrampfen. Mit der nächsten Einatmung die Arme

gestreckt über vorne nach oben über den Kopf, ohne die Schultern nach oben zu ziehen. Drehen Sie die Handflächen in der Atempause nach oben (Bild), mit der Ausatmung die Arme gestreckt nach unten. In der Atempause die Hände wieder zurück drehen, einatmend nach oben, Handflächen nach außen, ausatmend nach unten und wieder drehen. Wiederholen Sie diese wunderbare Übung für das Schultergelenk mehrere Male, immer synchron mit Ihrer Atmung. Mit der Zeit können Sie auch versuchen, die Arme oben noch weiter nach hinten zu nehmen, mittels der Schultergelenke und nicht der Schultern. Dies bewirkt dann eine noch größere Brustkorböffnung. Nach einigen Wiederholungen lösen Sie Ihre Finger und kreisen die Schultern ein paar Mal nach vorne und nach hinten.

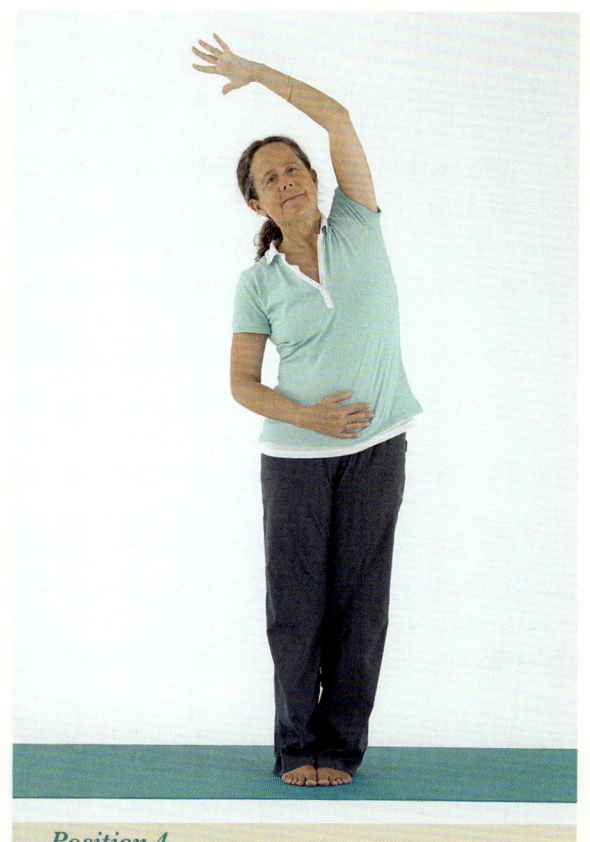

Position 4

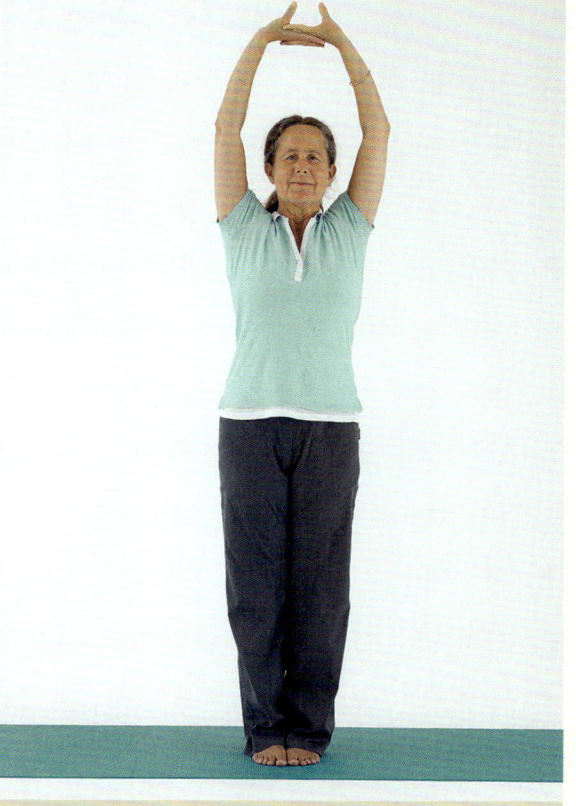

Position 5

Bei Sabine kam es immer wieder durch eine heftige Verspannung im Schulter- und Nackenbereich zu massiven Kopfschmerzen. Sie konnte sich mental und körperlich nicht entspannen. Immerzu versuchte sie, alles zu kontrollieren, festzuhalten, konnte nicht abgeben, nicht loslassen. Leider hatte dieser Zustand auch bei ihrer Menstruation zu heftigen Krämpfen geführt. Die folgenden Asanas können Ihnen beim Lösen von Verkrampfungen helfen.

Position 1 – Badha Konasana. Mit dieser Übung öffnen wir das Becken, das Zentrum unserer Energie. Kommen Sie in der Mitte Ihrer Matte zum Sitzen, möglichst ohne Decke. Die Wirbelsäule ist aufgerichtet, Ihre Füße sind aufgestellt, die Fersen nah am Gesäß. Richten Sie hier Ihren Oberkörper aus dem

unteren Rücken heraus auf. Dann bringen Sie Ihre Hände an die Knie, atmen tief ein und mit der Ausatmung lassen Sie beide Knie zur Seite, Richtung Boden absinken, die Fußsohlen berühren einander. Verschränken Sie Ihre Finger unterhalb der Außenkanten Ihrer Füße oder, wenn dies nicht möglich ist, an den Fußgelenken. Schließen Sie die Augen. Wirbelsäule aufrichten, Brustbein leicht diagonal nach vorne oben. Mit jeder Ausatmung lassen Sie mehr und mehr los, sodass Ihre Beine Richtung Erde sinken (Bild). Achten Sie darauf, dass die Schultern entspannt sind und die Fußsohlen sich berühren. Atmen Sie tief in die Dehnung, in die Öffnung des Beckens hinein. Versuchen Sie für einige Atemzüge dem Impuls, die Beine wieder nach oben bringen zu wollen, nicht zu folgen, außer Sie spüren einen Schmerz. Lösen Sie die Übung langsam auf und lassen Sie Ihren Oberkörper nach vorne aushängen, die Füße fallen nach außen.

Position 2 – Der liegende Schmetterling. Kommen Sie auf Ihrer Matte zum Liegen. Beine aufstellen, die Fersen nah am Gesäß. Das Kinn ist Richtung Brustbein geneigt, der Nacken lang, der Kopf entspannt. Atmen Sie tief ein und mit der nächsten Ausatmung lassen Sie Ihre Knie nach außen fallen, die Fußsohlen kommen zusammen (Bild). Mit jeder Ausatmung lassen sie mehr und mehr Ihre Beine los. Ihre Hüften werden dabei wunderbar geöffnet, die Leisten und die innere Beinmuskulatur gedehnt. Dies ist eine sehr gute Haltung, um Spannung oder Verkrampfungen im Unterleib zu lösen. Falls Sie unter starken Menstruationsbeschwerden leiden, können Sie *supta badha konasana* einige Minuten üben. Unterstützen können Sie dabei die Krampflösung, indem Sie tief, langsam und gleichmäßig in den Bauch atmen. Zum Auflösen bringen Sie Ihre Hände unterhalb der Beine auf Kniehöhe an und mit Ihrer Armkraft heben Sie Ihre Beine nach oben, um sie dann auszustrecken.

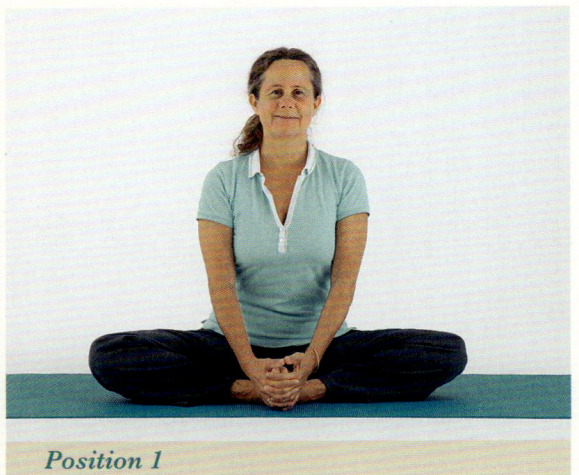

Position 1

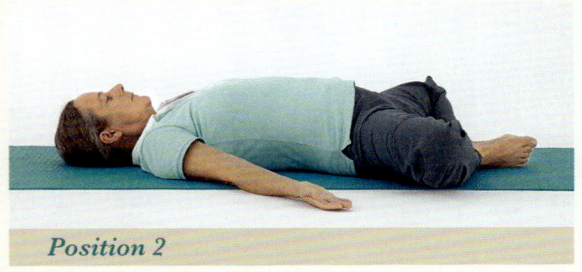

Position 2

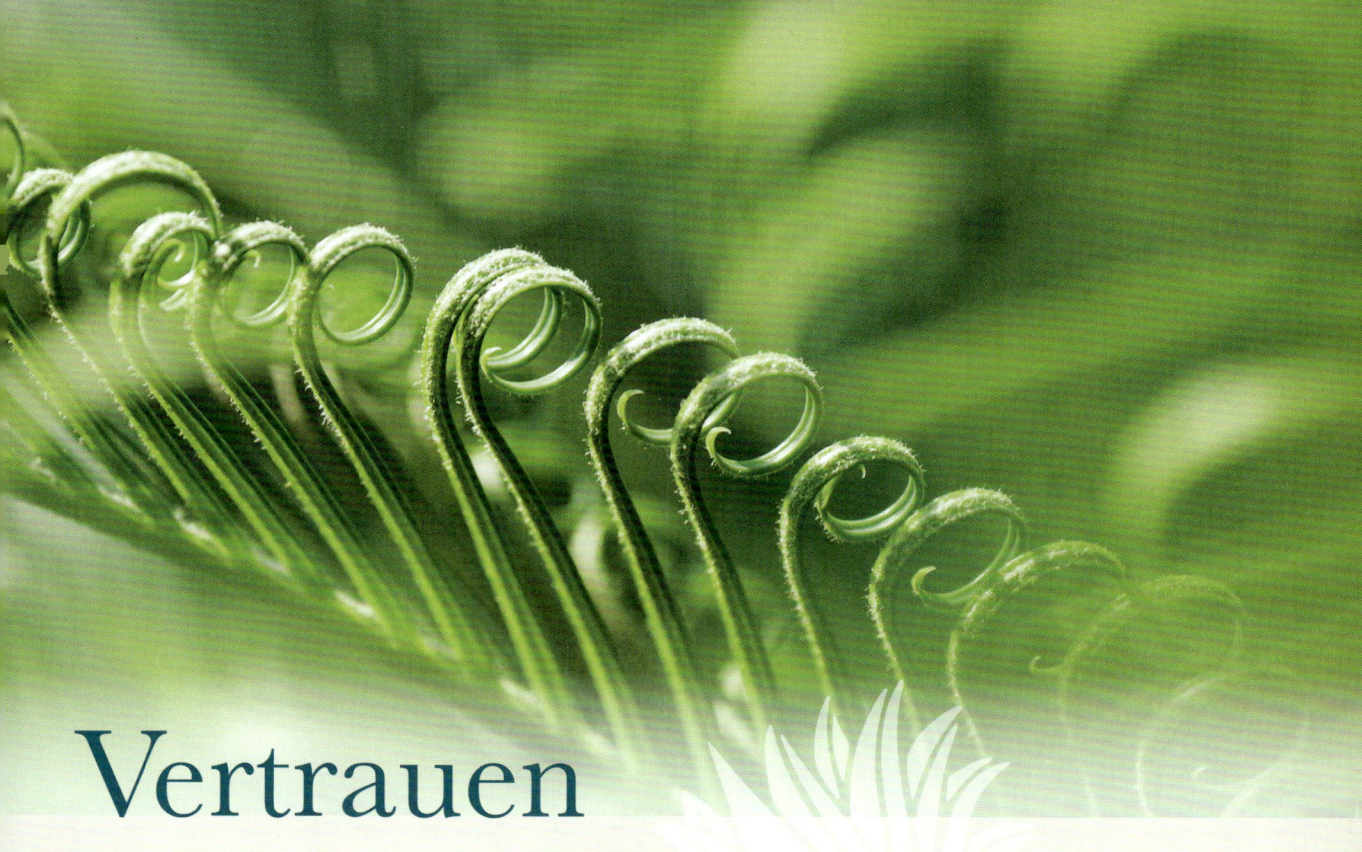

Vertrauen

Vertrauen – das Fundament für alles

Wir entscheiden, wem oder was wir vertrauen. Doch um dies uneinge-schränkt leben zu können, müssen wir erst einmal das Vertrauen zu uns selbst finden. Urvertrauen, Zutrauen, Vertrauen. Wir sollten uns nicht blenden lassen von vorschnellen Meinungen, Vorstellungen, Erwartungen. Diese las-sen uns verschlossen, engstirnig, intolerant werden. Verschlossen uns selbst, aber auch unseren Mitmenschen gegenüber.

Nur, wenn wir den Weg zu uns selbst finden, mit einem offenen Herzen, können wir auch dem Leben offen begegnen. Wir können darauf vertrauen, dass das Leben uns das spiegelt, was uns hilft zu lernen und weiterzukommen. Letztendlich gilt es genau das zu verstehen und nicht dagegen zu kämpfen. Immer wieder setzen wir uns und unser Umfeld Kon-flikten aus, begründet auf vorgefertigten Meinungen. Wir meinen zu wissen und zu verstehen. Doch allzu oft, ist dies eine Illusion. Uns die eigene Freiheit zu geben, offen zu sein, bildet Vertrauen. Nicht zuletzt lernen wir dadurch, wer wir sind. Ohne Konditionierungen, ohne Rollen, ohne Erwartungen. Und somit formt sich ein reines, ungetrübtes Bild unseres Selbst.

> *»Vertrauen entsteht langsam, wenn wir lernen, uns selbst zu erkennen und anzunehmen.«*

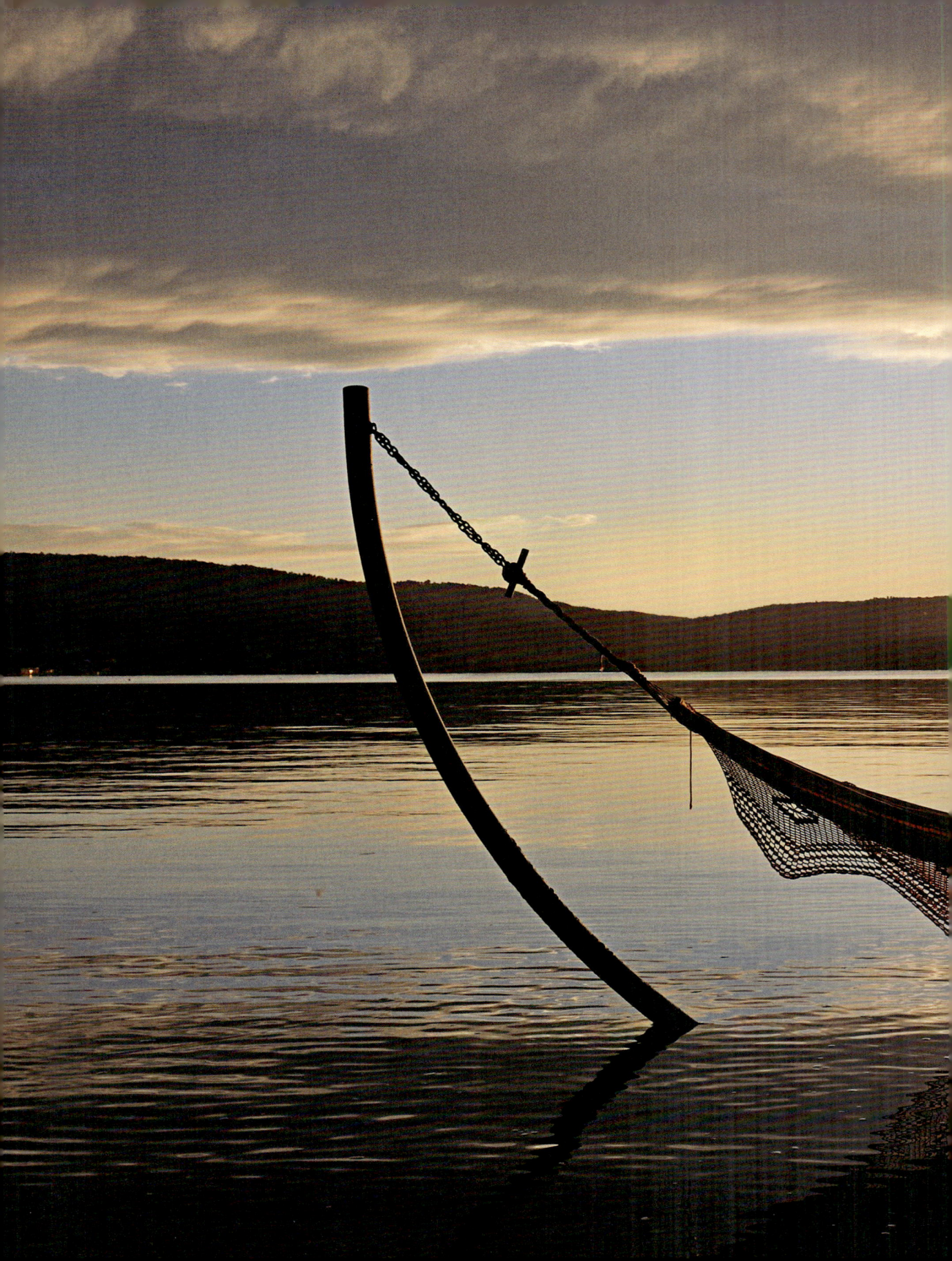

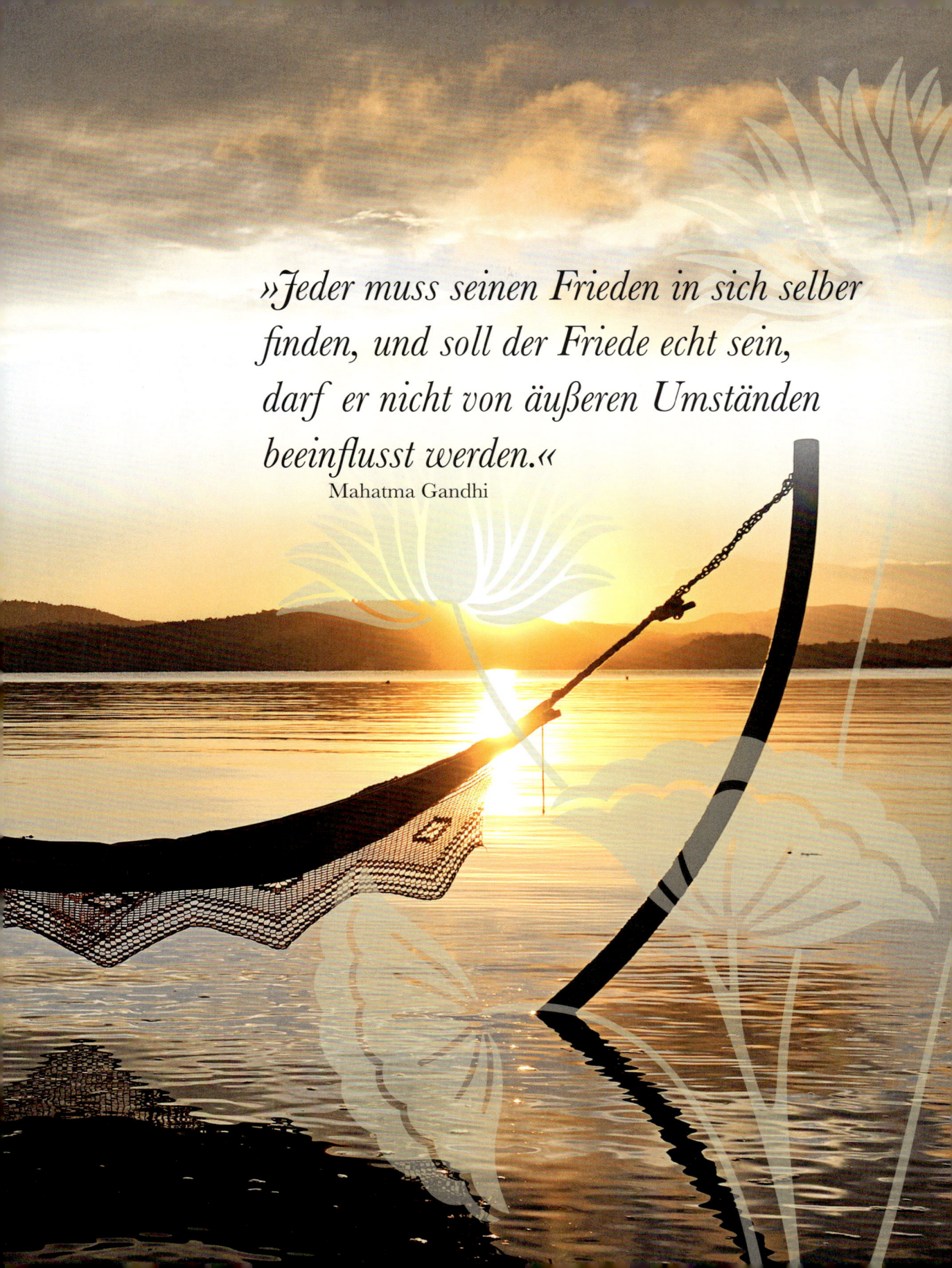

»Jeder muss seinen Frieden in sich selber
finden, und soll der Friede echt sein,
darf er nicht von äußeren Umständen
beeinflusst werden.«
Mahatma Gandhi

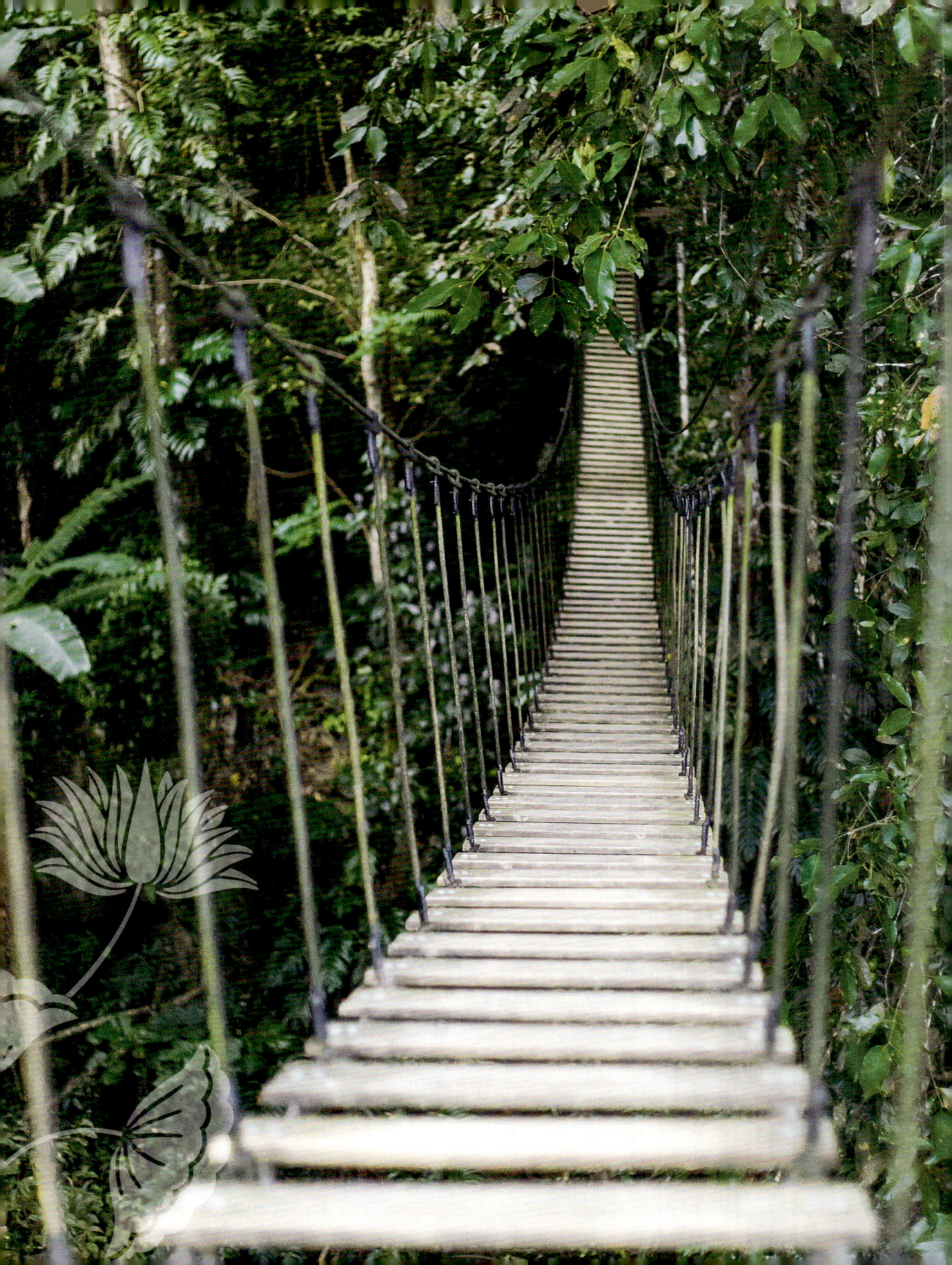

Die Angst überwinden

Bei unserer ersten Begegnung strahlte Steffi ein großes Unsicherheitsgefühl aus:
Weder konnte sie ihren Blick stillhalten, noch wollte sie mir bei unserer Begrüßung
in die Augen sehen. Zudem wirkte sie, trotz beachtlicher Größe, eher wie eine
kleine, ältere Dame, obwohl sie nicht älter als Anfang 40 sein konnte. Ihre Stimme
war zaghaft und zurückhaltend, ihre Erscheinung kennzeichneten Schwere und
Energielosigkeit.

Wir begaben uns in einen Yogaraum, in dem zwei Matten auslagen und sofort
bemerkte ich, dass sie nicht sicher war, wo sie Platz nehmen sollte. Die unaus-
gesprochene Einladung, sich auf die Yogamatte beziehungsweise auf die darauf
liegende Decke zu setzen, bereitete ihr offensichtlich Unbehagen. Zu groß war ihre
Unsicherheit, zu stark das fehlende Zutrauen.

Und schon begann die Yogastunde. Sie hatte mir ein Zeichen gegeben, welches
ich gerne aufnahm.

So räumte ich die Matten aus dem Weg und bat sie,
durch den Raum zu gehen. Ich ermutigte sie, nicht so
viel darüber nachzudenken, wo sie hinginge, wie sie
sich bewegte oder gar schaute, sondern sich einfach
langsam durch den Raum zu bewegen.

> »Der Feind ist die Angst.
> Wir denken, es ist Hass, nein,
> es ist die Angst.«
>
> Mahatma Gandhi

Mit wachem Blick und offenem Herzen beobachtete ich ihr Durchschreiten des
Raumes. Aus der Art des Fußaufsetzens, der Körper-, Kopf- und Armhaltung kann
man viel herauslesen. Wieder machte sich bei ihr eine große Unsicherheit breit,
gepaart mit Nervosität. Mal zögerte sie weiterzugehen, mal blickte sie kurz zu mir.
So häufig haben mich diese hilfesuchenden Blicke getroffen, von Menschen, die
aufgrund fehlenden Selbstvertrauens und einem Mangel an Selbstwertgefühl eine
große Unsicherheit plagte. Auch hatten diese Menschen oft Schwierigkeiten, ihren
eigenen Körper zu fühlen. In diesem Zustand war es zudem äußerst schwer, einen
Zugang zur Gefühlsebene zu haben. Ich wollte Steffi so gerne aus diesen für sie
unangenehmen Empfindungen herausholen.

Aber langsam, innehalten, einen Schritt nach dem anderen …

Ein Fundament schaffen

Stehhaltungen bringen uns Festigkeit und Aufmerksamkeit. In den stehenden Positionen haben wir die größte Bewegungsfreiheit und dadurch die Möglichkeit, unseren Körper am besten wahrzunehmen. Zu oft haben wir den Bezug zu unserem Körper und das Erspüren unseres Körpers verloren. Beginnen wir, uns fest mit dem Boden zu verwurzeln, so schaffen wir damit die Basis, aus der heraus alles entstehen und wachsen kann. Wenn wir tief verwurzelt sind, können wir innerlich reifen und wachsen. Dies gibt uns ein Gefühl der Verbundenheit und schafft Vertrauen. Stehhaltungen helfen uns, im Alltag den Lebenssituationen fest und unverrückbar gegenüberzustehen. Wir bilden unser

»Nur wer gut verwurzelt ist, kann innerlich wachsen«

eigenes Fundament und stehen mit beiden Beinen stabil auf dem Boden. Die Beine sind fest und verankert, der Oberkörper ist gerade und aufgerichtet. Wir sind im Hier und Jetzt und erfahren eine strahlende Präsenz. Wir können zugleich Kraft und Wohlgefühl wahrnehmen. Dies schafft Vertrauen in uns und die Zuversicht, anderen vertrauen zu können. Aus diesem Zustand heraus können wir dem Leben mit Leichtigkeit entgegentreten.

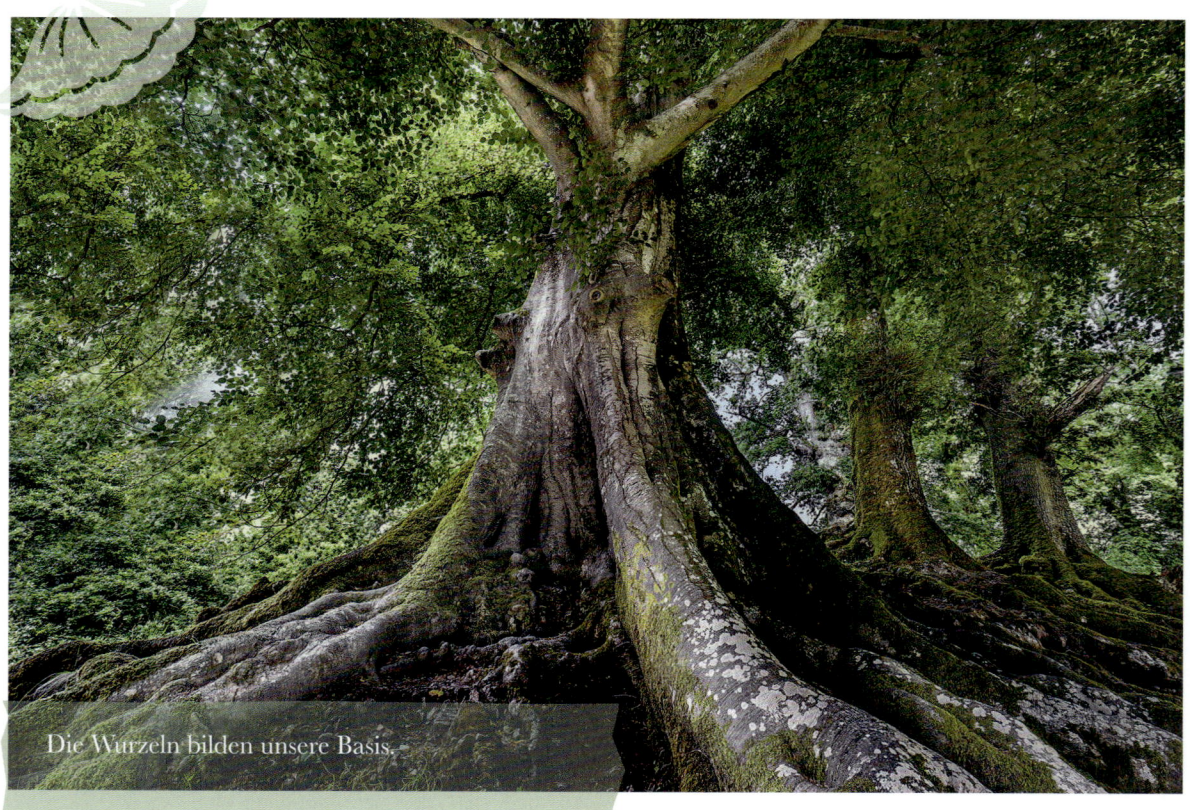

Die Wurzeln bilden unsere Basis.

TADASANA – *Das Fundament spüren*

Position 1 – Erdung. Kommen Sie an den Anfang der Yogamatte. Nehmen Sie einen tiefen, bewussten Atemzug. Tief ein- und lange ausatmen. Achten Sie darauf, nicht die Schultern nach oben zu ziehen. Nun blicken Sie zu Ihren Füßen, heben das rechte Bein leicht an und setzen den rechten Fuß langsam von der Außenkante nach innen auf der Matte auf. Dann das linke Bein leicht anheben, den linken Fuß über die Außenkante nach innen knapp neben dem rechten Fuß aufsetzen, sodass nun beide Füße parallel ausgerichtet sind. Wenn es geht, sollten sich die großen Zehen berühren und die Fersen leicht auseinander sein. Richten Sie Ihren Blick wieder nach oben und suchen Sie sich auf Augenhöhe einen statischen Konzentrationspunkt. Nun heben Sie die Zehen vorne an. Wenn es geht, spreizen Sie diese, und setzen sie wieder ganz langsam und bewusst auf. Wichtig ist, dass Sie die Zehen nicht verkrampfen. Somit schaffen Sie sich noch mehr Fläche und ein größeres, stärkeres Fundament. Der Oberkörper ist aufgerichtet, das Brustbein zeigt leicht diagonal nach oben, die Hände drehen nach außen, Finger sind gespreizt und lang. Sie stehen nun in *tadasana* – der Berghaltung (Bild).

Position 2 – Wie stehe ich? Schließen Sie die Augen und nehmen Sie Kontakt mit Ihren Füßen auf. Nehmen Sie wahr, was und wo Sie etwas spüren. Erspüren Sie ihre gesamten Füße, Zehen, Fußballen, Fersen? Haben Sie das Gefühl, dass Sie mehr nach vorne oder hinten lehnen? Versuchen Sie nichts auszugleichen. Nun atmen Sie wieder ganz bewusst ein und aus. Mit der Ausatmung versuchen Sie sich mental zu erden. Bleiben Sie für ein paar bewusste Atemzüge in Verbindung mit Ihren Füßen.

Gehen Sie dann in Position 3.

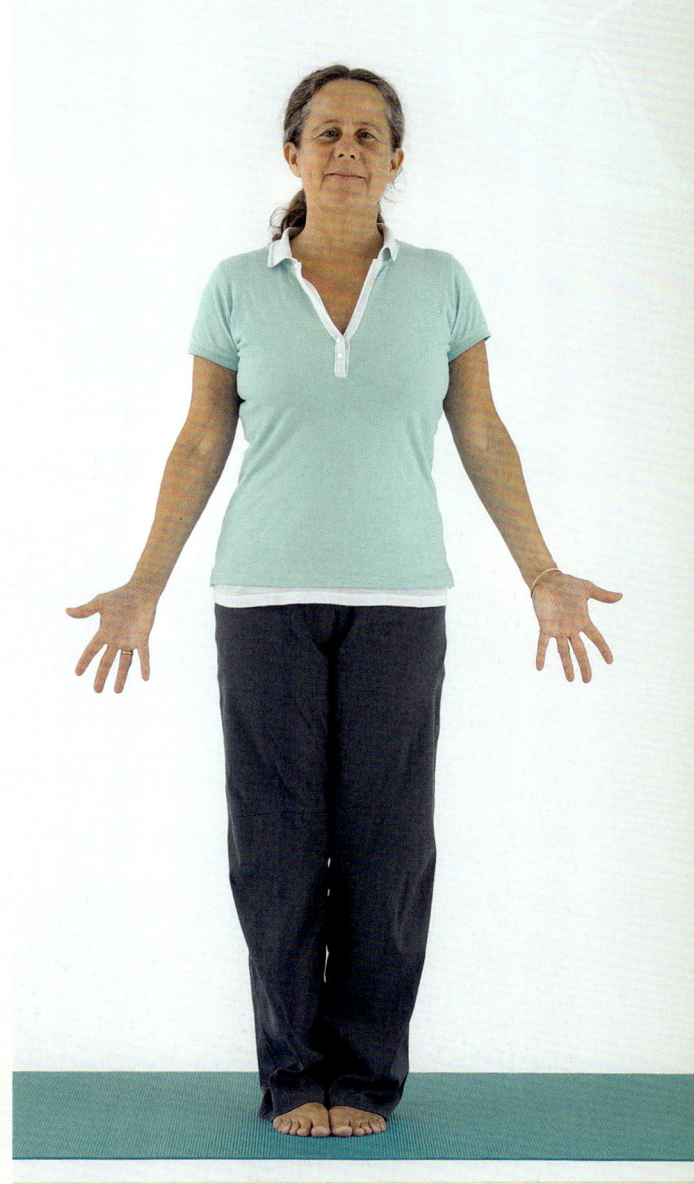

Position 1

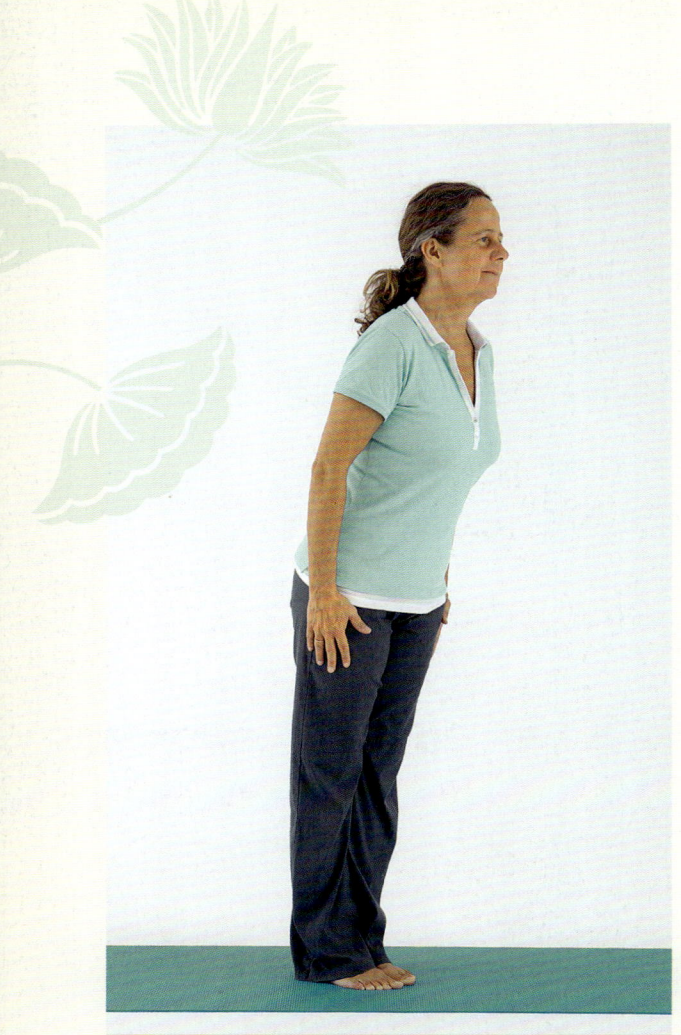

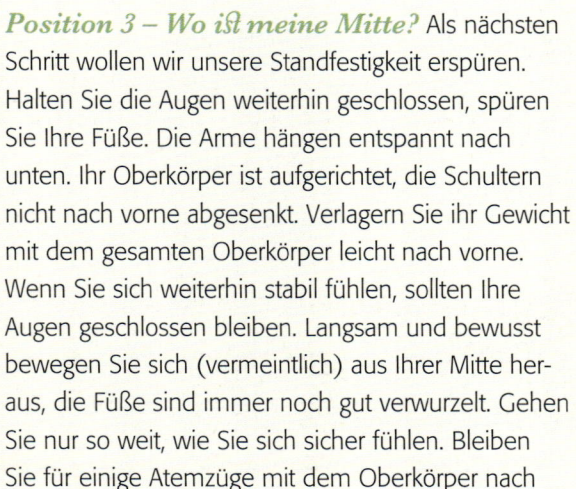

Position 3 – Bild 1

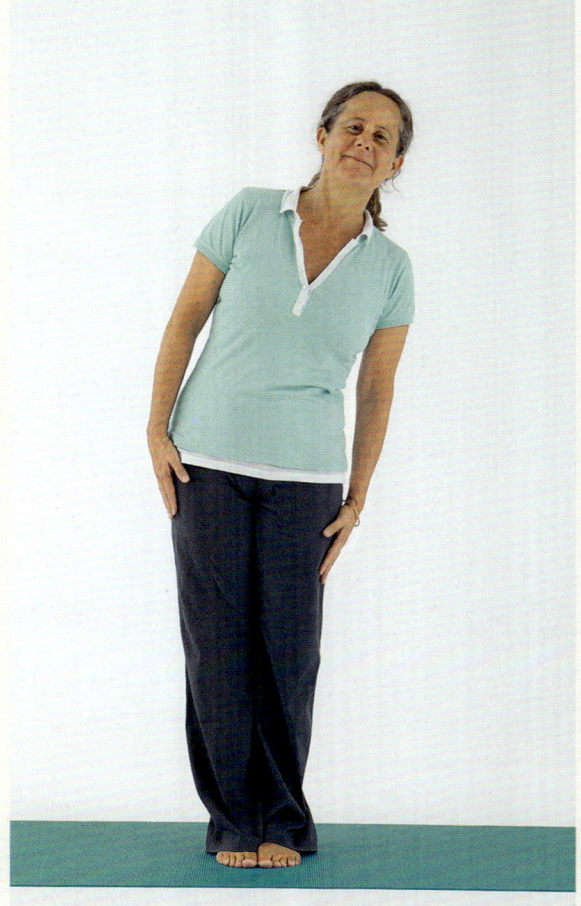

Position 3 – Bild 2

Position 3 – Wo ist meine Mitte? Als nächsten Schritt wollen wir unsere Standfestigkeit erspüren. Halten Sie die Augen weiterhin geschlossen, spüren Sie Ihre Füße. Die Arme hängen entspannt nach unten. Ihr Oberkörper ist aufgerichtet, die Schultern nicht nach vorne abgesenkt. Verlagern Sie ihr Gewicht mit dem gesamten Oberkörper leicht nach vorne. Wenn Sie sich weiterhin stabil fühlen, sollten Ihre Augen geschlossen bleiben. Langsam und bewusst bewegen Sie sich (vermeintlich) aus Ihrer Mitte heraus, die Füße sind immer noch gut verwurzelt. Gehen Sie nur so weit, wie Sie sich sicher fühlen. Bleiben Sie für einige Atemzüge mit dem Oberkörper nach vorne gelehnt (Bild 1). Langsam wieder zurück zur Mitte kommen und dann allmählich nach hinten lehnen. Achtung, nicht zu weit gehen. Für ein paar Atemzüge bleiben, zurück zur Mitte. Kurz nachspüren. Dann leicht mit dem ganzen Körper zur Seite neigen (Bild 2), die Beine sind stabil, die Füße fest verbunden mit dem Boden. Nach einigen Atemzügen kommen Sie zurück zur Mitte, dann zur anderen Seite lehnen. Geben Sie sich Zeit, diese Übung bewusst und langsam auszuführen.

Nachdem Sie alle vier Seiten erfahren haben, kurz nachspüren. Die Augen öffnen und die Beine leicht vertreten, nicht ausschütteln.

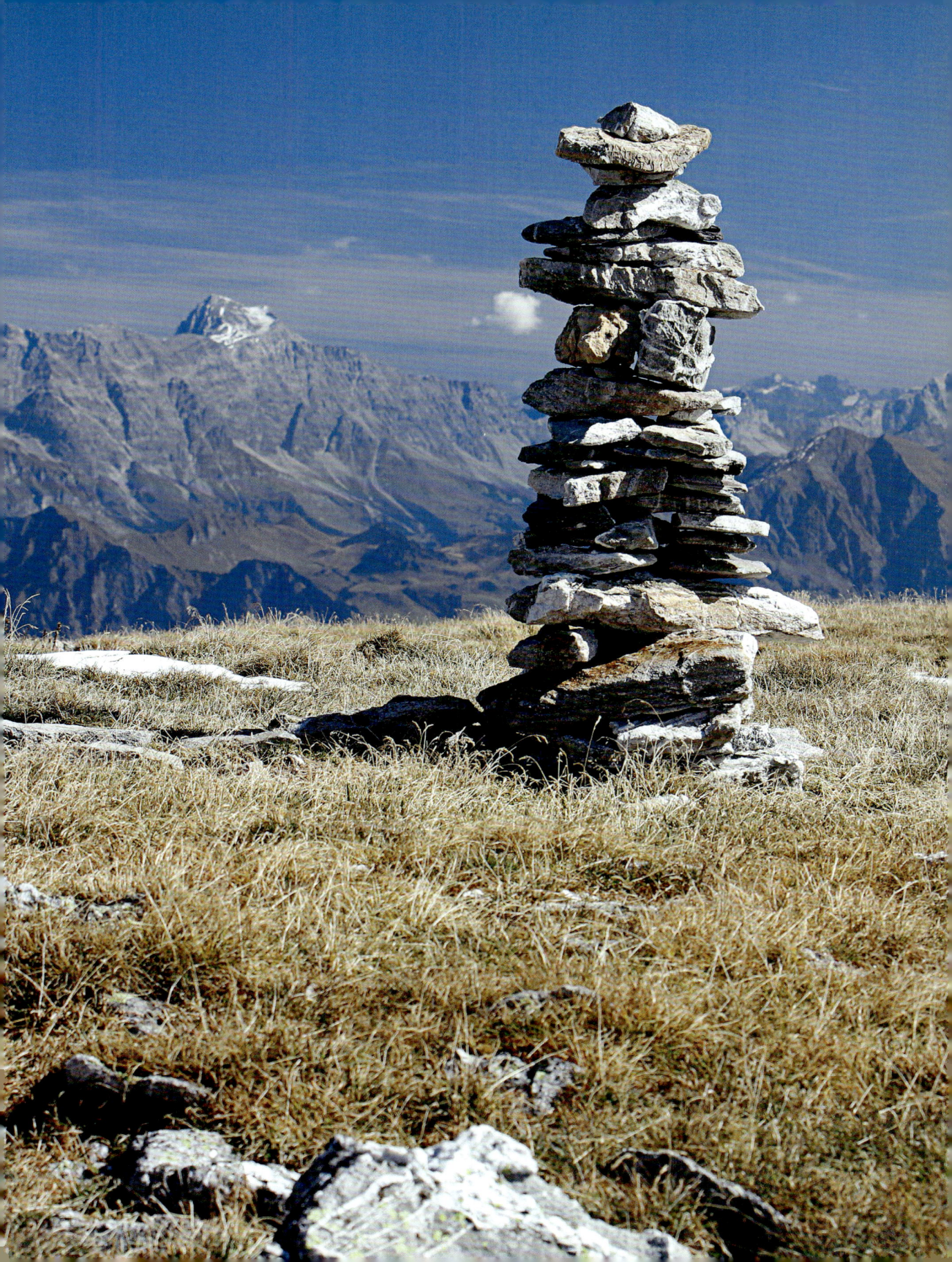

Hindernisse, die unser Leben beeinflussen

Steffi fallen die Stehhaltungen sehr schwer – hier zeigt sich das Ausmaß ihrer tief sitzenden Angst. Die Angst äußert sich durch eine Art Lähmung, körperlich, geistig, emotional so heftig, dass ihr manchmal buchstäblich die Luft zum Atmen wegbleibt. Oftmals macht sich Panik breit.

Das Spektrum der Angst ist weitläufig: Es beginnt bei leichter Unsicherheit und reicht über die Angst zu versagen, nicht genügen zu können, über Phobien bis hin zu tief sitzenden Angstzuständen. Oftmals kann Angst unbewusst wirken, sodass es schwer fällt, zu erkennen, welche Angst sich durch welche Begebenheit äußert.

»Jede Form der Angst kann gelernt, aber auch wieder verlernt werden.«

Das Yoga-Sutra, vor etwa 2000 Jahren verfasst, beschäftigt sich intensiv mit der menschlichen Psyche und gibt uns mittels des achtgliedrigen Yogapfades Hilfestellungen dabei, ungesunde Verhaltensweisen und Probleme zu erkennen. Im Yogasutra von Patanjali ist Angst eines der Hauptthemen.

Patanjali (ca. 200–400 n. Chr.) ist der Sohn einer großen Yogini und wird als der wichtigste Übermittler der indischen Yoga-Philosophie bezeichnet.
Das Yoga-Sutra ist der wichtigtse »Leitfaden des Yoga« und stellt in 195 Aphorismen (Sanskrit-Versen) den Weg des Yoga dar. Patanjali hat in vier Kapiteln das zentrale Wissen des Yoga aus unterschiedlichen Richtungen und Traditionen zusammengetragen und in lebensnahen Situationen die Philosophie und Komplexität des Yoga erklärt.

Im zweiten Kapitel, »*Sadhana-Pada* – Warum sollen wir Yoga üben?«, erläutert Patanjali in beeindruckender Art und Weise, welche Kräfte es sind, die uns auf den vielfältigen Wegen des Lebens entgegenwirken und durch Hindernisse (*kleshas*) diese Wege steinig und schwer passierbar erscheinen lassen. Zugleich gibt uns Patanjali aber auch die Möglichkeit, Wissen über diese Kräfte zu erlangen, und zeigt uns Hilfsmittel auf, wie wir die Hindernisse auf unserem Weg überwinden können.

Was sind kleshas?

Kleshas sind belastende, tief sitzende Kräfte, die unser Tun und Denken beeinflussen.

Wenn wir lernen, achtsam mit unseren *kleshas* umzugehen, sind wir auf dem Weg der Selbsterkenntnis: Was ist das Muster meiner Persönlichkeit? Warum habe ich zum Beispiel immer Angst vor Veränderungen? Sich zu täuschen, die Dinge selbstbezogen zu sehen, zwanghaft von etwas angezogen zu sein, eine heftige Abneigung gegen etwas zu hegen oder sich grundlos zu ängstigen – das sind tief sitzende, störende Neigungen – *kleshas*. Es geht nicht darum, diese Gefühle zu unterdrücken, sondern sie zu erkennen, und zu verstehen, worauf sie sich begründen. Wenn uns das gelingt, wird der Einfluss dieser *kleshas* auf unser Leben allmählich immer schwächer.

Die störenden Kräfte

Die *kleshas* (die störenden Kräfte) sind *avidya*, die Verwechslung oder die falsche Wahrnehmung; *asmita*, die Selbstbezogenheit; *raga*, die blinde Zuneigung; *dvesa*, die blinde Abneigung, und *abhinivesa*, die unbegründete Angst.

Abhinivesa – das Festhalten an etwas (dem Leben), aber auch Angst im Sinne von Todesangst, stellt für viele Menschen eines der größten Hindernis-

»avidya-asmita-raga-dvesa-abhinivesah klesah« Yoga-Sutra 2–3

se im Leben dar. Aus Angst vor Veränderung und Vergänglichkeit hält man sich an äußeren Sicherheiten fest. Die größte Angst, der Verlust des eigenen Lebens, kann uns dauerhaft daran hindern, unser Leben wirklich zu genießen. Je unbewusster, größer und tiefer die Angst, desto unruhiger ist der Geist – selbst im Schlaf kann sie uns aufsuchen.

Die drei Stufen der kleshas

Es gibt drei Stufen der *kleshas*. In der am stärksten ausgeprägten Stufe beherrschen sie unser Denken und Handeln komplett. Das bedeutet, wir treffen Entscheidungen aufgrund einer falschen Wahrnehmung oder aus einer tief sitzenden Angst heraus. Die zweite Stufe ist eine Art Vorstufe, auf der die *kleshas* unser Handeln beeinflussen, wir aber durch Selbstreflektion und immer wieder aufkommende Klarheit teilweise gesunde Entscheidungen treffen können. Befinden wir uns allerdings in einer instabilen seelischen Verfassung, kann es passieren, dass die *kleshas* stärker sind als unsere Überzeugung oder Intuition und unsere Entscheidung prägen. In der schwächsten Stufe ist das *klesha* kaum spürbar, im sogenannten Schlummer-Modus. Äußerst selten kommt es zum Vorschein und bei konstanter Achtsamkeit, einer kontinuierlichen Yoga-Praxis und einem bewussten Umgehen mit uns und unserem Umfeld bleibt es in diesem Schlafzustand. Dennoch kann es in Extremsituationen zum Vorschein kommen. Nie ist es ganz aufgelöst.

Die Aktivität der *kleshas* lässt sich durch *dhyana* (das stille Reflektieren) überwinden. In anderen Worten: Durch Meditieren lassen sich die wirren Gedanken, die diesen *kleshas* oft den Nährboden geben, entwirren und auflösen, wenn auch nicht komplett beseitigen.

»dhyana-heyah tad-vrttayah« Yoga-Sutra 2–11

Um uns in der Konzentration zu üben und somit auf die Meditation vorzubereiten, sind leichte Balance-Übungen ein gutes Mittel. Dies hilft uns, den Geist zu beruhigen und mehr in unser eigenes Bewusstsein einzutreten.

DIE PALME – *Konzentration, Bewegung, Ruhe*

Die folgenden Varianten der Palme können Sie nacheinander, aber auch einzeln üben.

Position 1 – Yoga ist Konzentration. Kommen Sie an den Anfang der Matte und setzen Sie Ihre Füße bewusst auf. Nehmen Sie einige tiefe Atemzüge in Ihren Bauchraum. Langsam spüren Sie wieder den Boden unter Ihnen – die Erde, die Sie trägt. Die Füße sind weniger als hüftbreit geöffnet, suchen Sie sich einen Konzentrationspunkt vor sich auf Augenhöhe und bringen Sie die Hände in *Namaste* vor Ihrem Brustbein zusammen. Mit der Einatmung verlagern Sie Ihr Gewicht leicht nach vorne und kommen auf die Zehenspitzen. Wichtig ist es, dass die Übung ruhig ausgeführt wird und Sie sich stabil fühlen. Falls Sie zu schwanken oder zu zittern anfangen, senken Sie ihre Fersen ein wenig ab, bis Sie sich wieder sicher fühlen. Halten Sie Ihren Konzentrationspunkt fest im Blick.

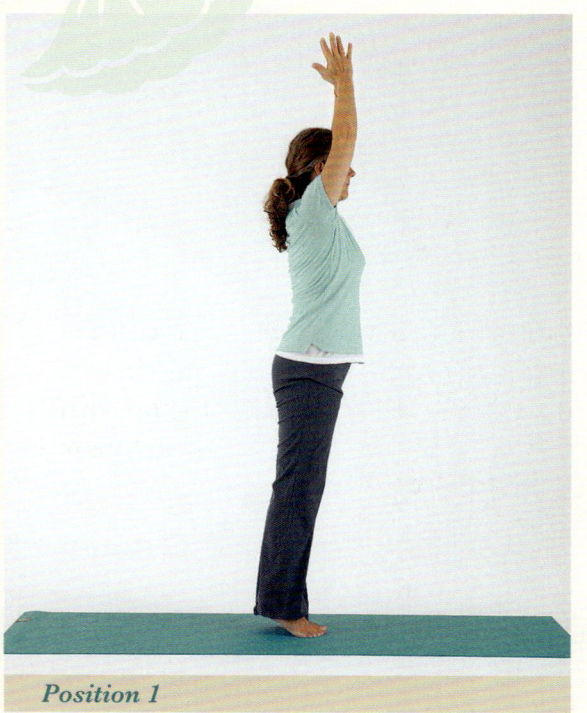

Position 1

Nun bringen Sie mit einer weiteren Einatmung die Hände mit geschlossenen Handflächen über Ihren Kopf, Schultern nicht nach oben ziehen. Gesicht und Schultern sind entspannt. Bleiben Sie für ein paar Atemzüge in der Palme (Bild). Fokussiert und stabil. Dann bringen Sie Ihre Arme gestreckt über die Seiten langsam wieder nach unten und senken die Fersen zum Boden. Augen schließen, einen Moment nachspüren. Gerne können Sie diese Übung, nachdem Sie sich immer wieder von Neuem geerdet haben, noch einige Male wiederholen.

Position 2 – Der Atem rahmt die Bewegung ein. Eine weitere Variante der Palme wollen wir in Verbindung mit der Atmung üben. Stehen Sie wieder in *tadasana* (der Berghaltung) am Mattenanfang, die Füße berühren sich, die Handflächen sind leicht nach außen gedreht. Atmen Sie bewusst ein und aus. Falls Sie zum Hohlkreuz tendieren, ziehen Sie ganz leicht Ihr Schambein nach oben, sodass der Lendenwirbelbereich gerade wird. Suchen Sie sich Ihren Fokuspunkt und mit der Einatmung bringen Sie langsam die Arme gestreckt über die Seiten nach oben. Schließen Sie die Handflächen, spüren Sie den Kontakt Ihrer Handinnenflächen, Schultern entspannt. Gleichzeitig kommen Sie mit der Armbewegung auf Ihre Zehenspitzen. Langsam, gleichmäßig und ruhig. In der kurzen Atempause die Konzentration halten. Mit der Ausatmung langsam Ihre Arme gestreckt über die Seiten wieder nach unten neben den Körper (Handflächen bleiben nach vorne aufgedreht) und gleichzeitig senken Sie Ihre Fersen Richtung Boden ab. Wiederholen sie die Übung sechsmal.

Wenn Sie sich instabil fühlen, atmen Sie noch einige Male bewusst ein und aus und versuchen, nicht ganz so ambitioniert zu üben. Heben Sie die Fersen nur ganz leicht vom Boden.

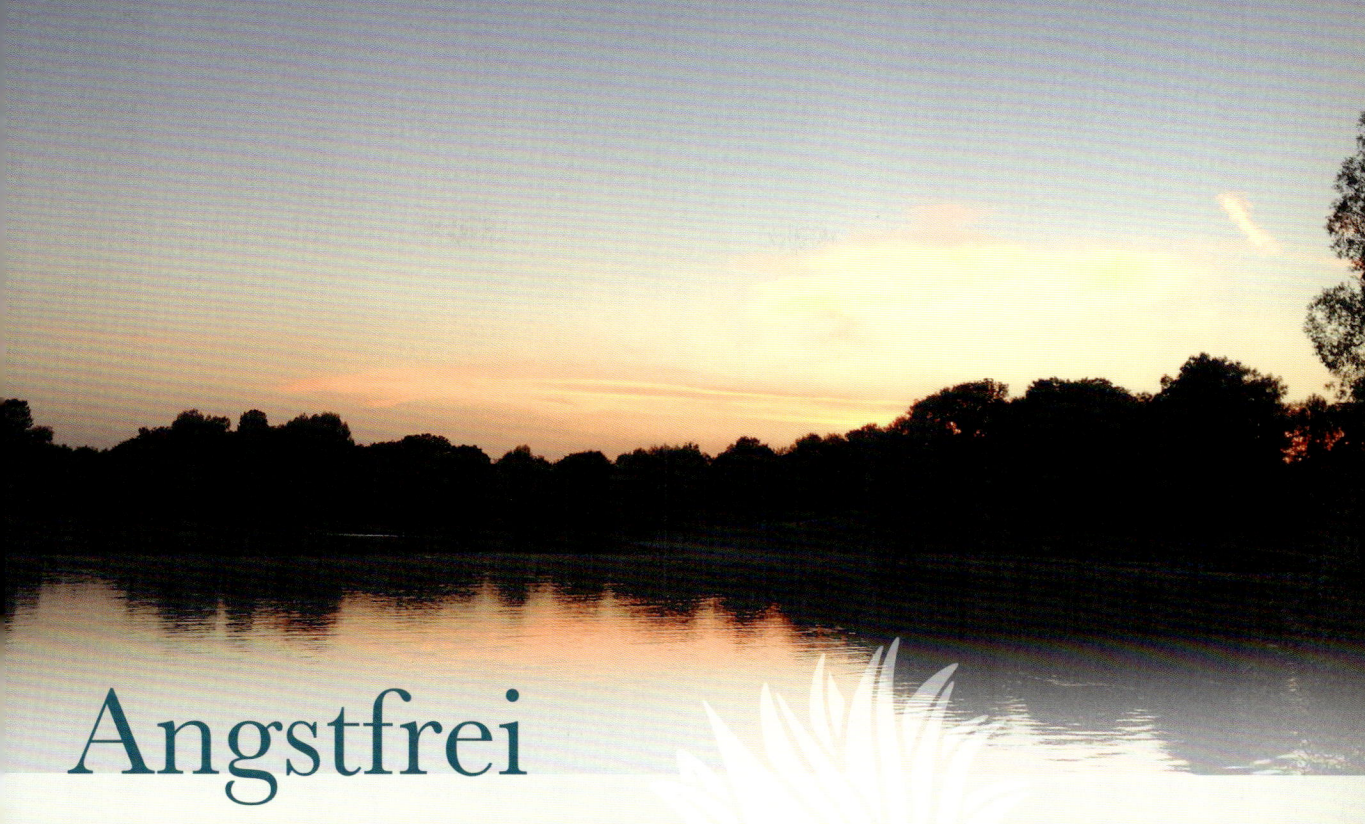

Angstfrei

Angstfrei leben

Wie leicht unser Leben wäre, wenn wir alle Entscheidungen aus einer tiefen Überzeugung und Sicherheit heraus treffen würden. Wenn wir keine Angst vor Verlus-
ten, vor Enttäuschungen oder dem Entzug von Zuwendung, vor Veränderungen
oder Neuerungen hätten. Wenn uns Phobien, Schlafstörungen oder schlechte
Träume nicht heimsuchen würden. Oft sind wir es selbst, die sich durch unnötige
Gedankenkonstrukte das Leben und somit unser Sein schwer machen. Wir kommen nicht mehr aus einem festgefahrenen Gedan-
kengang heraus – im Gegenteil, ein Gedanke ver-
zweigt sich in tausend kleine andere Gedanken und
es bilden sich immer mehr Gedankenspiralen.

> **»Strebe nach Ruhe, aber durch
> das Gleichgewicht, nicht durch
> den Stillstand deiner Tätigkeit.«**
>
> Friedrich von Schiller

Was wäre, wenn unser Leben, trotz Höhen und Tiefen, sorgenfrei und entspannt ver-
laufen würde? Diesen Zustand können wir erreichen. Yoga kann hierbei eine große
Unterstützung sein. Wir lernen, uns wahr- und anzunehmen, die Gedanken zu beruhigen, uns auf uns zu verlassen. Durch das bewusste Sein und Tun innerhalb und
später auch außerhalb unserer Yogapraxis, begegnen wir uns selbst. Und irgendwann
ist Yoga unser Leben, es gibt kein innen und kein außen mehr, denn zu jedem Zeitpunkt erleben wir uns in unserer Reinheit und sind unsere Seele ganz nah.

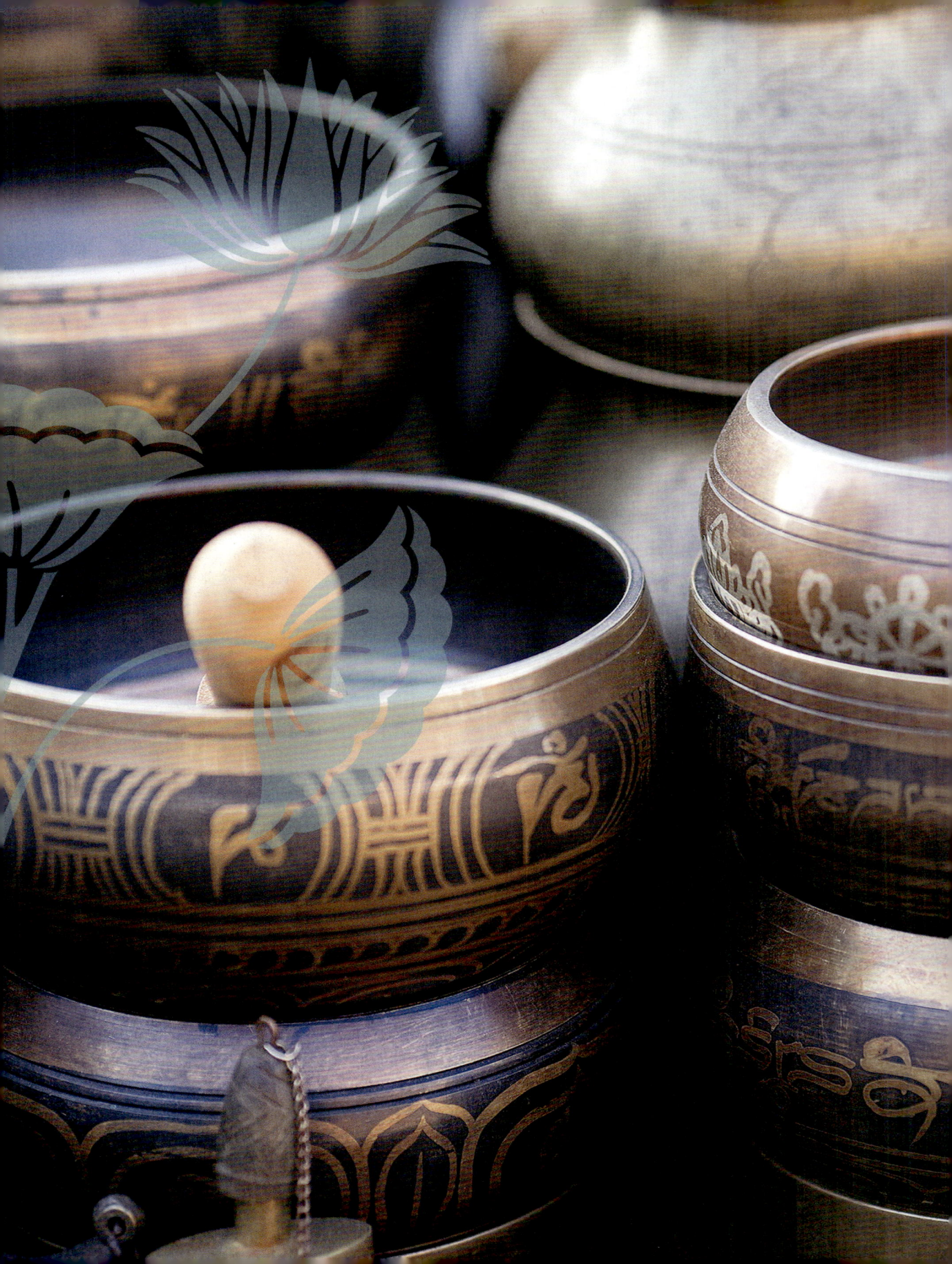

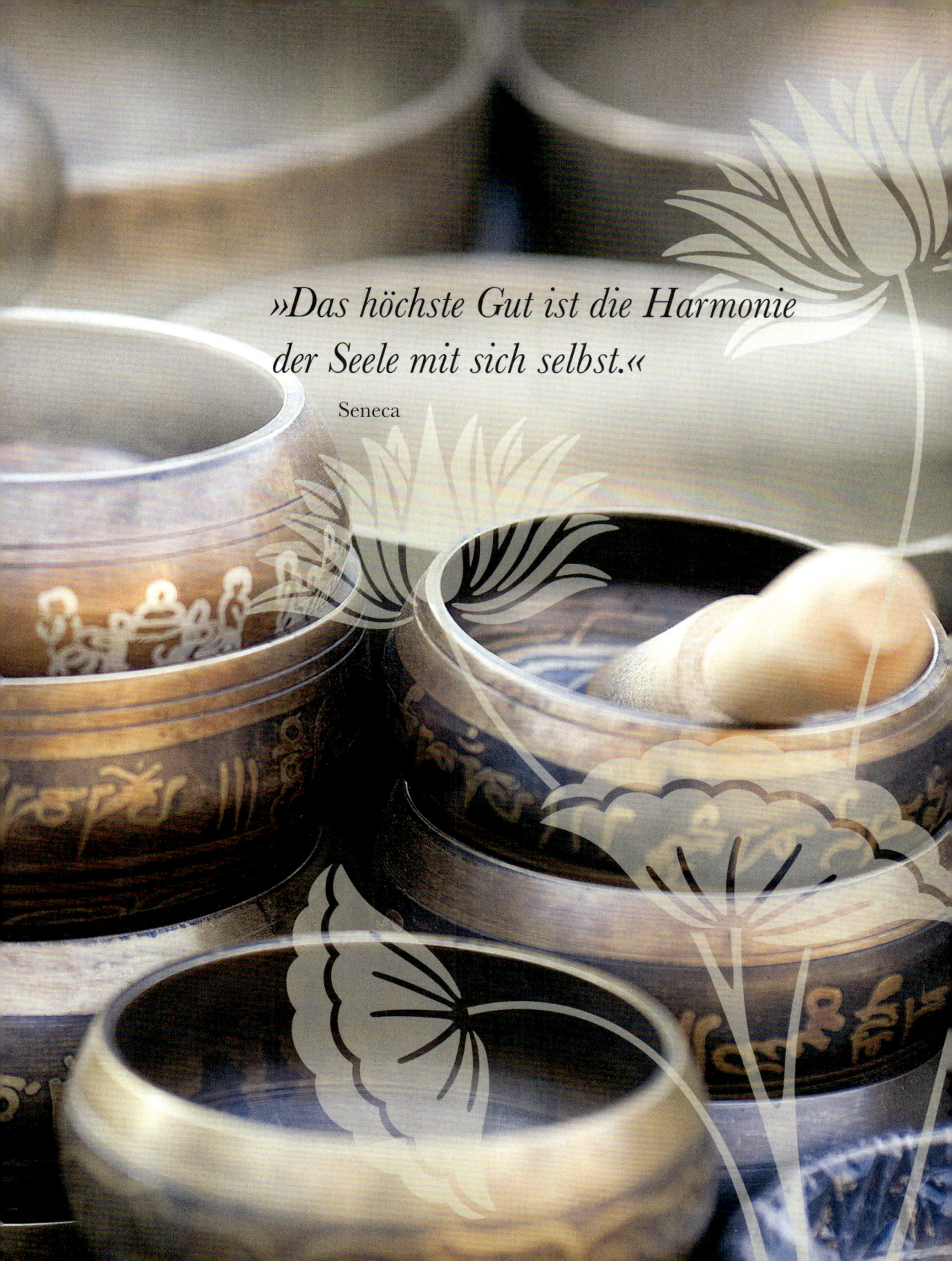

»Das höchste Gut ist die Harmonie
der Seele mit sich selbst.«

Seneca

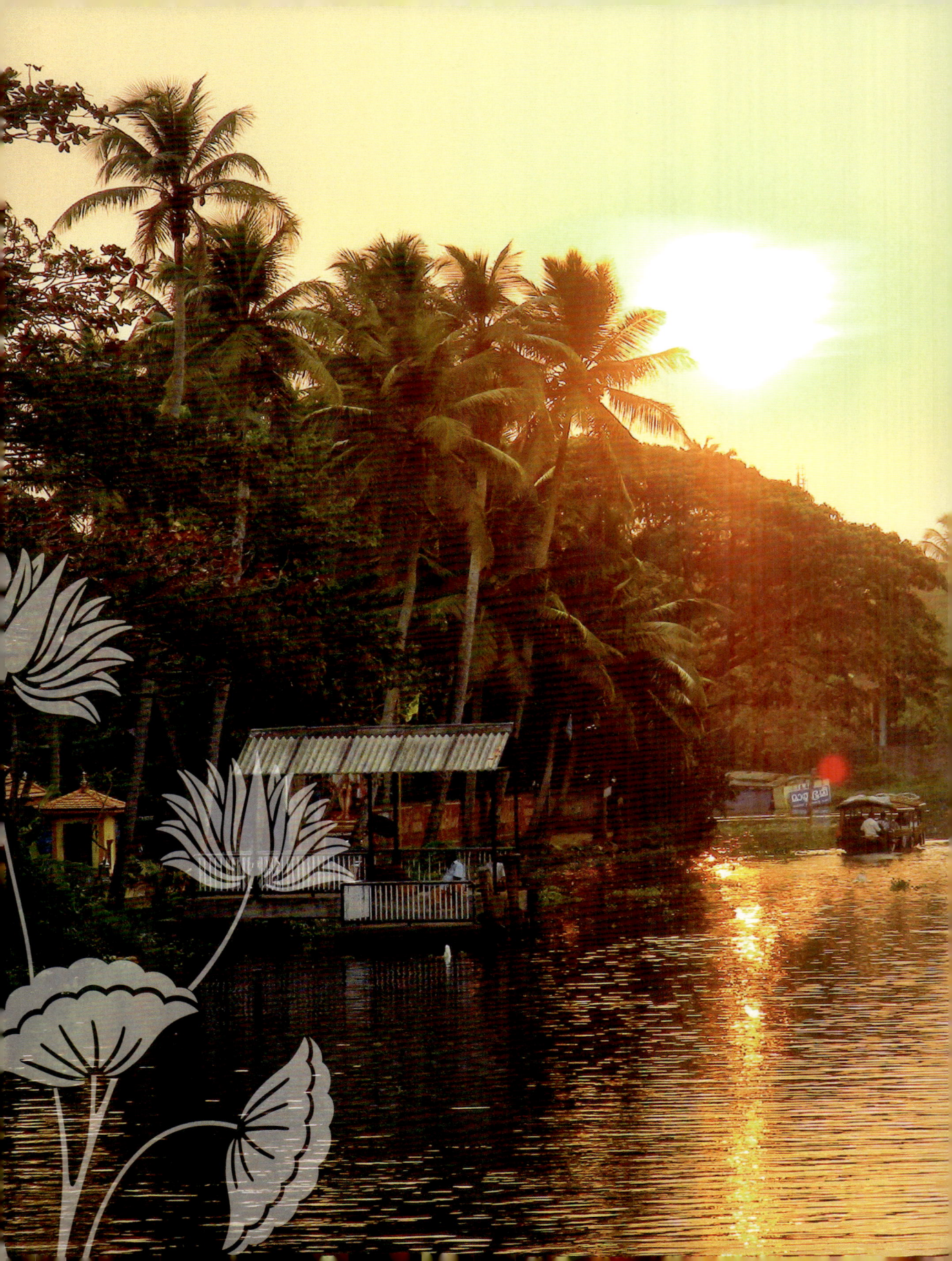

Mit Leichtigkeit leben

Nach seinem Unfall schien nichts mehr so zu sein wie es einmal war. Die Geschwindigkeit des entgegenkommenden Fahrzeugs war so hoch, dass er nicht mehr ausweichen konnte und ein Zusammenprall unausweichlich war. Der Aufprall war heftig, aber Gott sei Dank nicht tödlich. Der Geisterfahrer kam mit wenigen Blessuren davon, bei Ulli waren die Verletzungen schwerwiegender. Besonders die linke Körperseite hatte viele Frakturen, sodass seine Mobilität für viele Monate sehr eingeschränkt war. Nach einigen Operationen und wochenlanger Physiotherapie kam Ulli zu mir. Er schien wieder ein lebensfroher, in sich ruhender Mann zu sein, der dem Unfallverursacher verzeihen konnte. Geholfen hat ihm dabei auch eine Traumatherapie, die ihm unmittelbar nach seinem Unfall, noch im Krankenhaus, ans Herz gelegt wurde. Noch immer hatte Ulli mit Gleichgewichtsstörungen zu kämpfen, die linke Seite konnte er, aufgrund der Brüche, nicht vollends belasten. Nun war es an der Zeit, seinen Körper und auch Geist wieder in Balance zu bringen und die körperliche Verletztheit genauer zu betrachten.

Mein freier Wille

Ulli hatte sich ganz seiner neuen Lebensaufgabe, die sich durch diesen Unfall gezeigt hat, gestellt. Er hatte sich entschieden, sich nicht dem Schicksal zu ergeben, sondern daraus zu lernen und neue Kraft zu schöpfen.

Wir können unsere Entscheidungen basierend auf Ängsten, Hoffnungen und Erwartungen treffen oder dem Leben und uns selbst vertrauen, dem trauen, was das Leben uns zeigt, aufzeigt und bietet. Wir können Dinge tun, basierend auf unserem Ego oder weil wir in unserem Leben weiterkommen und lernen wollen. Unser Ego ist oft der Antrieb für starke Konflikte mit uns selbst und mit unserer Umwelt. Zu häufig hält es uns davon ab, einen klaren Blick auf die gegebenen Dinge zu richten. Wie oft denken wir »warum geschieht dies gerade mir?«, ohne einmal nach rechts oder links zu sehen und wahrzunehmen, dass jeder bestimmte Aufgaben zu lösen hat.
Jeder Mensch kann sich zu jeder Zeit frei entscheiden, wie er mit einer vorgegebenen Situation umgehen möchte. Und scheint sie noch so ausweglos, immer kommt es darauf an, wie wir selbst damit umgehen.

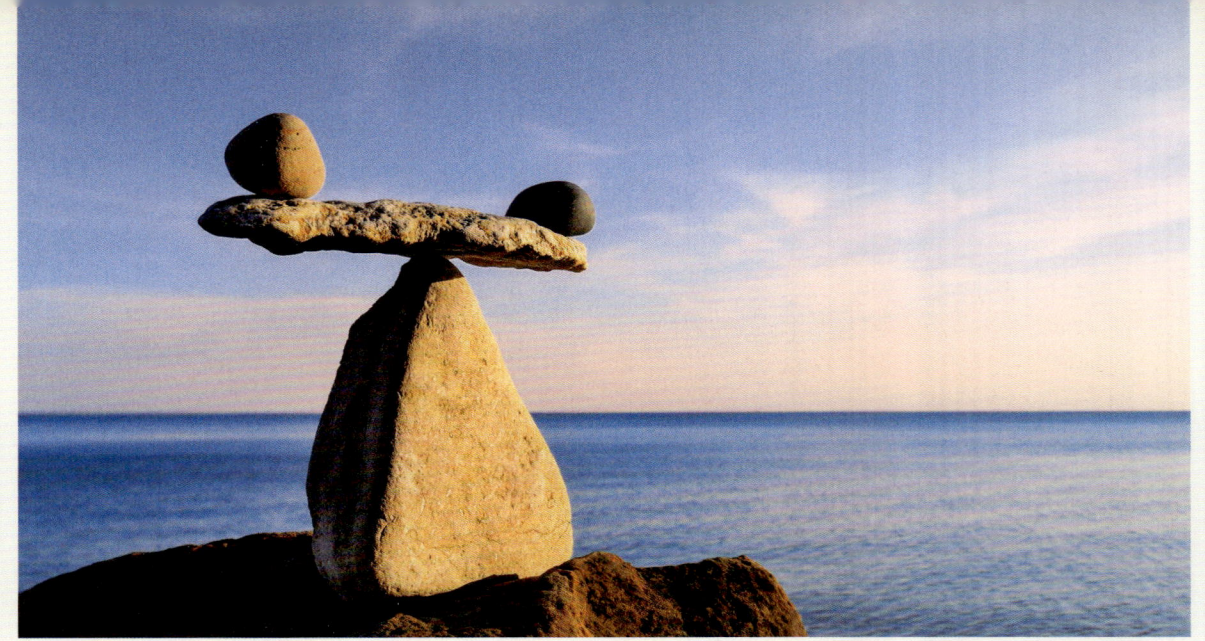

Balancehaltungen

Balanceübungen sind ein guter Indikator für unseren Geist, für unsere mentale und physische Ausgeglichenheit. Sind wir unruhig, beschäftigen oder belasten uns viele Dinge, so wird es schwer sein, ruhig und stabil im Baum zu stehen. Vergessen Sie nicht, der Atem ist Ihr Freund und kann Ihnen helfen, die Gedanken loszulassen. Zudem wird uns hier ein weiteres Mal gezeigt, dass wir zu jedem Zeitpunkt jede Asana und jeden Moment neu erleben. Kein Moment gleicht dem anderen.

»Asanas für die eigene Mitte, das Gleichgewicht. Physische und psychische Balance. Das ist das Ziel von Yoga.«

Um wieder gut in die Balance zu kommen, gibt es neben ausgewählten Asanas auch eine wunderbare Atemübung.

NADI SODHANA (ANULOMA VILOMA) – *die Wechselatmung*

Nadi Sodhana hilft uns, unsere beiden Körper- bzw. Gehirnhälften wieder auszubalancieren. Der rechte Nasengang ist der Sonne zugeordnet und repräsentiert Wärme, Aktivität, Intellekt und die männliche Energie. Der linke Nasengang ist dem Mond zugeordnet, der Ruhe und Kühle sowie der weiblichen Energie. Zudem steht der Mond auch für Reflektion, was wiederum eine Innenschau ermöglicht. *Nadi sodhana* verbindet die rechte und linke Körper- und Gehirnhälfte, sie steigert unsere Wachsamkeit und Konzentrationsfähigkeit, beruhigt die Nerven und führt schnell zu einer tiefen Ruhe der Gedanken.

ATEM- UND YOGAÜBUNGEN – *Ausgleich und Harmonie*

Eine Atemübung – Nadi Sodhana. Bringen Sie die rechte Hand in *mrgi*-Mudra (klappen Sie Zeige- und Mittelfinger der rechten Hand ein) und führen Sie die Hand an das Ende Ihres Nasenbeins. Die linke Hand ist in *chin*-Mudra (Zeigefinger und Daumen berühren sich, Bild). Atmen Sie tief ein und aus. Nun verschließen Sie sanft mit dem Daumen das rechte Nasenloch und atmen links ein. Verschließen Sie nun das linke Nasenloch (mit dem Ringfinger), öffnen das rechte Nasenloch und atmen aus. Rechts ein, rechtes Nasenloch verschließen, links öffnen und ausatmen.

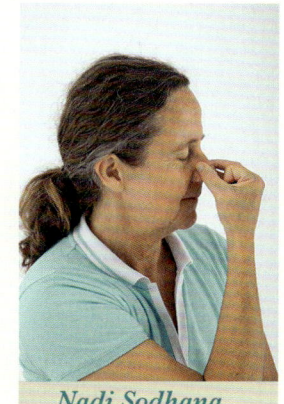

Nadi Sodhana

Wiederholen Sie dies zu Beginn zwölfmal, immer mit geschlossenen Augen. Eine Runde ist beendet, wenn Sie links ausatmen. Die Wiederholungen können Sie mit der Zeit erhöhen. Geübte Yogis können *Nadi Sodhana* auch mit der *Ujjayi*-Atmung verbinden.

Position 1 – mein Gleichgewicht finden. Legen Sie sich flach auf den Boden und nehmen ganz bewusst ein paar Atemzüge. Dann bringen Sie Ihren linken Arm nach oben neben das linke Ohr und drehen sich zur linken Seite, sodass Sie komplett gerade gestreckt nur auf Ihrer Körperseite balancieren. Stellen Sie sich vor, zwei Glasscheiben stützen Sie von vorne und von hinten, sodass Sie Ihr Gleichgewicht halten können. Ihre Füße liegen übereinander und sind flex. Die linke Hand sollte, wenn es geht, mit der Handfläche nach unten gedreht auf dem Boden flach aufliegen, versuchen Sie, sie nicht als Stütze zu verwenden. Das Becken ist in einer Linie mit dem Oberkörper, Ihre Beine sind lang und gerade. Die rechte Hand liegt entspannt am Oberschenkel (Bild). Bleiben Sie für ein paar Momente in dieser Übung, gehen Sie dann weiter in Position 2.

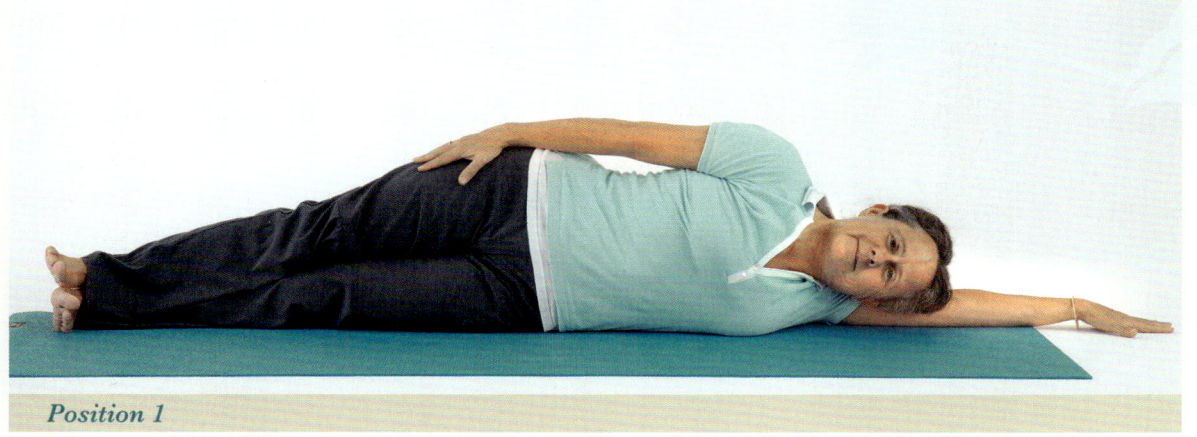

Position 1

Position 2 – Gleichgewicht im Liegen. Nun bringen Sie Ihre rechte Hand vor Ihren Bauch, stützen sich ab und kommen auf Ihren linken Ellbogen. Ellbogen und Schulter sollen in einer Linie sein. Der Unterarm ist im 90°-Winkel auf der Matte abgelegt und hilft Ihnen, sich aufzustützen. Ihr rechter Arm liegt nun entlang Ihres Oberschenkels. Richten Sie Ihren Körper nochmal gerade aus, Ihre Füße sind und bleiben flex. Stemmen Sie die Außenkante Ihres linken Fußes fest in den Boden und drücken Sie sich mit Arm- und Beinkraft nach oben, sodass Ihr Becken vom Boden abhebt. Der Körper ist immer noch gerade ausgerichtet. Wenn sie stabil sind, bringen Sie Ihren rechten Arm gestreckt nach oben. Die Finger sind lang und gespreizt. Nicht im Nackenbereich anspannen. Ihr Blick wandert in ihre Hand (Bild). Achtung, hierbei nicht das Gleichgewicht verlieren. Nach einigen Atemzügen lösen Sie langsam und bewusst diese Haltung auf und rollen sich nach rechts, um die andere Seite zu üben. Danach ein paar Atemzüge im Liegen nachspüren. Gehen Sie dann weiter in Position 3.

Position 3 – Vasiṣṭhasana-Variante. Kommen Sie in die Planke (Liegestütz, ohne die Arme abzuwinkeln) und kippen Ihren leicht gespannten Körper nach rechts. Beide Füße liegen flex übereinander. Die Außenkante Ihres rechten, unteren Fußes ist stark mit dem Boden verbunden, der Körper ist gerade und stabil. Die Aufrichtung ihres gesamten Körpers ist wie in *tadasana*. Wenn Sie stabil sind und Ihre Schultermuskulatur es zu tragen vermag, dann lösen Sie das linke Bein gestreckt nach oben und greifen Ihren großen Zeh im Klammergriff (Zeige- und Mittelfinger zwischen großen Zeh und den zweiten Zeh, Daumen um den großen Zeh). Fokussieren Sie sich, halten Sie die Balance und die Stabilität. Yoga ist Konzentration und gibt uns Möglichkeiten, die eigenen Grenzen zu verschieben. Achten Sie darauf, dass Ihr Becken nicht absinkt und die Außenkante des rechten Fußes sowie Ihr rechter Arm Sie tragen. Nach einigen Atemzügen lösen Sie auf und üben die andere Seite. Gehen Sie auch hierbei über die Planke. Danach entspannen in *balasana*, der Kindstellung.

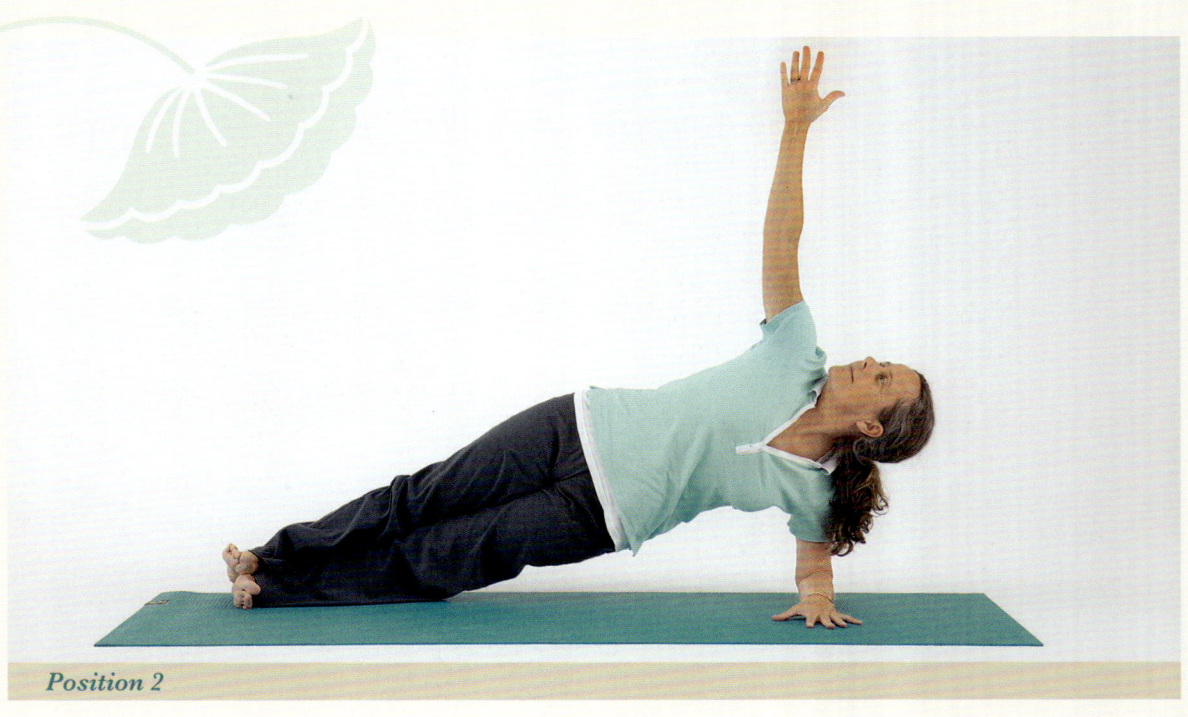

Position 2

IN BALANCE – *ausgleichende Stehhaltungen I*

Position 1 – Palmen-Variation. Stellen Sie sich auf Ihre Matte und spüren Sie den Kontakt mit dem Boden. Die Füße sind geschlossen, die großen Zehen berühren sich, die Fersen sind leicht auseinander. Ihre Arme sind wie bei *tadasana* leicht vom Körper abgespreizt, die Handflächen drehen nach außen, die Finger sind lang. Erden Sie sich noch einmal mit der Ausatmung. Suchen Sie sich einen Konzentrationspunkt auf Augenhöhe. Nun bringen Sie mit der Einatmung synchron die Fersen vom Boden weg, Ihre Arme führen Sie gestreckt über die Seiten auf Schulterhöhe, die Handflächen zeigen nach oben. Versuchen Sie, die Schultergelenke noch mehr nach hinten zu rotieren, indem Sie die Handflächen noch weiter drehen, sodass Ihre kleinen Finger ein wenig nach oben zeigen. Bleiben Sie für einige Atemzüge. Halten Sie die Stabilität, werden Sie ruhig. Achten Sie darauf, dass die Fersen nicht nach außen kippen. Mit der Ausatmung senken Sie Fersen und Arme langsam wieder ab. Nachspüren.

Position 2 – Der Baum. Kommen Sie auf Ihrer Matte zum Stehen, erden Sie sich mit der nächsten Ausatmung. Suchen Sie sich einen Ankerpunkt auf Augenhöhe und verlagern Sie Ihr Gewicht auf das linke Bein. Bringen Sie mit der Einatmung das rechte Knie vorne nach oben und öffnen Sie Ihr Becken, indem Sie das Knie nach rechts führen. Setzen Sie nun Ihren rechten Fuß am Oberschenkel an, üben Sie einen leichten Druck aus. Hier erst einmal stabil werden. Tief und ruhig atmen. Wenn Sie sich sicher fühlen, bringen Sie Ihre Hände vor dem Brustkorb zusammen, in *namaste*. Mit der nächsten Einatmung führen Sie Ihre Arme nach oben über den Kopf, mit der Ausatmung Schultern lösen. Still und tief verwurzelt wie ein Baum stehen Sie (Bild). Wenn Sie ein gutes Fundament haben, richten Sie Ihren Oberkörper auf. Nicht die Schultern nach oben ziehen. Bleiben Sie für einige

Atemzüge, dann lösen Sie die Asana auf, langsam und bewusst, so wie Sie hineingegangen sind. Kurz nachspüren, erden und die andere Seite üben.

Achten Sie darauf, dass das Becken schön geöffnet und das Standbein gerade ist, beide Hüftknochen sind nach vorne ausgerichtet. Falls Sie in den Hüften noch nicht ganz so offen sind, bringen Sie Ihren Fuß entweder oberhalb oder unterhalb Ihres Knies an (nicht auf dem Knie) oder Sie setzen den Fuß seitlich auf den Boden, die Zehen sind aufgestellt, die Ferse berührt unten Ihr Bein. Es gibt Tage, da ist der Geist wie ein »monkey-mind« (springt von einem zum anderen Gedanken) und es wird nicht leicht sein, seine Stabilität auf einem Bein zu finden; dann gehen Sie an die Wand und stützen sich mit einer Hand ab.

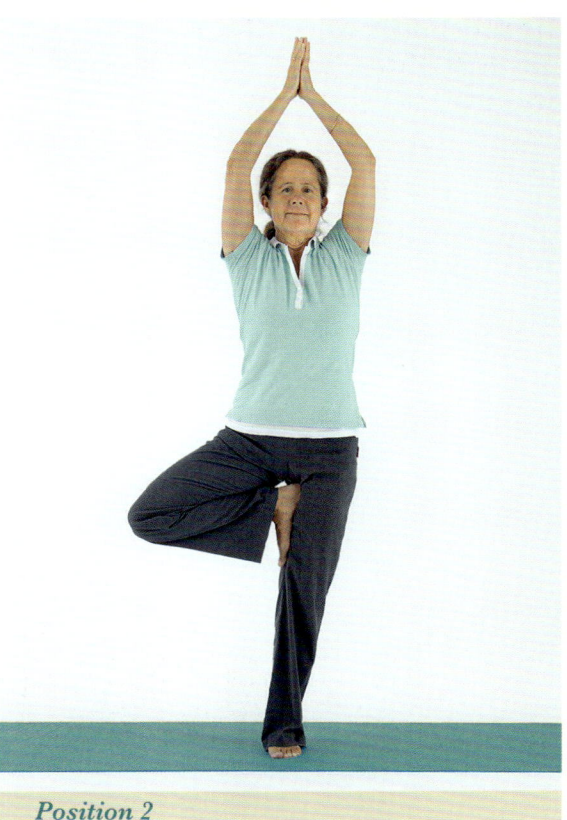

Position 2

IN BALANCE – *ausgleichende Stehhaltungen II*

Position 1 – der Tänzer. Kommen Sie zum Stehen auf Ihre Matte. Wir bereiten uns auf den Tänzer vor. Erden Sie sich mit der Ausatmung. Suchen Sie sich einen Konzentrationspunkt vor sich. Verlagern Sie Ihr Gewicht auf das linke Bein und bringen Sie mit der Einatmung das rechte Bein nach hinten an Ihr Gesäß und greifen mit der rechten Hand Ihr Fußgelenk. Ihre Knie sind zusammen und auf einer Ebene (kein Knie ist weiter vorne oder hinten). Richten Sie sich gerade auf, das Schambein leicht nach oben gezogen, sodass Sie nicht ins Hohlkreuz kommen. Mit der nächsten Einatmung bringen Sie Ihren linken Arm über vorne gestreckt nach oben, gerne die Finger in *chin-mudra* (Zeigefinger und Daumen berühren sich sanft – die

Verbindung mit der individuellen und universellen Energie). Mit der Ausatmung lehnen Sie Ihren Oberkörper nach vorne, das rechte Bein strebt nach hinten und oben. Achten Sie darauf, dass die Hüfte nicht kippt oder aufgedreht ist (Bild). Wollen Sie am Anfang nicht zu viel. Es ist erst einmal gut, hier die Balance zu halten, ohne dass Sie zu intensiv in die Übung gehen. Mit der Zeit können Sie, wenn Sie stabil und sicher stehen, das Bein noch weiter strecken, der Oberkörper ist nach vorne geneigt, später mehr aufgerichtet. Halten Sie diese wunderbare Übung für mehrere Atemzüge, danach lösen Sie *natarajasana* bewusst und achtsam auf. Kurz nachspüren, bevor Sie sich langsam für die andere Seite bereitmachen.

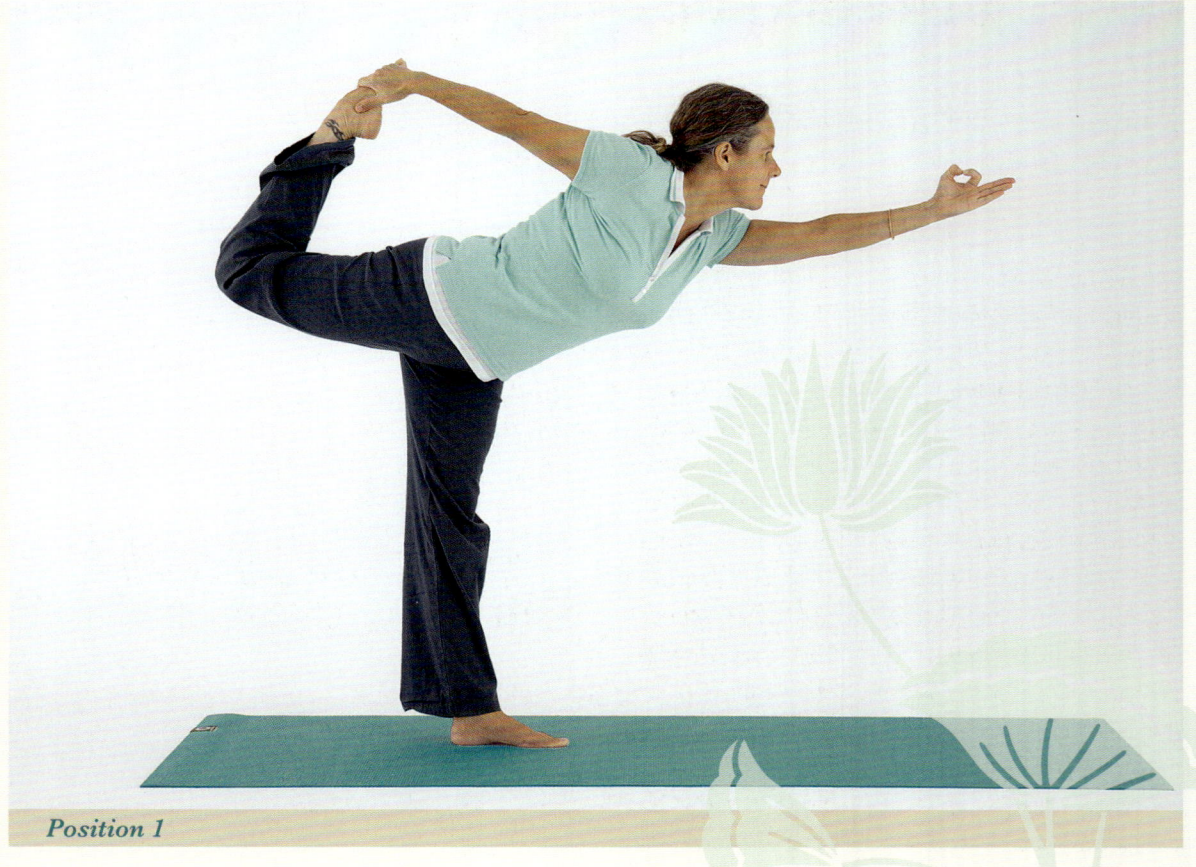

Position 1

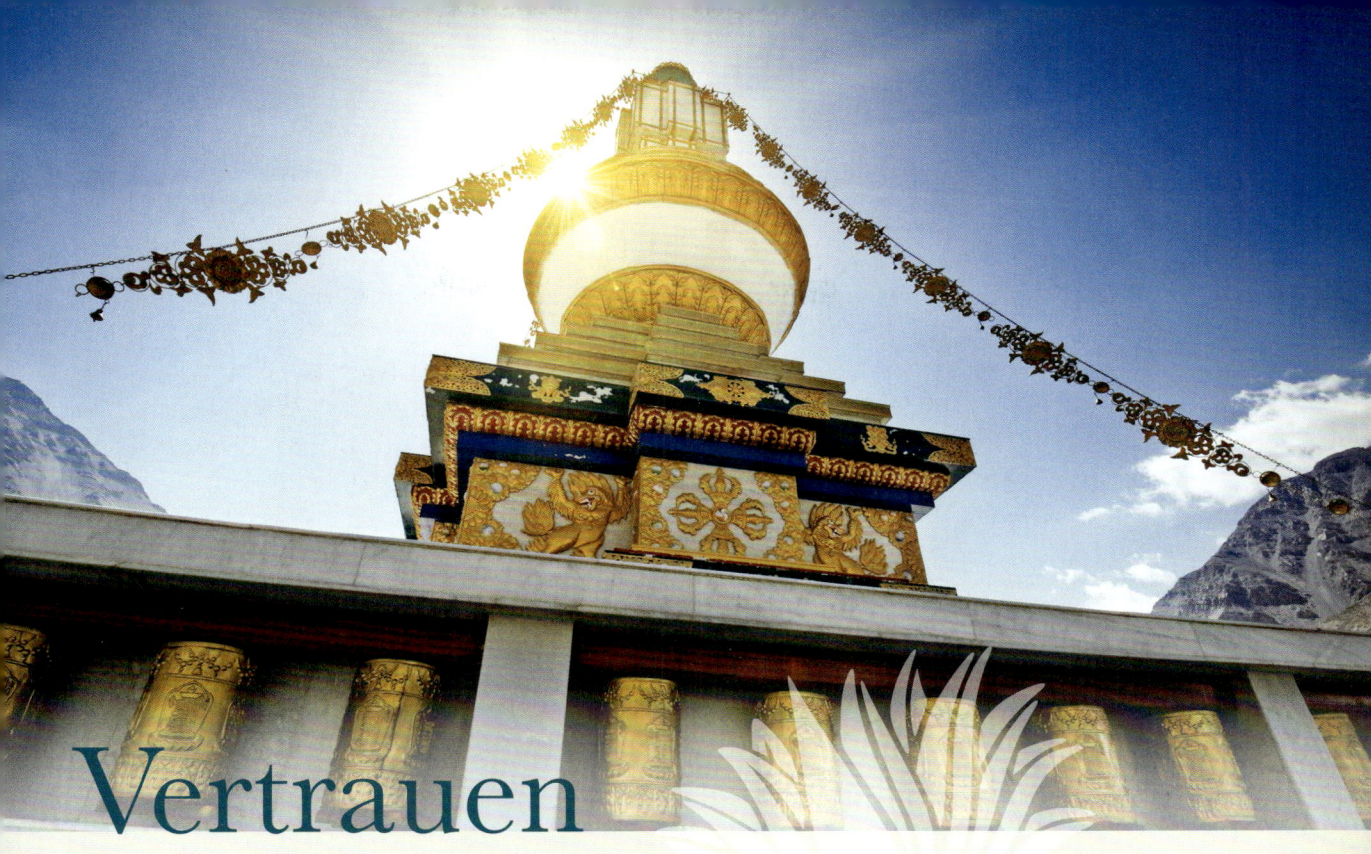

Vertrauen

Vertrauen und Glaube –
die Basis für ein zufriedenes Leben

Mein Lehrer und sein Lehrer – eine wahre Geschichte über Sri Krishnamacharya und den großen Yogi Yogeshwara Ramamohana Brahmachari.

Anfang des 20. Jahrhunderts, irgendwo zwischen Indien und Tibet, macht einer der größten Yogis sich auf, seinen Meister zu suchen. Nach einem beschwerlichen zehnwöchigen Fußmarsch erreicht er Mount Kailash im Himalaya, den Heiligen Berg von Tibet, und erblickt seinen Meister sitzend in einer Höhle. Der Meister jedoch schenkt seinem ausgehungerten Gast keine Aufmerksamkeit – er will herausfinden, ob dieser Mann seiner Lehren würdig ist und in ihm ein guter Schüler weilt. Voller Geduld, Zuversicht und Vertrauen wartet der Schüler auf Einlass. Er weiß, dass er an den Ort der Weisheit gelangt ist und seinen Meister gefunden hat. Weder Zeit, Raum und Strapazen noch sein Ego oder seine Ungeduld können ihn in seinem Warten negativ beeinflussen. Nach drei Tagen wird er zu seinem Meister gerufen, dem er über sieben Jahre ein gelehriger und hingebungsvoller Schüler bleibt.

Dieser besagte Schüler wurde zum größten Yogi des 20. Jahrhunderts, Sri T. Krishnamacharya, dessen Tradition ich folgen darf.

> **»Glaube ist essenziell für die spirituelle Entfaltung.«**

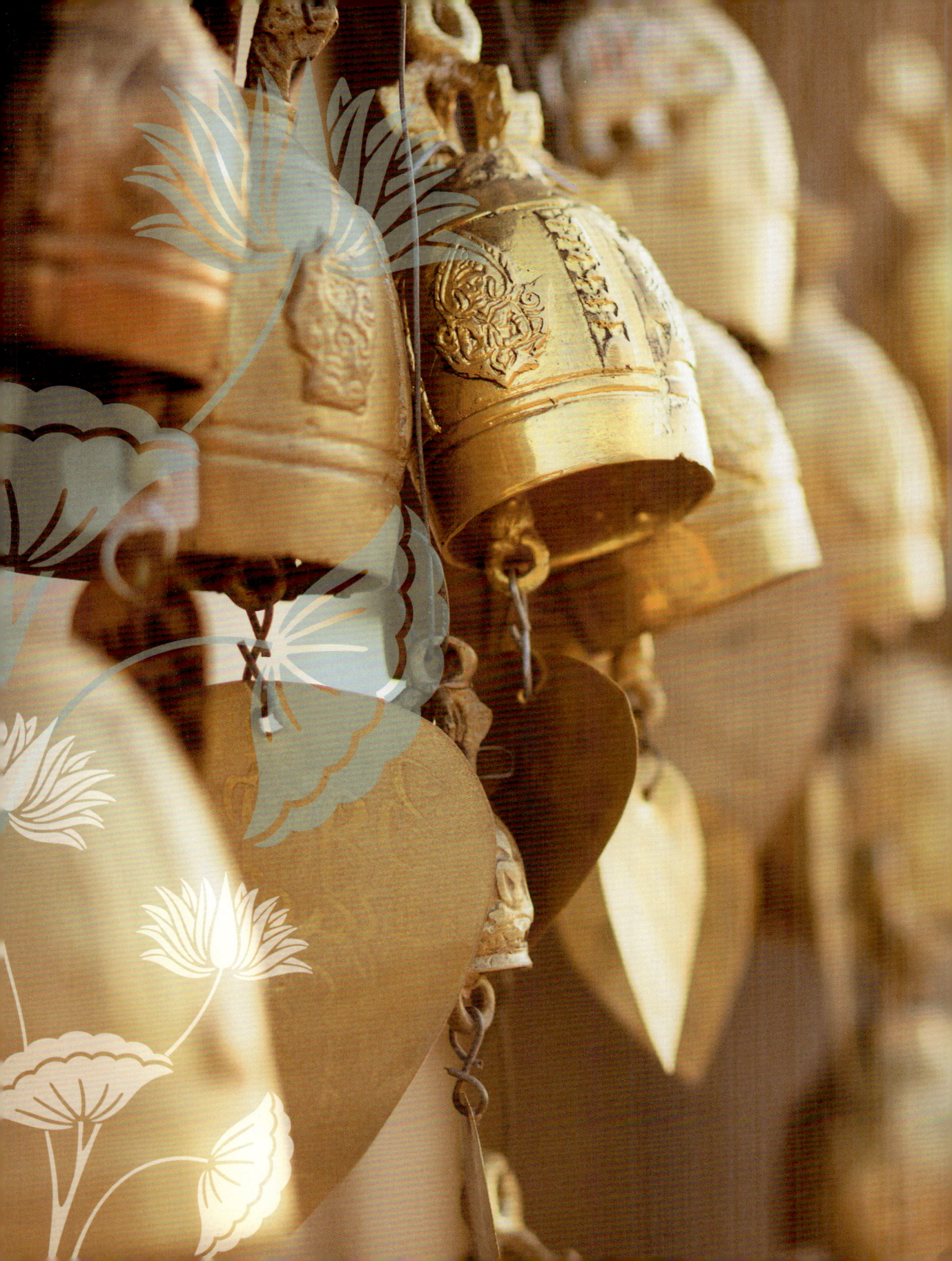

Liebe
prem

Liebe ist das höchste Gut der Menschheit.

*»So fliehe nie vor der Liebe, nicht einmal
vor der Liebe in irdischer Gestalt, denn sie ist
Vorbereitung auf die höchsten Wahrheit.«*

Rumi

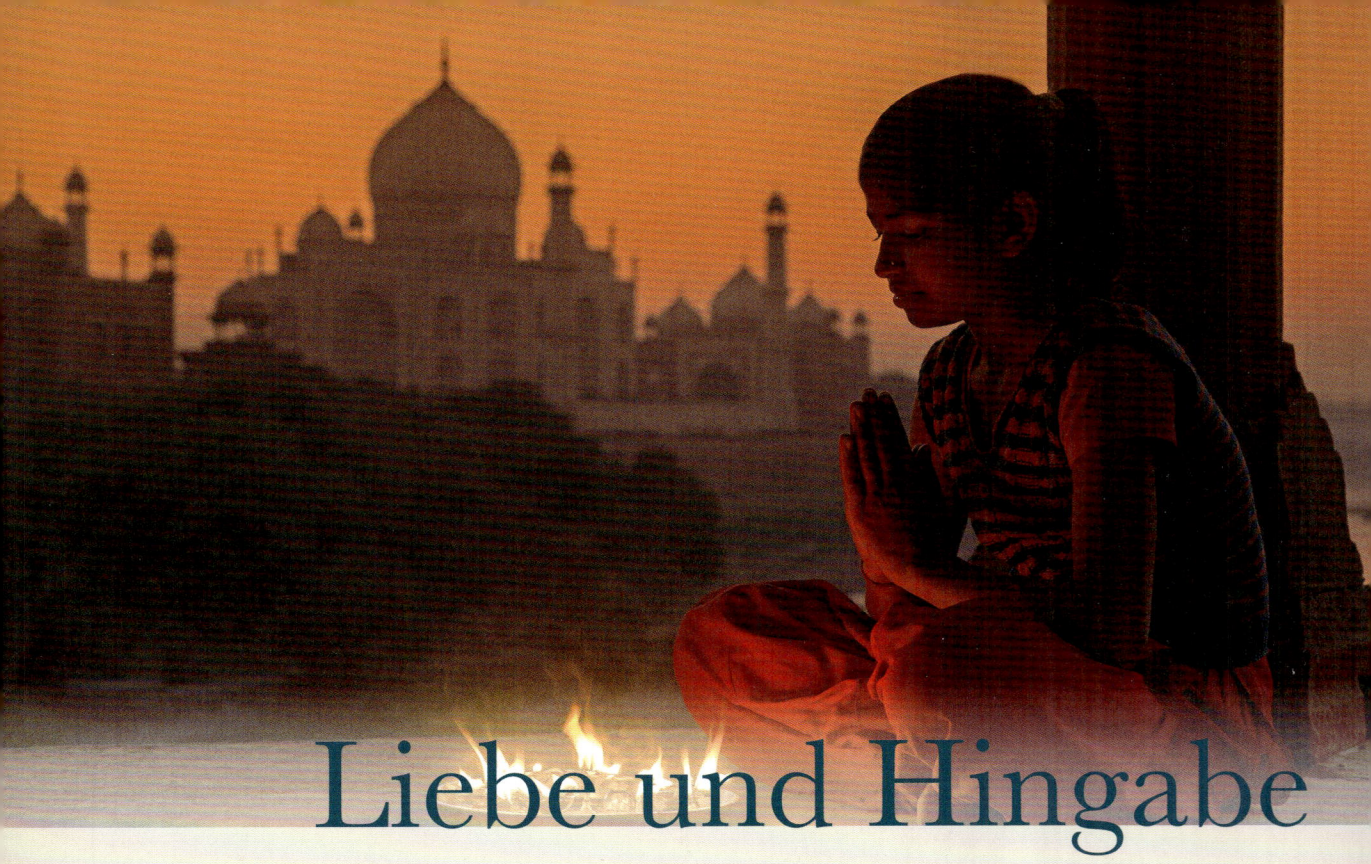

Liebe und Hingabe

Liebe ist immer da

Liebe ist wohl das größte Mysterium und zugleich die einfachste Form der Hinwendung. Mit Liebe verbinden wir die Zuneigung oder auch Zuwendung zu einem Menschen (oder auch Lebewesen). Wir schätzen jemanden wert, fühlen uns verbunden oder gar seelenverwandt. Eine weitere Art der Liebe drückt sich in tiefen Empfindungen, Zärtlichkeiten und Begehren aus. Starke Sympathien in einer gelebten Freundschaft sowie Fürsorge für einen Menschen können wir ebenso mit Liebesgefühlen gleichsetzen.

Doch wenn man es genau betrachtet gibt es nur eine wahre Liebe und diese Liebe ist die bedingungslose Liebe, die alle Erscheinungsformen in sich birgt, allen voran das Mitgefühl. Liebe bedarf keiner Erwiderung. Aus einer tiefen Verbundenheit und der Hingabe ans Leben heraus erwächst die reine Liebe, die sich immer wieder neu aus sich heraus bildet. Diese Liebe ist unabhängig vom Erfüllen jeglicher Erwartungen oder dem Erreichen von Zielen. Hierbei erhofft man keine Anerkennung, will kein Lob ernten, denn die reine, unbegründete Absicht und die Hingabe an das Tun ist mehr als genug. Wenn wir die wahre Liebe als Motivation unsere Handlungen erfahren, sind wir auf einem wunderbaren Weg der Selbsterkenntnis.

Was, wenn jemand stirbt?

Nun ist es schon viele Jahre her, dass ich mein Herz für Indien entdeckt habe oder vielmehr Indien mein Herz entdeckt hat. Ich hatte das Glück, aus beruflichen und privaten Gründen beinahe die ganze Welt bereisen zu dürfen. Doch kein Land, kein Volk hat mich so sehr berührt wie Indien.

Bei einer meiner unzähligen Indienreisen begab es sich, dass ich mich an einem der heiligsten hinduistischen Feiertage – *shivaratri* (die Nacht, in der Lord Shiva geehrt wird) – in einem kleinen Ashram (indisches Kloster) in den Bergen zwischen Puna und Mumbai befand. Schon bald stand der *darshan* (Begegnung mit einem Guru) an und meine eigene Vorfreude und Nervosität stieg mit jener der vielen tausend Inderinnen und Inder, mit denen ich zusammen in einer Reihe stand. Ich, als einzige Westlerin, war bereits den ganzen Tag in eine herzliche Willkommenswolke gehüllt. Wir näherten uns zentimeterweise dem Shiva-Tempel, dem Ort für Meditation, Kontemplation und Gebete. Mein Herz raste und plötzlich erblickte ich ihn – Guruji – nein, ich erblickte ihn nicht, ich war von seiner Aura, von seiner Erscheinung überwältigt. Noch nie sah ich mich einem Menschen gegenüber, der so viel Liebe, Gutmütigkeit und Mitgefühl ausstrahlte. Als er mich sah, fingen seine Augen zu lachen an und ich meinte, ein leichtes Kopfnicken wahrzunehmen.

Diese Begegnung veränderte mein Leben, mein Dasein, mein Tun. Viele Stunden, Tage, Wochen, Monate und Jahre sollten auf diese erste Begegnung folgen – so reich an Weisheit, Zugewandtheit, Liebe.

Bis zu jener Nacht, als ich träumte, dass Guruji und ich seiner eigenen Beerdigung beiwohnten. Wir verfolgten entspannt und gespannt die vielen Rituale, die sich während seiner Beisetzung vollzogen. Am nächsten Morgen als ich aufwachte, erreichte mich eine Nachricht, dass Guruji ganz unerwartet in der Nacht zum Sonntag verstorben war. Ich verfiel in eine tiefe Meditation, gefolgt von vielen verschiedenen Gefühlszuständen, Gedanken und Handlungen. In guten Momenten konnte ich mich selbst beobachten, ich erkannte, was meine tiefe Trauer, welche Gedanken oder Gespräche meine Flut an Tränen auslöste. Und mit der Zeit stellte ich fest, dass zum größten Teil die Traurigkeit darüber vorherrschte, dass ich Guruji nicht mehr sehen, dass ich unsere Zusammenkünfte und seinen Reichtum an Weisheiten vermissen werde – etwas, was in Zukunft nicht mehr Teil meines Lebens sein würde. Guruji hatte in diesem Leben seine physische Form verlassen. Dies hieß aber nicht, dass er mich verlassen hatte.

Seine Liebe, sein Dasein, sein Wirken leben weiter.

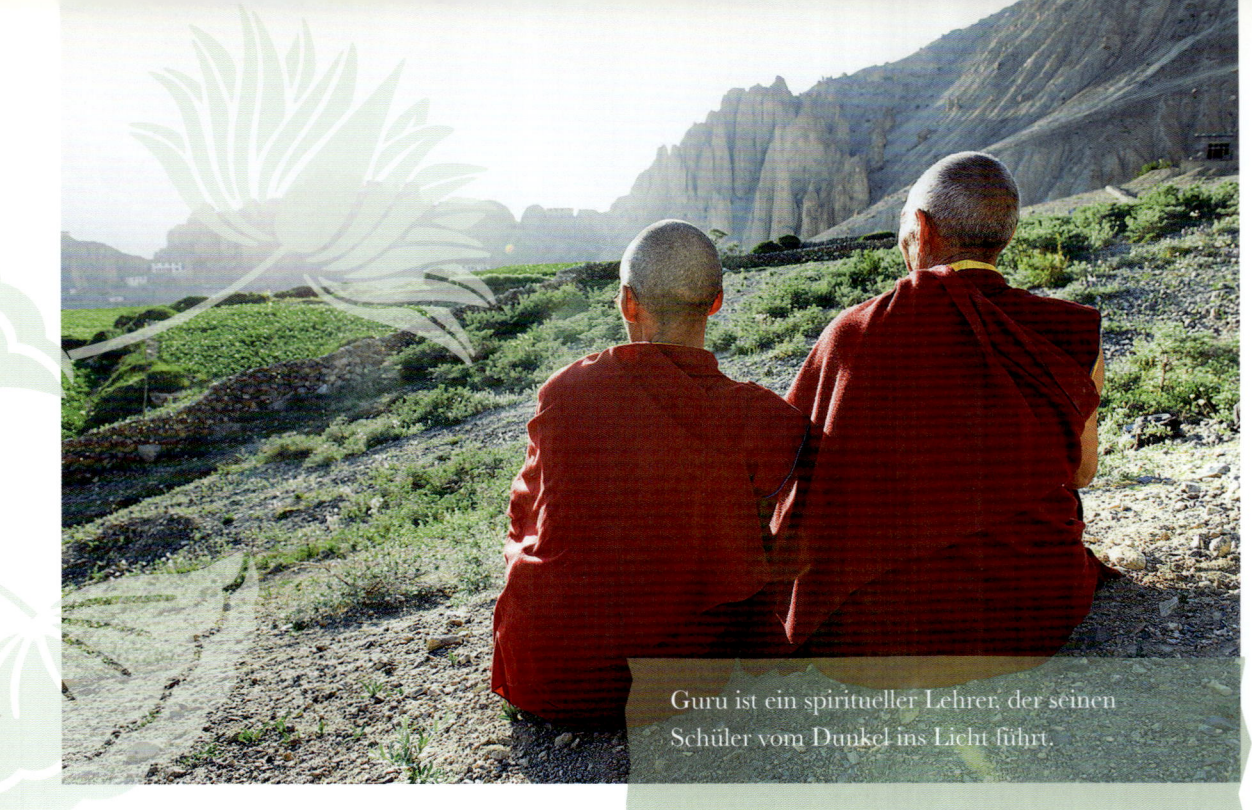

Guru ist ein spiritueller Lehrer, der seinen
Schüler vom Dunkel ins Licht führt.

Liebe ist Hingabe

Ein wahrer Guru ist immer darum bemüht, seine Schüler zu etwas Positivem zu
führen. Ihnen alles zu geben und zu ermöglichen, um auf dem Weg der eigenen
Selbsterkenntnis die bestmögliche Unterstützung zu erfahren. Sein Wirken basiert
auf der Hingabe an das Göttliche, an die universelle Energie. Seine Motivation ist
Demut und Dankbarkeit vor dem Leben. Aus dieser Kraft heraus entsteht Liebe,
selbstlose Liebe, die nur eine Aufgabe kennt: zu geben – mit reinem Herzen.

Ein Guru ist der Repräsentant der Göttlichkeit oder der universellen Energie. Durch
ihn lernen wir, dass das Leben immer genau die Aufgaben bereithält, die wir gerade in diesem Moment bewältigen sollten, um zu
lernen. Wenn wir unserem spirituellen Lehrer uneingeschränkt Vertrauen entgegenbringen können, lernen wir, uns von unserem Ego freizumachen und zu
lösen. Dies ist der Urgrund des Vertrauens. Jegliche
Form des Glaubens, des Vertrauens, des Annehmens
ist eine Form der Hingabe an das Leben. Ein Annehmen, welches uns dabei hilft, über Not, Leid oder gar
den Verlust eines Menschen hinwegzukommen. Yoga lehrt loszulassen und sich
völlig hinzugeben.

»OM LOKAH SAMASTAH SUKHINO BHANVANTU«

*»Om. Mögen alle Lebewesen überall glück-
lich und frei sein. Mögen meine Taten,
Gedanken und Worte in einer Form zum
Glück und zur Freiheit aller beitragen.«*

VORWÄRTSBEUGEN – *Asanas für Hingabe*

Vorbeugen helfen uns, Geduld und die Fähigkeit loszulassen zu entwickeln. Sie steigern die Konzentrationsfähigkeit und geistige Ausdauer, beruhigen den Geist und stärken das Nervensystem. Vorwärtsbeugen ermöglichen die Schau nach innen. Nicht selten werden hier tief sitzende Emotionen frei.

Position 1 – die sitzende Vorwärtsbeuge.

Kommen Sie am Ende Ihrer Matte in *dandasana,* der Stocksitzhaltung, zum Sitzen. Die Wirbelsäule ist aus dem unteren Rücken heraus aufgerichtet, Arme neben dem Gesäß, Handflächen zeigen nach unten. Die Beine sind ausgestreckt, Füße zusammen, Fußriste herangezogen, Zehen entspannt. Heben Sie nun mit der Einatmung die Arme gestreckt über vorne nach oben, richten Sie Ihren Oberkörper auf, das Brustbein ist diagonal nach vorne oben geöffnet. Mit der Ausatmung lehnen Sie sich leicht nach vorne, aus dem unteren Rücken heraus. Nicht den oberen Rücken rund machen, Schultern sind entspannt (Bild). Mit der Einatmung wieder nach oben, ausatmen, leichte Vorwärtsbeuge, Arme sind immer noch oben, neben den Ohren. Dies wiederholen Sie einige Male. Mit der nächsten Einatmung nochmal Länge schaffen, mit der Ausatmung nach vorne neigen, die Arme absenken, und langsam in die Vorwärtsbeuge hineinarbeiten. Ohne Druck, ohne Kraft. Lassen Sie sich von Ihrer Ausatmung leiten, sinken Sie immer tiefer in die Vorwärtsbeuge. Gedanklich, körperlich und emotional lassen Sie mehr und mehr los. Bleiben Sie für viele Atemzüge in *pashimottanasana.* Dann bringen Sie Ihre Arme gestreckt nach vorne und kommen mit geradem Rücken langsam wieder nach oben. Mit der Ausatmung die Arme absenken. Setzen Sie Ihre Hände ein Stück weiter hinter sich auf der Matte ab, stützen Sie sich auf und lassen Ihren Rücken durchhängen, die Beine entspannt, Füße fallen nach außen. Dann weiter mit Position 2.

Position 2 – Variante Pashimottanasana.

Kommen Sie am Ende Ihrer Matte zum Sitzen und stellen Sie Ihre Beine hüftbreit auf. Die Beine sind leicht angewinkelt, die Fersen aufgestellt, die Fußriste herangezogen. Bringen Sie nun mit der Einatmung Ihre Arme gestreckt über vorne nach oben, Schultern lösen, mit der Ausatmung leichte Vorwärtsbeuge aus dem unteren Rücken heraus (Bild). Mit der Einatmung wieder aufrichten, mit der Ausatmung nach vorne

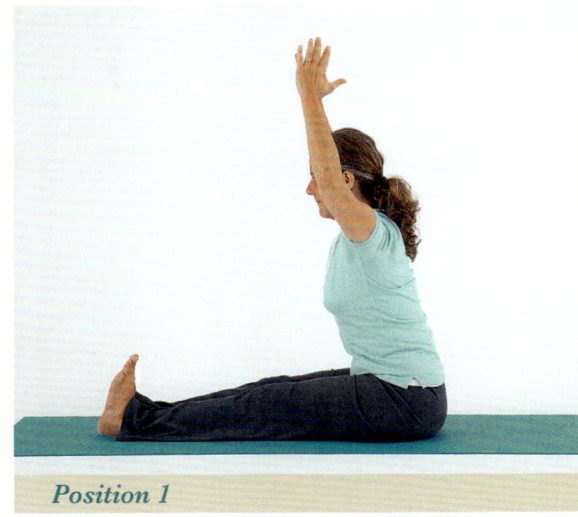

Position 1

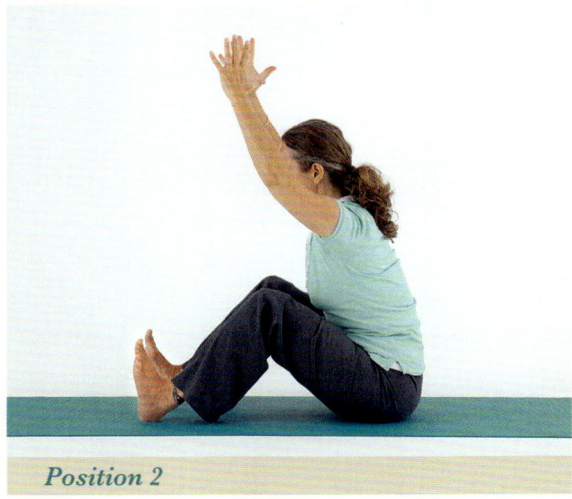

Position 2

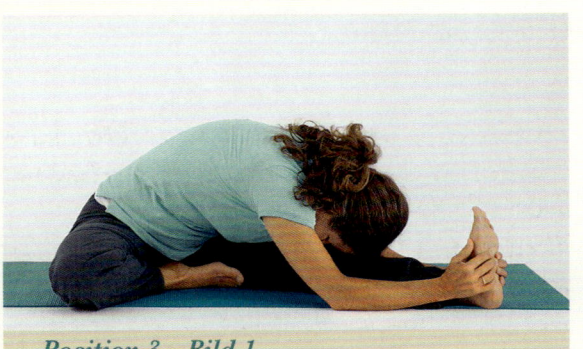

Position 3 – Bild 1

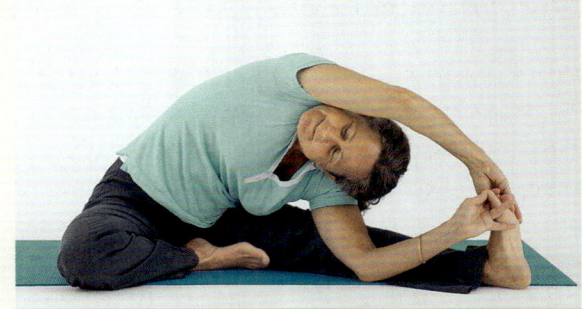

Position 3 – Bild 2

beugen. Wiederholen Sie dies einige Male, bis Sie mit der nächsten Ausatmung die Arme absenken und sich tiefer nach vorne sinken lassen. Mit der Zeit kann der Rücken auch rund werden, Beine und Füße bleiben in Spannung. Verweilen Sie für viele Atemzüge und mit der Zeit bringen Sie die Arme gestreckt nach vorne und kommen mit der Einatmung in die aufrechte Sitzposition. Mit der Ausatmung Arme und Beine absenken und nach hinten aufstützen, den Rücken durchhängen lassen. Dann weiter mit Position 3.

Position 3 – Kopf-Knie-Stellung. Kommen Sie am Ende Ihrer Matte zum Sitzen. Stellen Sie die Beine auf und bringen Sie beide Füße nah an Ihr Gesäß. Versuchen Sie für einige Atemzüge ganz aufrecht zu sitzen, ohne dass Sie Ihre Knie umgreifen. Aufgerichtet aus Ihrem unteren Rücken heraus. Nach einigen Atemzügen strecken Sie Ihr linkes Bein im leichten Winkel nach außen und lassen Sie Ihr rechtes Bein nach rechts Richtung Boden absinken. Ihr Fuß ist nah an Ihrem Gesäß. Ihr linkes Bein ist gerade ausgerichtet. Großer Zeh, Knie und Hüftknochen sind in einer Linie. Mit der Einatmung bringen Sie Ihre Arme gestreckt über vorne nach oben, drehen Ihren Oberkörper leicht nach links zum ausgestreckten Bein, Länge in der Wirbelsäule schaffen, mit der Ausatmung leichte Vorwärtsbeuge aus Ihrem unteren Rücken heraus. Achten Sie darauf, dass die Schultern auf einer Ebene bleiben und Ihr linkes Bein nicht nach außen

kippt. Mit der Einatmung langsam wieder nach oben, Ausatmung aus dem unteren Rücken heraus, wieder nach vorne. Wiederholen Sie dies mindestens fünfmal. Mit der Zeit senken Sie Ihre Arme ab und arbeiten noch weiter in *janu sirsasana* hinein. Wichtig ist, erstmal Länge im Rücken zu schaffen, das Brustbein blickt leicht diagonal nach oben und dann erst langsam tiefer sinken. Ohne Druck gehen Sie mit der Ausatmung immer tiefer (Bild 1). Bleiben Sie für viele Atemzüge. Alles loslassen. Alles wird ruhig. Stille. Sein.

Nach einiger Zeit bringen Sie die Arme über vorne gestreckt nach oben und richten Ihren Oberkörper auf, um dann die andere Seite zu üben. Gehen Sie hier auch genauso bewusst in die Übung.
Wenn Sie noch einen Schritt weitergehen wollen, dann bringen Sie Ihre linke Hand in den Zangengriff: Rechter Daumen, Zeige- und Mittelfinger umgreifen den linken Daumen. Der linke Ellbogen berührt vor dem Bein den Boden. Ihr Oberkörper ist aus dem unteren Rücken heraus weit nach vorne und unten gestreckt. Drehen Sie sich mit dem Oberkörper auf und der rechte Arm geht über den Kopf zum linken Fuß. *Parivrtta janu sirsasana.* Diese sehr intensive und fortgeschrittene Übung aktiviert unser eigenes Empfindungszentrum (Bild 2). Nach einiger Zeit bringen Sie die Arme über vorne gestreckt nach oben und richten Ihren Oberkörper auf, um dann die andere Seite zu üben. Gehen Sie hier auch genauso bewusst in die Übung.

Die Bhagavad Gita – Der Weg der Erkenntnis

Eine der zentralen Schriften in der Welt des Yoga ist
die Bhagavad Gita. Die Gita wird auch als der »Ge-
sang des Erhabenen« bezeichnet. Sie ist vermutlich
vor ca. 2000 Jahren entstanden und hat die Form
eines spirituellen Gedichts. Die Gita ist eine prosa-
ische Abhandlung über das Leben, die Liebe und die
Hingabe. Die Hingabe an das Göttliche, die uns zur
inneren Freiheit führen kann. Über die Liebe, deren
einzige Wahrheit in der Bedingungslosigkeit liegt. Und

> *»Erkenne den Atman (das Höchste
> Selbst) als den Herrn der Kutsche.
> Der Körper ist der Wagen, die
> Buddhi (Vernunft) der Wagenlenker
> und das Denken die Zügel. Die
> Sinne sind die Pferde, die Objekte
> die Wege.«*

das Leben, das uns die Aufgaben stellt, die uns auf unserem Weg der Erkenntnis
weiterbringen. Die Gita liest man mit dem Herzen und dabei lernen wir das Leben
besser verstehen – als eine innere Schlacht, einen für Körper, Sinn und Geist
unumgänglichen Kampf. Wir erfahren, dass unsere wirklichen Feinde nicht drau-
ßen, sondern im Inneren sind: unser Verlangen, unser Zorn und unsere Habgier –
ebendies macht die Sache so schwierig. Die Gita verkündet *kühn*, dass Spiritualität
(der Weg der Selbst-Erkenntnis) die einzige zum Sieg führende Lösung ist.

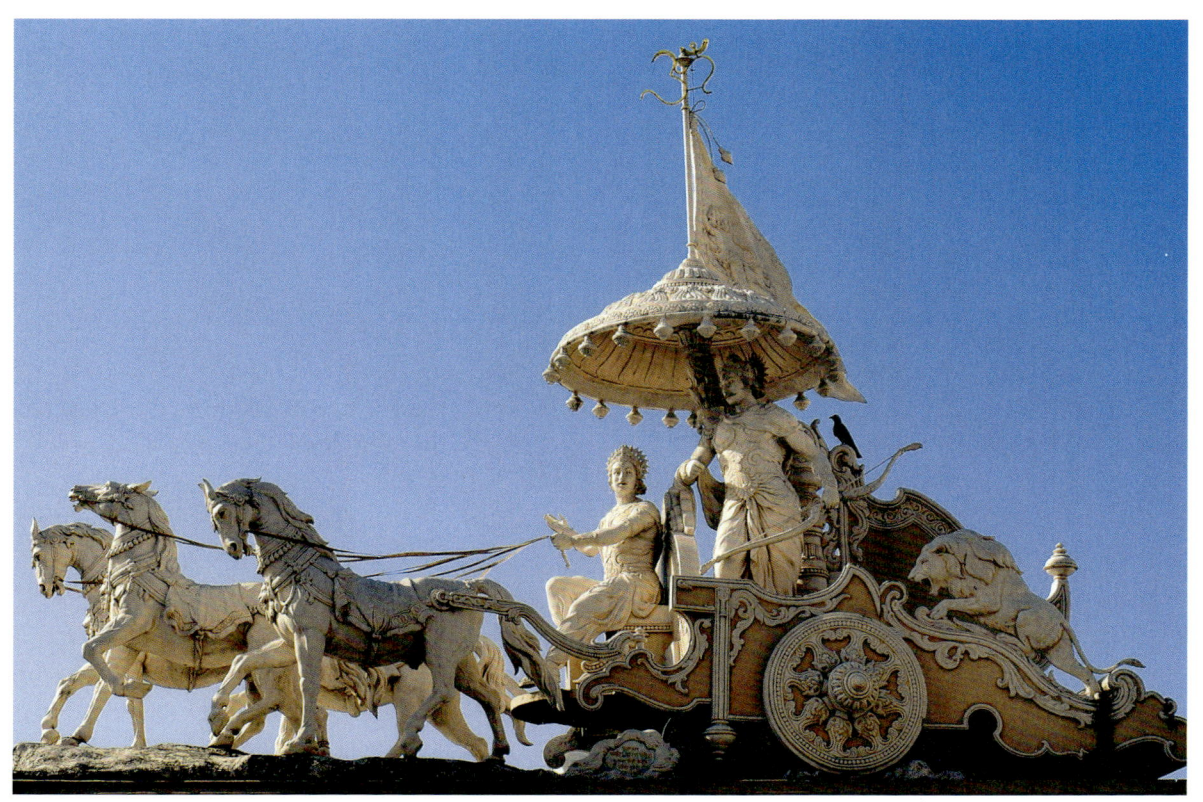

Inhaltlich handelt es sich bei der Gita um eine Selbstoffenbarung Krishnas (die 8. Inkarnation Vishnus), der sich vor Beginn eines großen Krieges auf dem Schlachtfeld von Kurukshetra dem Fürsten Arjuna als göttliches oder kosmisches Selbst zu erkennen gibt.

Arjuna befallen Selbstzweifel

Arjuna sieht sich auf dem Schlachtfeld nicht nur seinen Feinden gegenüber, sondern auch seinen geschätzten Lehrern und geliebten Verwandten. Dennoch, um das rechtmäßige Reich seines Volkes wieder zurückzuerobern, muss er in den Kampf ziehen. Mitten auf dem Schlachtfeld in seinem Streitwagen sitzend, fragt der kleinlaute Prinz Arjuna mit kaum hörbarer Stimme: »Weshalb tue ich das, Krishna? Das Leben ist so hart und stellt so hohe Anforderungen. Ich weiß nicht, ob ich noch den Mut zum Kampf habe.« Die Tränen steigen ihm in die Augen, seine Knie werden weich, und er sinkt tiefer in den Wagensitz. »Geliebter Freund«, sagt er, »bitte sag mir – was soll das Ganze eigentlich?«

Der gängigen Textauslegung zufolge symbolisiert das Schlachtfeld hier das Leben und die feindlichen Heerscharen, gegen die Arjuna antreten muss, verkörpern die menschlichen Schwächen, die besiegt und überwunden werden müssen. In dieser evolutionären Anschauung ist die Schlacht ein Aufeinandertreffen der asurischen (dämonischen) und egoistischen Kräfte auf jene der göttlichen Ordnung. Arjuna und seine Mitstreiter werden in diesem Bemühen von Krishna, dem Avatar, angeführt und unterstützt.

Das Leben verstehen

Zuletzt geht es um das Verständnis, dass alles vergänglich und nichts permanent ist, außer unserer eigenen Seele. Wenn wir diese Erkenntnis verwirklichen, können uns Leid, Krankheit und Verlust, auch der Verlust eines Menschen, nicht so sehr aus unserem Gleichgewicht bringen. Wir verstehen, dass dies alles das Leben ist und wir aus all diesen Situationen heraus wachsen können. Selbst der größte (zumeist innere) Kampf, der größte Verlust oder die größte Trauer. Es geht immer darum, all unseren Prüfungen mit Gleichmut gegenüberzustehen und den tieferen Sinn zu verstehen. Keine Situation, keine Veränderung, kein Gefühl kann uns im tiefsten Inneren etwas anhaben. Die Seele ist permanent und somit unsterblich. Durch Yoga und den Weg der Selbsterkenntnis kommen wir dieser Wahrheit immer näher und unsere Klarheit ist nicht mehr getrübt von Ego, Konditionierungen, Erwartungen.

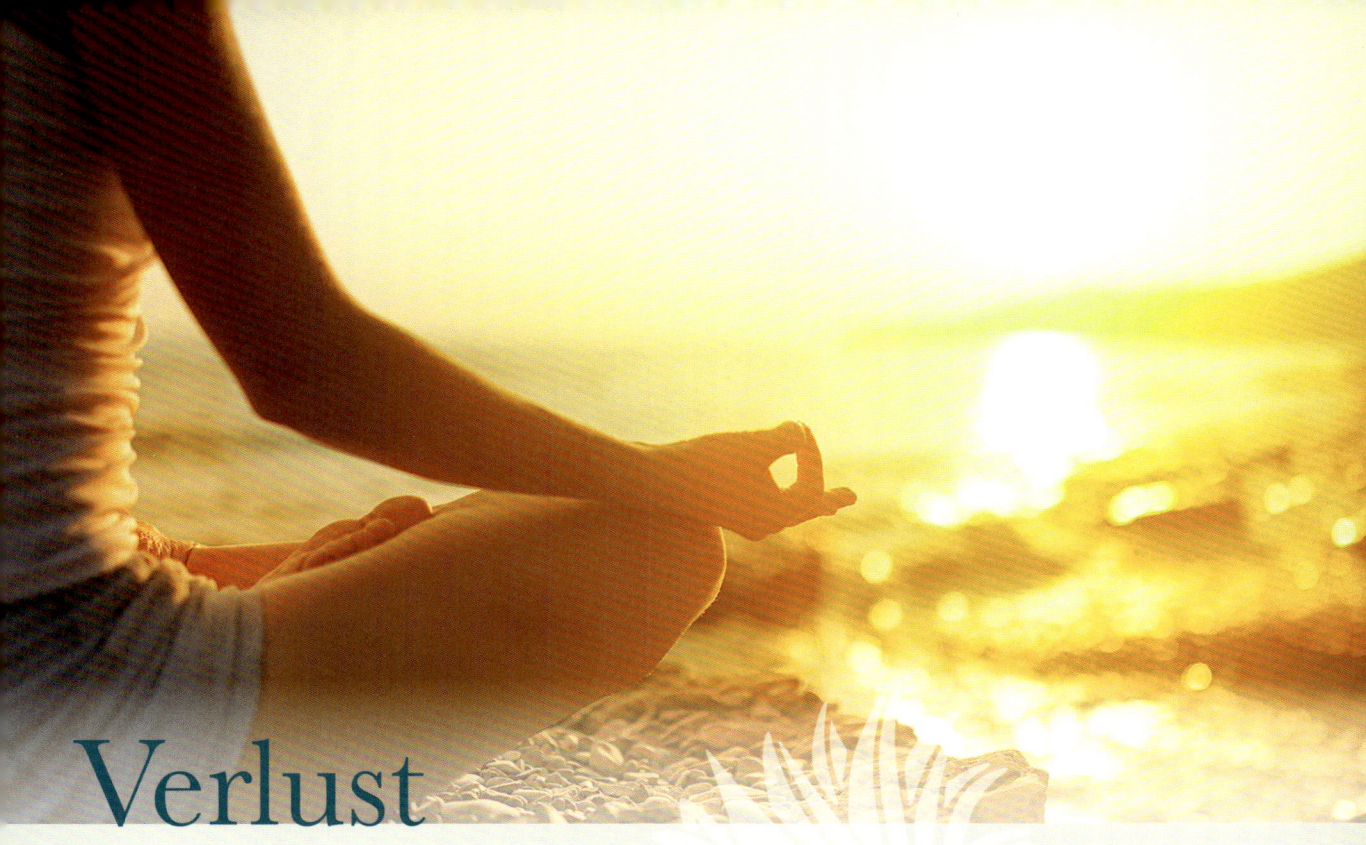

Verlust

Das Leben annehmen

Wenn wir einen geliebten Menschen verlieren, verlieren wir oft unseren Halt. Wir denken, dass das Leben nicht mehr so ist, wie es vorher war. Wir trauern um den Verlust eines Menschen. Doch können wir denn verlieren, wenn wir gar nicht besitzen? Ist es nicht vielmehr so, dass wir auch das betrauern, was wir in Zukunft nicht mehr haben können? Das wir mit dem Menschen eben nicht mehr leben und erleben können. Aber ist es nicht unsere Aufgabe, das Leben anzunehmen – im Hier und Jetzt –, zu erkennen, dass alles dazu gehört. Auch Leid, Trauer und der Tod. Ebenso wie Glück, Freude und Neubeginn Facetten des Lebens sind, sind auch die schweren Seiten Ausprägungen, die es gilt anzunehmen, zu verstehen und im besten Falle daraus zu lernen. Nur die Hingabe an das Leben hilft uns, das Leben anzunehmen. Während der Verabschiedungszeit von Guruji saß ich oft in der Stille. Wenn die Gedanken zur Ruhe kamen,

war die Verbindung am stärksten. Die Verbindung zu dieser einzigartigen universellen Kraft, die uns in der Liebe alle vereint. Doch manchmal kam mir ein altes vedisches Mantra aus den Upanishaden in den Sinn. Und ich begann mental, zu chanten:

Asato ma sat gamya

*Asato Ma Sat Gamaya
Tamaso Ma Jyotir Gamaya
Mrityor Maamritam Gamaya*

*Om – führe mich vom Unwirklichen in das Wirkliche,
von der Dunkelheit in das Licht,
von der Sterblichkeit zur Unsterblichkeit.*

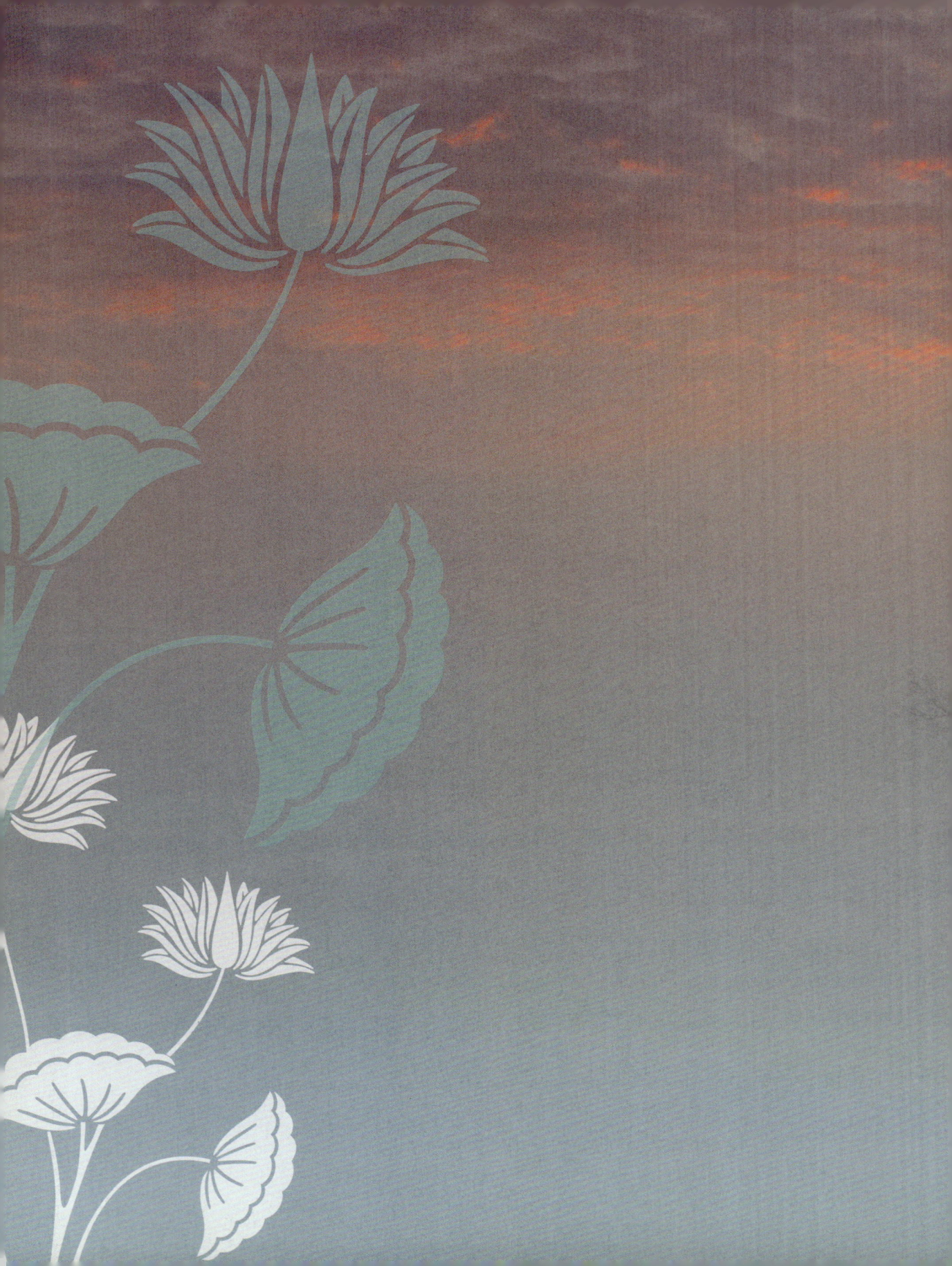

»Wenn sich der Nebel lichtet,
erscheinen Klarheit und Reinheit.
Und ich werde eins mit meinem Sein.«

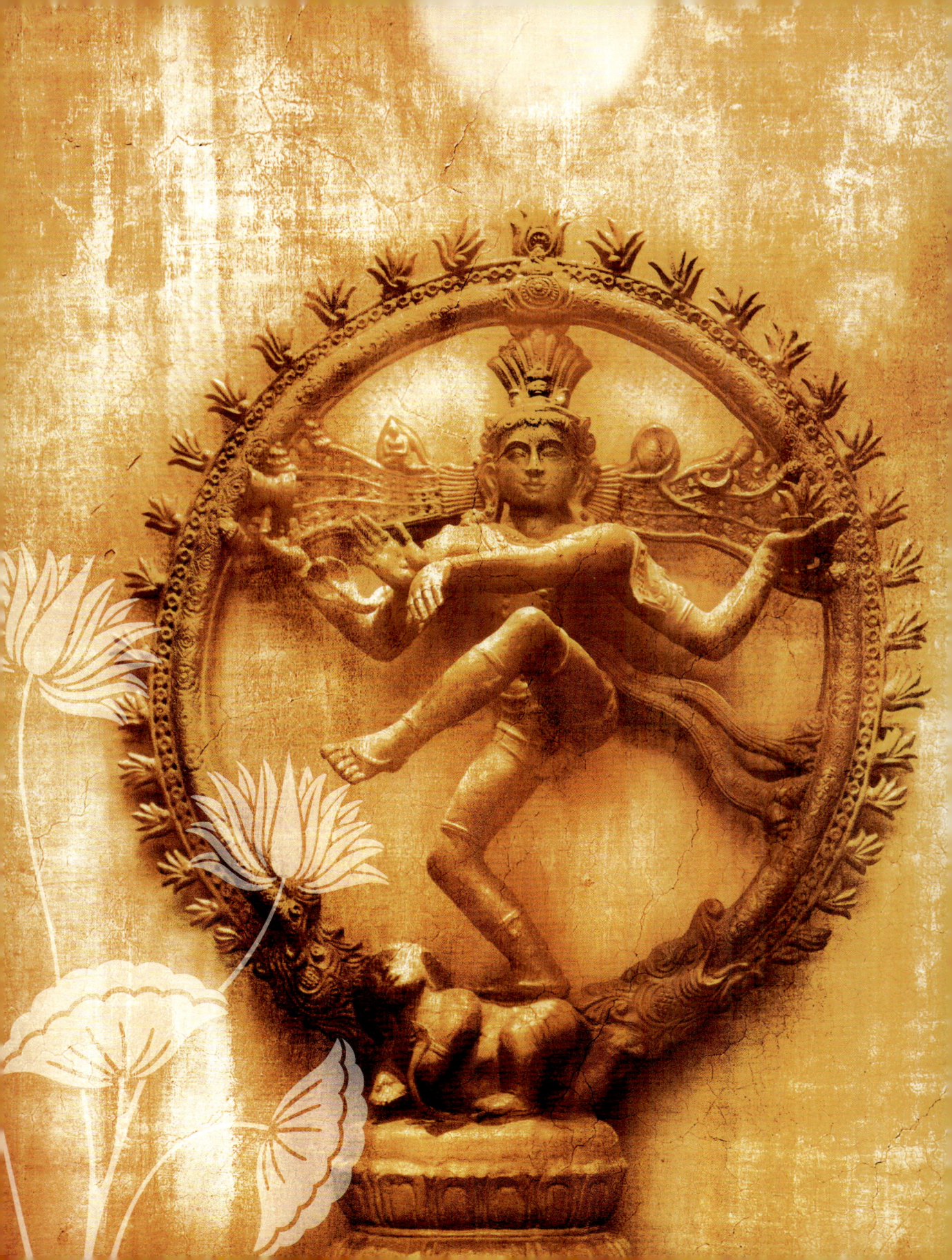

Wenn der Körper brennt

Als Marina geboren wurde, schien die Welt still zu stehen und ihre Eltern waren außer sich vor Freude. So lange hatten sie sich ein Mädchen gewünscht. Bereits kurz nach Marinas Geburt wurde klar, dass ihre linke Körperhälfte nur eine eingeschränkte Funktionalität haben würde. Alle Tests besagten das Gleiche. Aber Marina meisterte ihre Behinderung und wuchs als fröhliches, zufriedenes Mädchen auf. Den linken Arm jedoch, genauso wie ihre Finger, konnte sie nur geringfügig einsetzen.

Ihre Fröhlichkeit kippte, als sie in die Schule kam. Sie wurde von ihren Mitschülern gehänselt und ausgeschlossen. Von nun an lebte sie als Stigmatisierte und die Leichtigkeit wich aus ihrem Leben. Stattdessen bildeten sich Trauer, Unverständnis und Gereiztheit.

Als Marina zu mir kam, war sie dreißig Jahre alt. Die Art, wie sie ihre Jacke auszog, zeigte bereits das Ausmaß der Behinderung. Es war ihr kaum möglich, ihren linken Arm hinter den Rücken zu führen, noch die Finger so einzusetzen, dass sie mit dem Arm aus dem Ärmel kam. Ansonsten machte sie körperlich einen guten und gesunden Eindruck. Doch ihre Ausstrahlung verriet mir, dass sie schwer zu kämpfen hatte, mit sich, ihrem Umfeld und ihrem Leben.

> *»Wenn wir Liebe und Mitgefühl entwickeln wollen, müssen wir gleichzeitig unsere schädlichen Instinkte abbauen.«*
>
> Dalai Lama

Hier musste ich zwei Ansätze wählen. Zum einen, den Energiefluss in ihrer linken Körperseite verstärken. Zum anderen ihr Unglücklichsein und die daraus resultierenden Missstimmungen ergründen und erleichtern. In Indien war es mir vergönnt, Kurse in Yogatherapie zu belegen, die es mir nun ermöglichen, mit nicht ganz herkömmlichen Yogaübungen eine Unterfunktion in der Bewegungsmöglichkeit anzugehen.

Die folgenden Übungen zielen vermehrt auf innere Reinigung ab. Oftmals lösen Stress, negative Gedanken oder zu wenig entspannender Ausgleich körperliche Reaktionen aus. Diese zeigen sich unter anderem in Form von Sodbrennen, Magenschmerzen oder Gelenkschmerzen. Mental sind wir überreizt, unruhig, erschöpft. Wenn wir erkennen, wann sich die Symptome aufbauen, können wir dem sanft entgegenwirken. Doch zu häufig sind wir im Alltagskarussell gefangen und schenken uns selbst keine Beachtung. Dies wollen wir ändern.

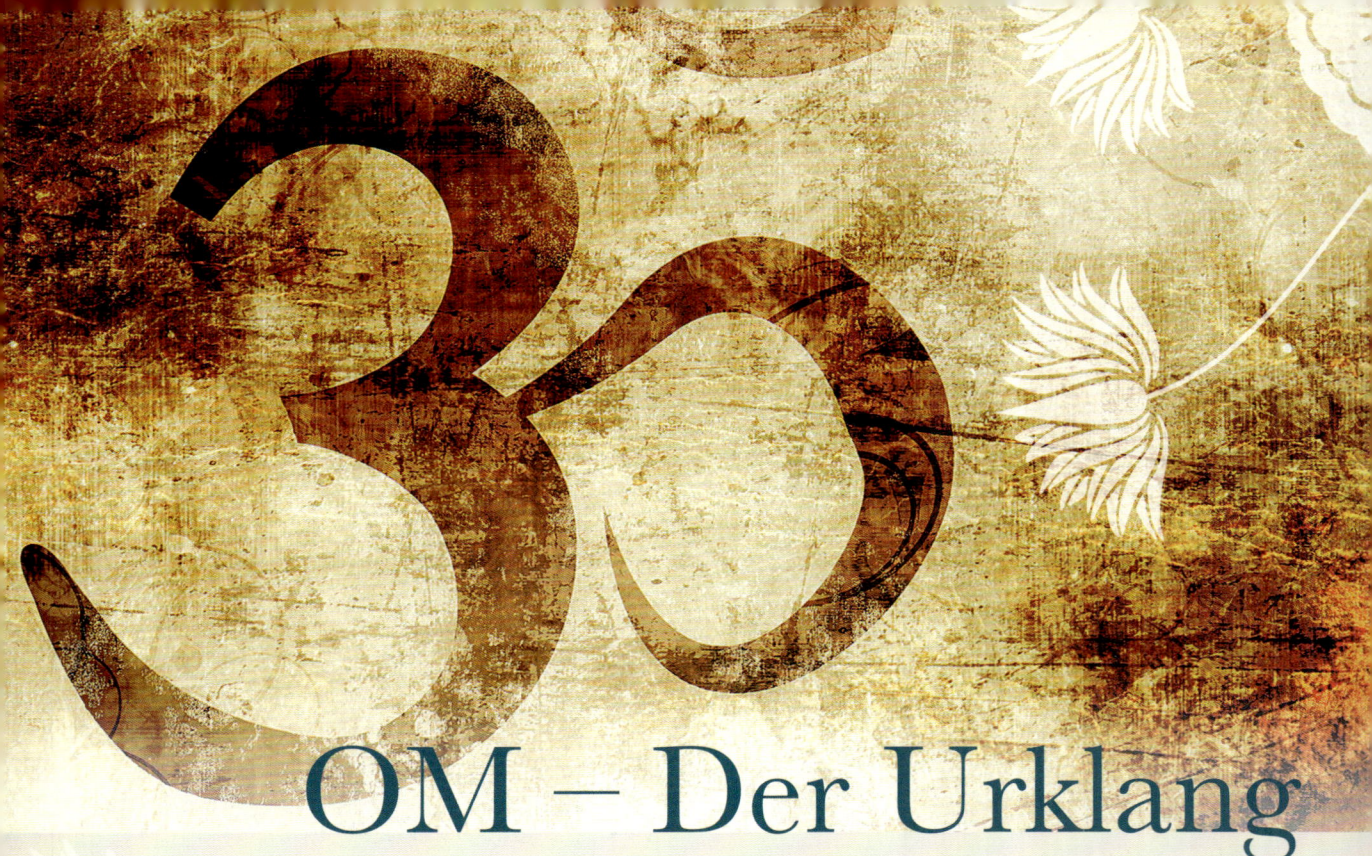

OM – Der Urklang

Chanten – Das Freisetzen von Energien

In unserer ersten gemeinsamen Stunde setze ich mich Marina gegenüber und fing ganz leise an zu chanten. Dabei legte ich meine Hände in ihre Hände und fuhr langsam vom Handgelenk nach vorne zu ihren Fingerspitzen entlang. Währenddessen tönte ich »OM«. Dabei strich ich sanft über ihre Hände und versuchte, ihre Finger, speziell die ihrer linken Hand, sanft gerade auszurichten. Sie spürte die Energie und dazu war die Vibration des OM für sie wahrnehmbar. Alsbald lösten sich einige Verkrampfungen und sie spürte, wie mehr und mehr Leben in ihre Finger kam. Marinas Gesichtsausdruck veränderte sich zusehends. Zu Beginn war sie nervös, angespannt und skeptisch. Sie war es nicht gewohnt, dass ihr ein fremder Mensch mit Zuwendung und Mitgefühl begegnete, denn zu oft hatte sie genau das Gegenteil erlebt. Ihr Gesicht wurde weicher, ihr Blick offener. Nun konnten wir uns langsam an die erste aktive Übung für sie heranwagen.

Om ist das heiligste aller Mantren und steht für den transzendenten Urklang. Es ist das umfassendste und erhabendste Symbol der hinduistischen Metaphysik. Om korrespondiert mit den Zuständen des Wachens, des Träumens, des Tiefschlafs und der tiefsten Ruhe. Im Rezitieren dieses Mantras stellt sich ein Gefühl von tiefer Verbundenheit und Liebe ein.

ALLES IM FLUSS –
Handgelenks- und Nackenmobilisation

Position 1 – Kommen Sie im Fersensitz auf Ihre Matte. Strecken Sie nun den rechten Arm auf Schulterhöhe nach vorne und neigen Sie Ihre Hand nach oben. Die Fingerspitzen zeigen Richtung Decke. Mit der linken Hand berühren Sie die Handinnenfläche Ihrer rechten Hand, die Finger beider Hände sind geschlossen. Die Daumen werden mit berücksichtigt. Schieben Sie Ihren rechten Arm gerade nach vorne und mit der linken Hand ziehen Sie die rechte Hand nach hinten. Druck nach vorne, Zug nach hinten (Bild 1). Versuchen Sie langsam, das Handgelenk zu öffnen, flexibler zu machen, angestaute Blockaden zu lösen. Nach einigen bewussten Atemzügen, drehen Sie die rechte Hand nach rechts, sodass die Finger nun nach unten zeigen. Mit der linken drücken Sie alle Finger und ihr Handgelenk sanft nach unten und hinten (Bild 2). Bleiben Sie hier für einige Atemzüge. Dann senken Sie beide Arme ab und üben die andere Seite. Zuerst blicken die Finger nach oben, dann nach unten. Nach einigen Atemzügen lösen Sie die Übung auf und verschränken leicht Ihre Finger und rotieren die Hände um ihre eigene Achse – nicht ausschütteln. Wenn sich Ihre Schultern etwas verkrampft anfühlen, kreisen sie diese langsam nach vorne und nach hinten. Kurz nachspüren.

Position 2 – Als weitere Übung wollen wir unseren Nacken und die Flexibilität und Dehnung der Halsmuskeln fördern. Bleiben Sie im Fersensitz sitzen oder kommen Sie in den Schneidersitz. Atmen Sie ruhig ein, mit der nächsten Ausatmung senken Sie den Kopf nach vorne ab, mit der Einatmung bringen Sie ihn wieder nach oben zur Mitte, mit der Ausatmung sanft nach hinten neigen. Wiederholen Sie dies einige Male. Danach drehen Sie den Kopf leicht nach rechts, langsam zur Mitte und dann ruhig nach links. Mindestens sechsmal zu jeder Seite.

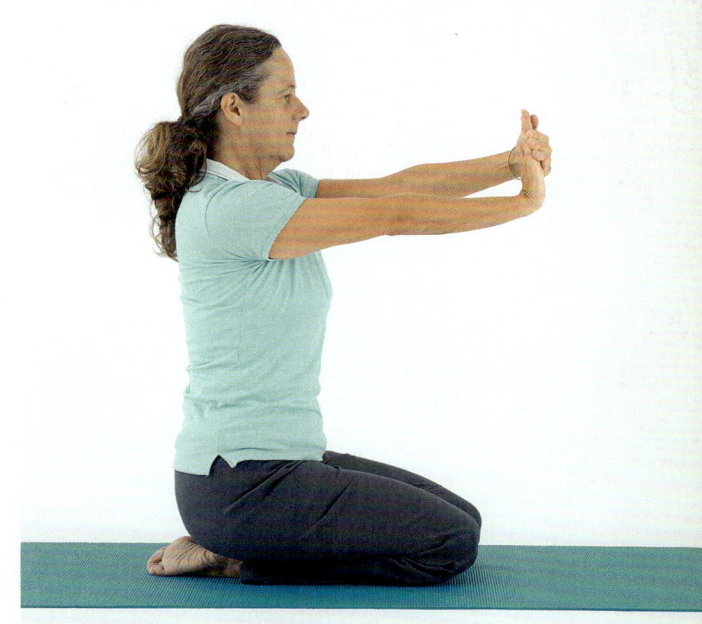

Position 1 – Bild 1

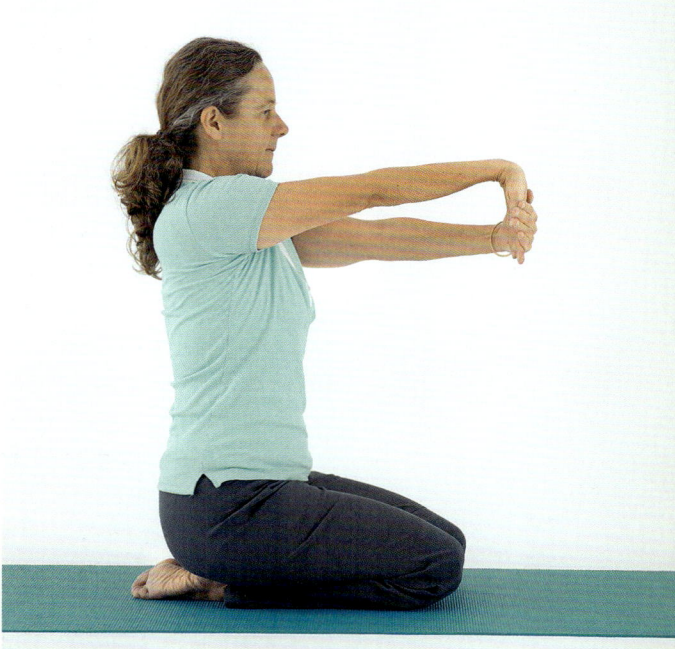

Position 1 – Bild 2

Die innere Reinigung

Wir sind tagtäglich vielen Giften ausgesetzt oder führen uns diese sogar selbst zu: Unsaubere Luft, schädliche Nahrung und Gifte, wie z. B. Nikotin, Alkohol, Tabletten und so weiter.

Im yogischen Kontext sind Gifte nicht nur physischer, sondern vielmehr immaterieller Natur. Auch Worte, Taten und negative Gefühle können unseren Energiehaushalt verringern. Häufig sind wir uns nicht bewusst, welche Auswirkungen bestimmte Situationen haben. Wir sind dessen nicht gewahr, welche Verbindungen, Gefühle oder Beziehungen uns nicht guttun oder sogar schaden können. Manchmal wissen wir es, verdrängen es aber. Zu oft sind wir im Konflikt mit uns oder unserer Umwelt. Dabei vernachlässigen wir manchmal den Blick aufs Wesentliche, auf das, was uns unser Leben gerade zu sagen hat.

> *»Ruhig wie ein tiefer See mit ungetrübtem Wasser ist der Weise mit seiner heiteren Klarheit.«*
>
> Buddha

Wenn wir lernen, genauer hinzuhören, eröffnet sich uns der Weg zur Selbsterkenntnis und darüber hinaus erfahren wir das Gefühl der Selbstliebe. Wir werden klarer und weicher. Um dies leben zu können, bedarf es einer inneren Reinigung, die sich sowohl körperlich, geistig als auch seelisch ausbreiten kann. Um uns innerlich zu entgiften und unsere Energiebahnen zu reinigen, gibt es unterschiedliche Ansätze. Einer davon ist es, Drehhaltungen auszuführen.

Drehhaltungen – Asanas für geistige und körperliche Reinigung

Um Drehhaltungen richtig auszuführen, müssen wir uns erst einmal unseres Körpers und dessen Möglichkeiten bewusst werden. Wir brauchen einen festen Sitz oder Stand, damit wir uns auf die Dehnung und Drehung fokussieren können. Mit dem Aufrichten der Wirbelsäule bringen wir den nötigen Abstand zwischen unsere Wirbelkörper. Durch die Komprimierung der Bauchorgane und bewusste Atemführung in den Bauchraum wirken Drehhaltungen entschlackend und reinigend. Psychologisch betrachtet, beginnen wir uns in uns aus- und aufzurichten. Dann erst sind wir mental bereit, einen nächsten Schritt zu gehen. Drehungen erweitern unser Bewusstsein, ermöglichen einen veränderten Blickwinkel und lassen uns wahrnehmen, was um uns herum geschieht.

Erst wenn sich der energetische Nebel vollkommen aufgelöst hat, können wir wieder klar sehen, handeln und fühlen.

DREHHALTUNGEN – *Vorbereitung der Wirbelsäule*

Bei allen Drehhaltungen ist es wichtig, zuerst mit der Einatmung Länge in der Wirbelsäule zu generieren, also den Oberkörper aus dem unteren Rücken heraus aufzurichten. Wir schaffen somit den Wirbelkörpern Raum und Luft. Nur dann können wir ohne uns selbst zu schaden in die Drehhaltungen gehen.

Position 1 – Kommen Sie zum Sitzen auf Ihre Matte. Die Wirbelsäule ist aufgerichtet. Bringen Sie Ihre Arme gestreckt über die Seite auf Schulterhöhe, die Handflächen schauen nach oben. Klappen Sie nun Ihre Unterarme ein, sodass diese im 90°-Winkel zu den Oberarmen stehen. Die Handflächen schauen sich an. Mit der Einatmung aus dem unteren Rücken heraus Länge in der Wirbelsäule schaffen, mit der Ausatmung drehen Sie sich langsam nach rechts auf (Bild). Einatmen, wieder zurück zur Mitte, Länge in der Wirbelsäule halten, nach links aufdrehen. Üben Sie dies mehrere Male zu jeder Seite, dann auflösen und entspannt die Schultern nach vorne und nach hinten kreisen. Weiter mit Position 2.

Position 2 – Drehsitz. Kommen Sie zum Sitzen auf Ihre Matte. Die Wirbelsäule ist aufgerichtet. Strecken Sie Ihr linkes Bein gerade aus. Der Fuß ist flex. Nun bringen Sie Ihr rechtes über das linke Bein, nahe an die Außenkante des linken Knies. Der rechte Fuß liegt flach auf. Umgreifen Sie Ihr linkes Knie mit beiden Händen, richten Sie Ihre Wirbelsäule auf und achten Sie darauf, dass beide Sitzhöcker den Boden berühren. Wenn dies nicht möglich ist, dann setzen Sie sich auf eine Decke und bringen Ihr rechtes Bein nicht ganz so nah an den Oberkörper. Einatmen, Länge schaffen und mit der Ausatmung drehen Sie sich nach rechts. Die rechte Hand ist in der Mitte hinten aufgestützt, der linke Ellbogen ist an der Außenkante des rechten Knies, um eine leichte Hebelwirkung zu erzielen. Den Kopf nicht zu weit drehen, dieser ist in der Verlängerung der Wirbelsäule (Bild). Atmen Sie bewusst, tief und lange in den Bauchraum. Nehmen Sie wahr, wie bei der Einatmung der Bauch nach außen tritt und bei der Ausatmung sanft in Richtung Wirbelsäule gezogen wird. Dabei verlieren Sie nicht die Aufrichtigkeit in Ihrem Rücken. Bleiben Sie für einige Atemzüge in *ardha matsyendrasana* und lösen Sie dann mit der Ausatmung auf. Drehen Sie sich ganz leicht in die Gegenbewegung nach links. Danach üben Sie die andere Seite. Gehen Sie Schritt für Schritt in diese Asana.

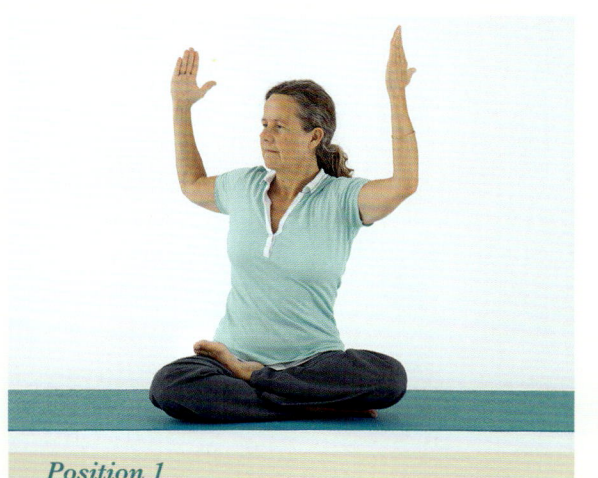

Position 1

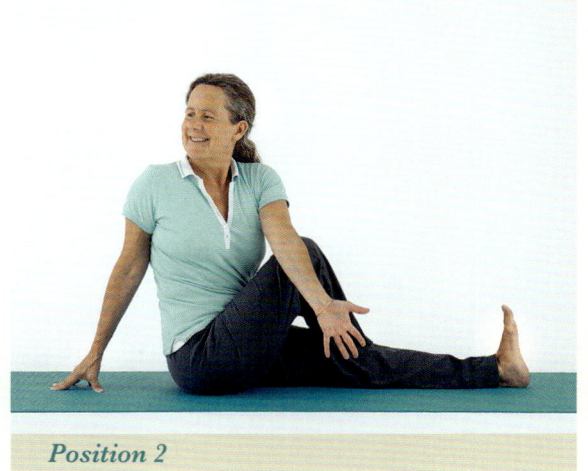

Position 2

VINYASA FLOW –
für körperliche und geistige Flexibilität

Position 1 – Dreieck-Vorwärtsbeuge. Stellen Sie sich mit weit gegrätsch-
ten Beinen auf die Mitte Ihrer Matte. Die Füße sind parallel zum Mattenrand ausgerichtet. Belasten Sie die Fuß-Außenkanten, das gibt Ihnen Stabilität. Bringen Sie
mit der Einatmung die Arme gestreckt über die Seite nach oben, auf Schulterhöhe.
Mit der Ausatmung drehen Sie den Oberkörper nach rechts und beugen sich
nach vorne. Bringen Sie die linke Hand an die Außenkante des rechten Knies,
sehr bewegliche Personen an die Außenkante des rechten Fußes (Bild). Bringen
Sie den Oberkörper nach der Drehung zurück zur Mitte, Länge schaffen in der
Wirbelsäule, und kommen Sie mit der Einatmung langsam nach oben zum Stehen.
Mit der Ausatmung neigen Sie sich wieder nach vorne, drehen sich nach links
und bringen die rechte Hand an die Außenkante Ihres Knies oder Fußes. Dann
Oberkörper wieder zurück zur Mitte, Arme sind seitlich und mit langem, gestreck-
tem Rücken nach oben kommen. Dann weiter in Position 2.

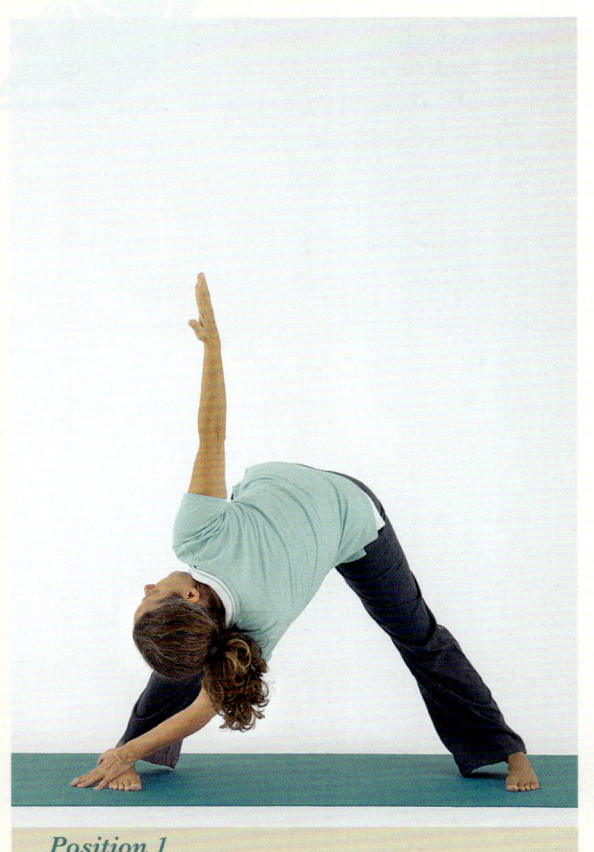

Position 1

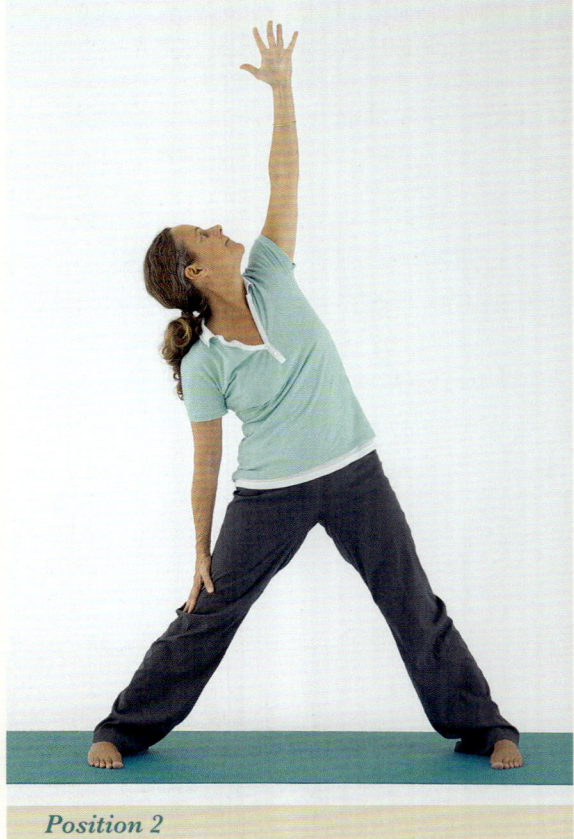

Position 2

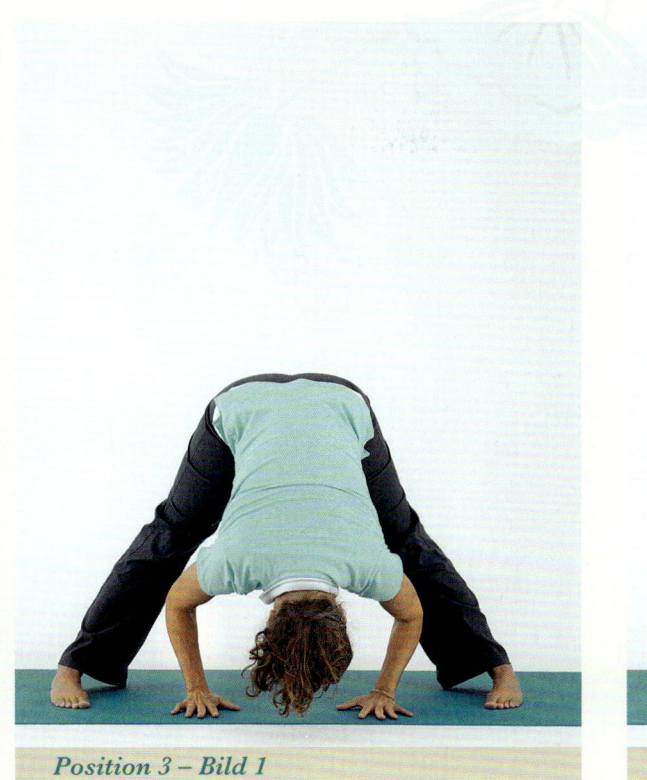

Position 3 – Bild 1

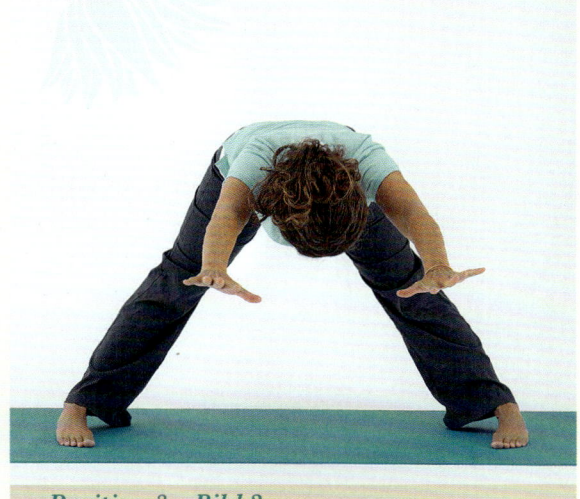

Position 3 – Bild 2

Position 2 – Seitliche Rumpfneigung. Mit der nächsten Ausatmung neigen Sie den Rumpf nach rechts, der linke Arm ist gestreckt über der Schulter, Handfläche seitlich gedreht. Wenn es Ihr Nacken erlaubt, blicken Sie in Ihre linke Hand (Bild). Einatmen, wieder nach oben kommen, Arme sind seitlich ausgestreckt, ausatmend zur anderen Seite neigen, rechter Arm gestreckt nach oben, der Blick zur gedrehten Hand gewandt. Dann weiter in Position 3.

Position 3 – Vorwärtsbeuge. Kommen Sie mit der Einatmung wieder nach oben, dieses Mal bringen Sie Ihre Arme über vorne gestreckt nach oben, über den Kopf. Ihre Beine sind stabil, Rücken lang und mit der Ausatmung gehen Sie in die Vorwärtsbeuge, Hände berühren den Boden, Schultern lösen (Bild 1). *Prasarita padottanasana.* Dann bringen Sie Ihre Arme parallel zu den Ohren, langer Rücken, Schultern nicht nach oben ziehen (Bild 2) und mit der Einatmung kommen Sie nach oben in den Stand, mit der Ausatmung Arme über vorne absenken. Hier können Sie entweder nachspüren oder mit der nächsten Einatmung wieder von vorne beginnen. Üben Sie diesen wunderbaren Vinyasa-flow mehrere Male und mit der Zeit versuchen Sie, die Atmung langsamer fließen zu lassen und somit auch die Bewegungen. Gerne mit der *Ujjayi*-Atmung ausführen.

Nyasam – der sanfte Kontakt mit mir

Durch das Berühren unserer Finger oder einzelner Körperpartien treten wir bewusst und hingebungsvoll mit unserem Körper in Kontakt. In einer subtilen Form nehmen wir durch achtsames Berühren Verbindung mit uns auf. Noch stärker können wir die Kraft dieser Übung erleben, wenn wir bestimmte Mantren dazu chanten. Hierbei suchen wir uns ein für uns positives Objekt aus, abstrakt oder real, und verbinden uns mit seinen Qualitäten.

Nehmen wir zum Beispiel als Objekt für unser Mantra den Mond.
Der Mond repräsentiert folgende Eigenschaften:
– Ruhe und Gelassenheit
– Reflexion und Transformation
– kühlende Energie
– Kraft und das Heilen von Krankheiten

Das Anwenden von Fingergestiken mit Mantren

Unsere Finger sind mit einer sehr feinen Sensorik ausgestattet. Insbesondere die Fingerkuppen verfügen über Hunderte von Nervenzellen für den Tastsinn. Bereits eine leichte Veränderung des Drucks kann viel in uns auslösen.

In der altindischen Sprache Sanskrit heißt Mond *Chandra*, *Tha* oder *Soma*. Fügen wir das Ganze nun in ein Mantra zusammen, so lautet es:

»Om Somaya Namah«

Übung – Om Somaya Namah

Beide Handflächen zeigen nach oben, die Finger sind ganz leicht gespreizt. Nun beugen Sie beide Daumen nach innen und fahren Sie langsam mit den Daumen an den Außenkanten Ihrer Zeigefinger entlang. Klappen Sie, wenn Sie an den Fingerspitzen angekommen sind, die Zeigefinger ein und fahren Sie weiter mit den Daumen vom Nagel ausgehend bis hinunter zum Fingeransatz. Und wieder zurück. Wiederholen Sie diese Übung langsam mit jedem Finger, gleichzeitig mit beiden Händen.

»Spirituell betrachtet, wirkt die Berührung unserer Finger wie ein sanftes Streicheln unserer Seele.«

Während Sie Ihre Finger in dieser Form berühren, chanten Sie:
Om Somaya Namah. Dreimal laut, dreimal sanft, dreimal still (mental).

Bei Marina war es wichtig, ihre Energie in den Fluss und die Hitze aus ihrem Körper zu bekommen. Viele verschiedene Möglichkeiten konnte ich bei ihr mit gro-
ßem Erfolg anwenden. Nach einigen Wochen stieg ihr Zutrauen, vor allen Dingen
auch in ihre linke Körperhälfte. Sie setzte ihre Finger mehr ein. Aber vor allen Dingen wuchs dadurch ihr Selbstbewusstsein, sodass der über Jahre angestaute
Unmut und die Gereiztheit langsam verschwanden und sie entspannter, sicherer
und leichter durchs Leben gehen konnte.

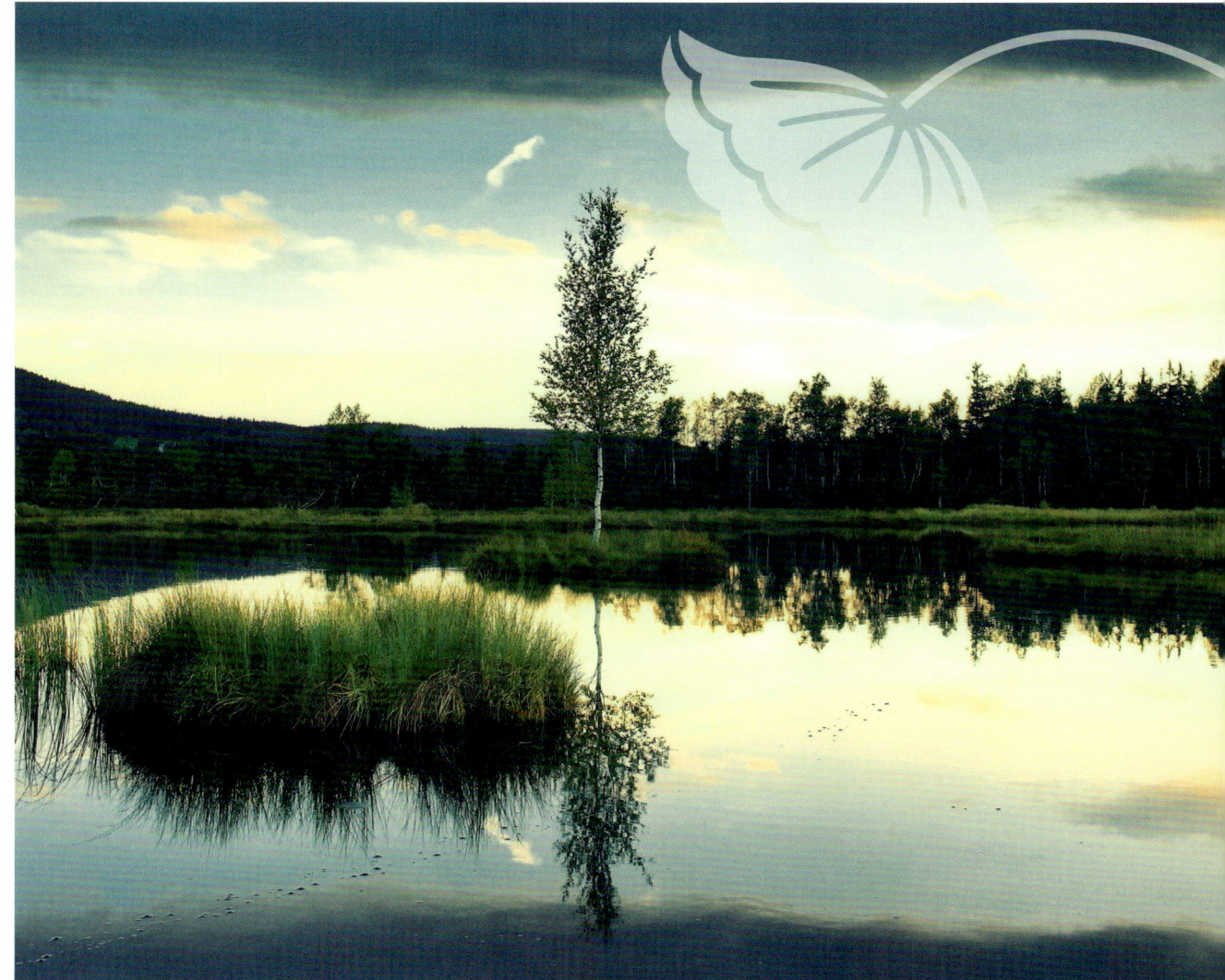

CHANDRA BHEDANA – *Die Mondatmung*

Die Mondatmung ist beruhigend, die Innenschau fördernd und kühlend. Sie wirkt wohltuend bei Nervosität, Angespanntheit, Gereiztheit, bei zu großer innerer Hitze (etwa bei Fieber und in den Wechseljahren). Sie hilft durch die beruhigende Wirkung auch bei Schlaflosigkeit. Sie sollte aber nicht geübt werden, wenn der Kreislauf schwach und der Blutdruck niedrig ist.

Bereiten Sie sich vor, für einige Minuten bequem, still und mit einem aufrechten Oberkörper sitzen zu können. Sie können entweder auf einer Yogamatte, Decke, einem Kissen oder gar auf einem Stuhl Platz nehmen. Wichtig ist, dass Sie ohne große Anstrengung aufrecht sitzen können, um damit den Energiefluss entlang der Wirbelsäule gewährleisten zu können. Verbinden Sie sich mit den Qualitäten des Mondes (wie vorhin beschrieben) und versuchen Sie, Ihre Konzentration darauf zu halten. Mit dieser Intention wollen wir eine Atemübung ausführen:

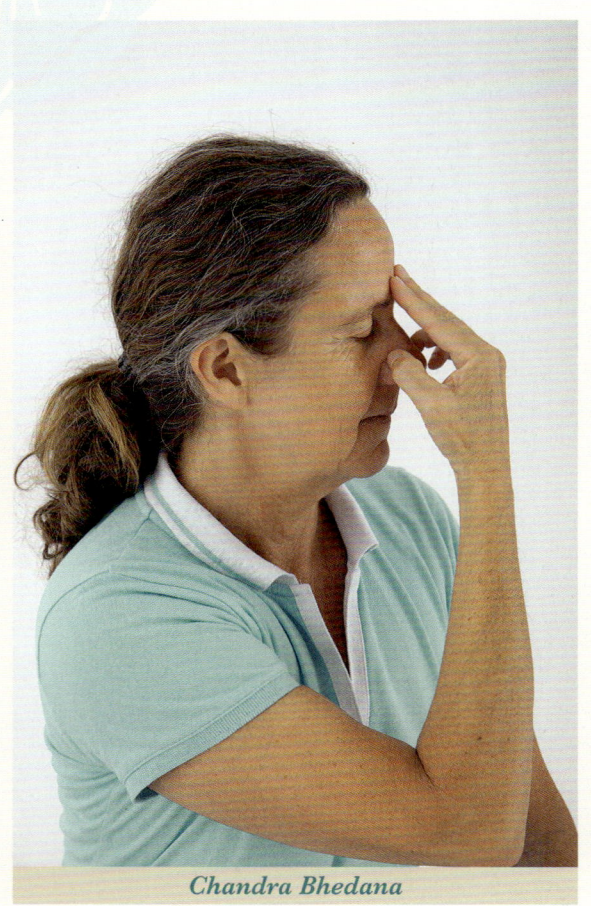

Chandra Bhedana

Übung – Chandra Bhedana. Die linke Hand ist in *chin-Mudra* (Zeigefinger und Daumen berühren sich leicht. Der Zeigefinger steht für die individuelle, der Daumen für die universelle, kosmische Energie. Dies symbolisiert die Einheit des Menschen mit dem Göttlichen. Vielleicht spüren Sie mit der Zeit ein leichtes Kribbeln in Ihren Fingerspitzen. Dies könnte bedeuten, dass Sie beginnen, feinstoffliche Energie wahrzunehmen). Die rechte Hand ist in *nasagra-Mudra* (Zeige- und Mittelfinger an das Dritte Auge – zwischen den Augenbrauen – Daumen an die Außenseite des rechten Nasenlochs, Ringfinger an die linke Seite.) Das dritte Auge steht für die Intuition und die Berührung dieses Punktes wirkt zugleich beruhigend. Durch sanfte Druckverlagerung schließen Sie Ihr rechtes Nasenloch und atmen durch das linke Nasenloch ein. (Bild) Das linke Nasenloch schließen, das rechte öffnen, durch das rechte ausatmen. Das rechte Nasenloch schließen, das linke öffnen, durch das linke einatmen etc. Links ein, rechts aus. Mindestens zwölfmal mit geschlossenen Augen wiederholen. Nehmen Sie danach Ihre Hand wieder langsam herunter. Beide Hände liegen entspannt auf Ihren Beinen. Versuchen Sie, noch für einige Zeit in der Stille zu verweilen.

Zur Ruhe kommen

Selbstliebe leben

Das Erkennen dessen, was uns das Leben schwer macht, ist kein leichtes Unterfangen. Zu oft sind wir eingebunden in die Bewältigung der vielen Aufgaben, die uns das Leben stellt. Manchmal so sehr, dass wir uns beinahe nicht imstande sehen, diese zu bewältigen oder gar denken, wir sind fremd- oder ferngesteuert. Spätestens dann ist der Zeitpunkt gekommen, dass wir innehalten und versuchen, zur Ruhe zu kommen.

Wir verlangen so viel von uns und geben uns selten die Zeit, uns wahrhaftig zu regenerieren oder auch über Dinge zu reflektieren. Wir sehen weder den Sinn darin, noch denken wir, dass wir es wert sind, uns um uns zu kümmern. Alles andere um uns herum ist immer wichtiger. Ein großer Fehler, den man langsam beheben kann. Yoga ist ein guter Weg, da wir hier lernen, bewusst mit uns umzugehen, uns Zeit zu geben und mit Hingabe die Übungen auszuführen, und wir uns somit besser wahrnehmen können. Die tiefen Empfindungen der Liebe erlangen wir über den Weg der Selbstliebe, den wir nur gehen können, wenn wir klar und rein mit unseren Gedanken, unseren Gefühlen und mit uns selbst sind. Aus der Selbstliebe heraus kann die universelle Liebe geboren werden. Wir lernen bedingungslos zu lieben und zu geben.

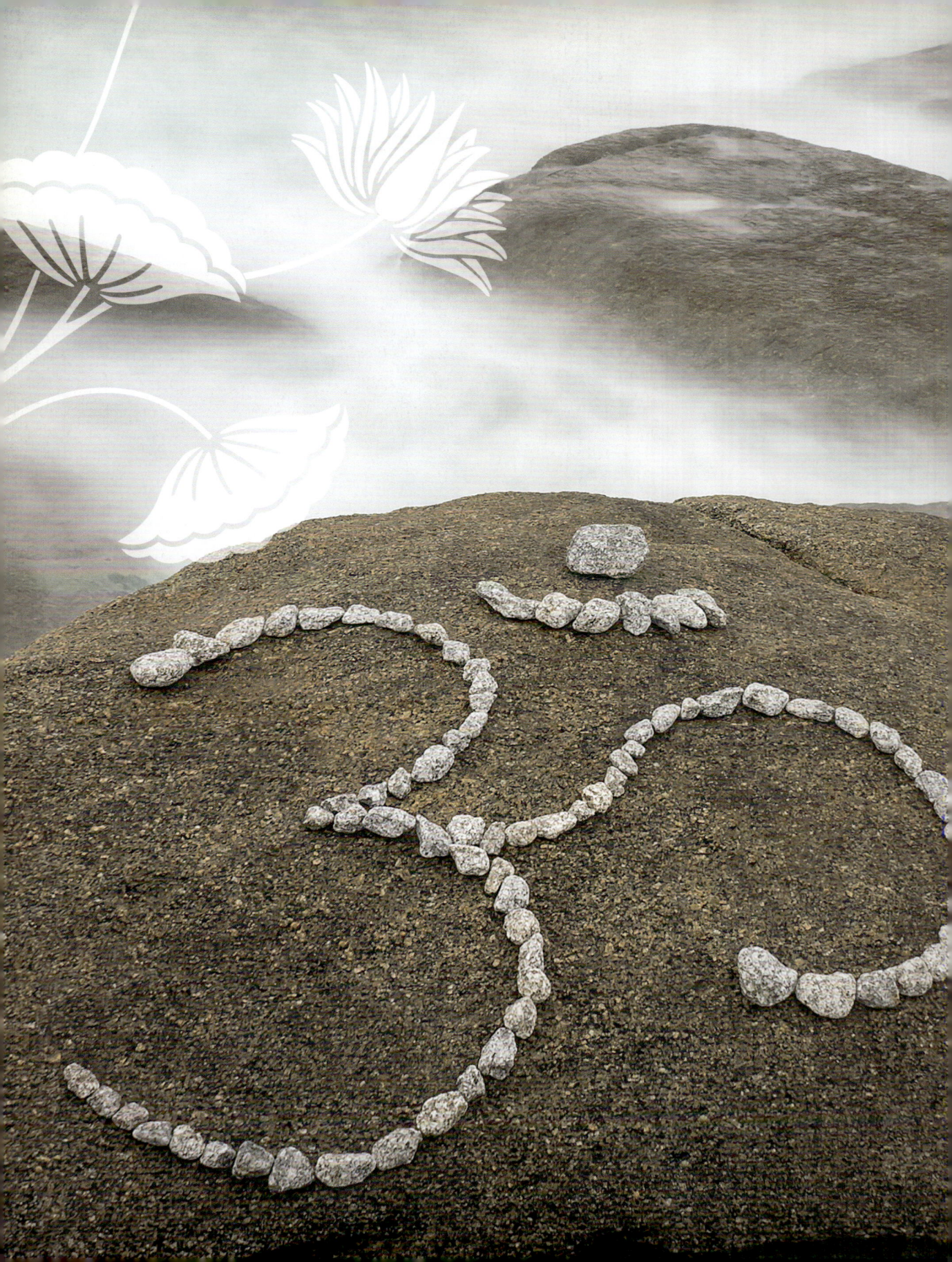

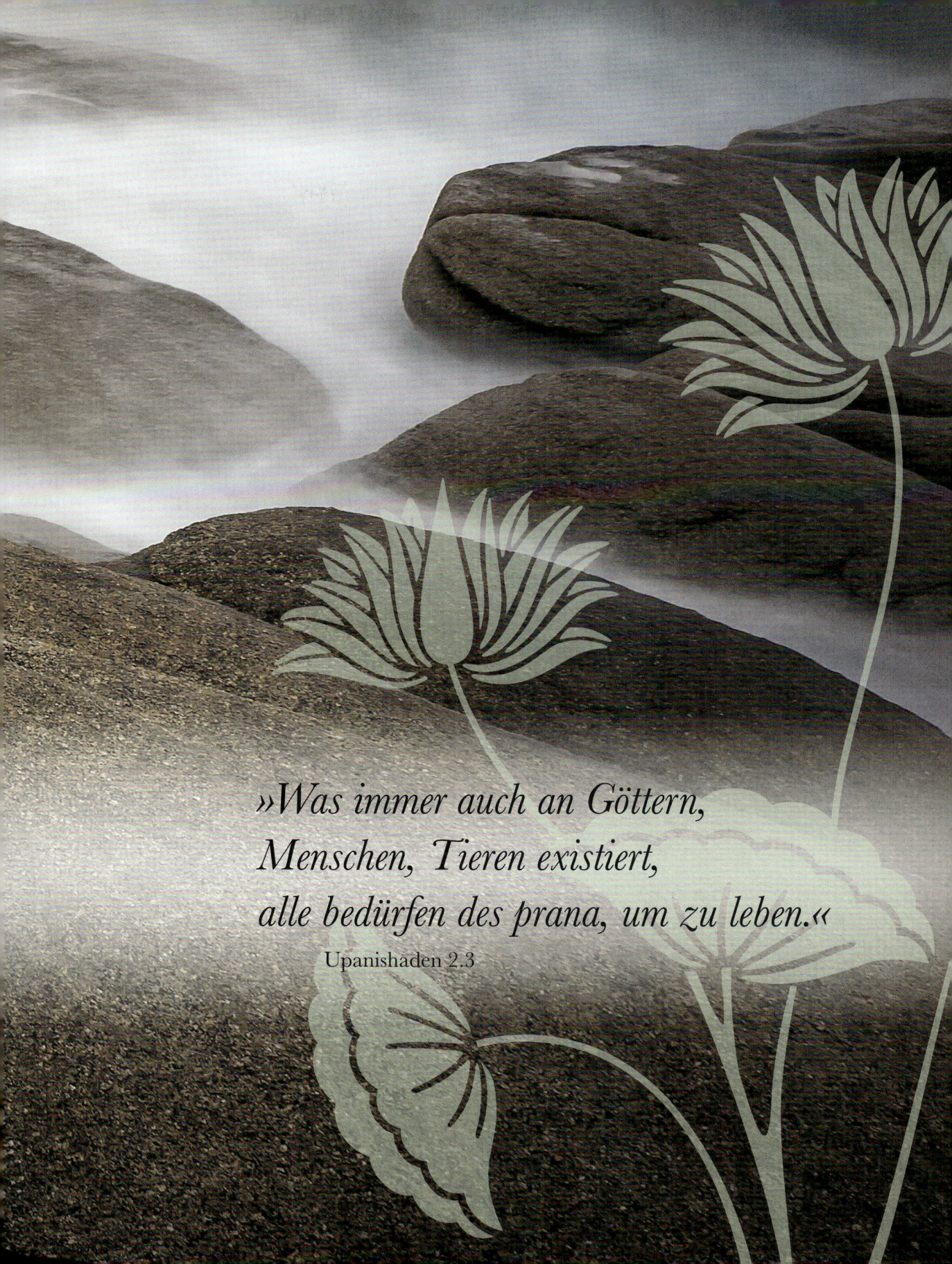

»Was immer auch an Göttern,
Menschen, Tieren existiert,
alle bedürfen des prana, um zu leben.«

Upanishaden 2.3

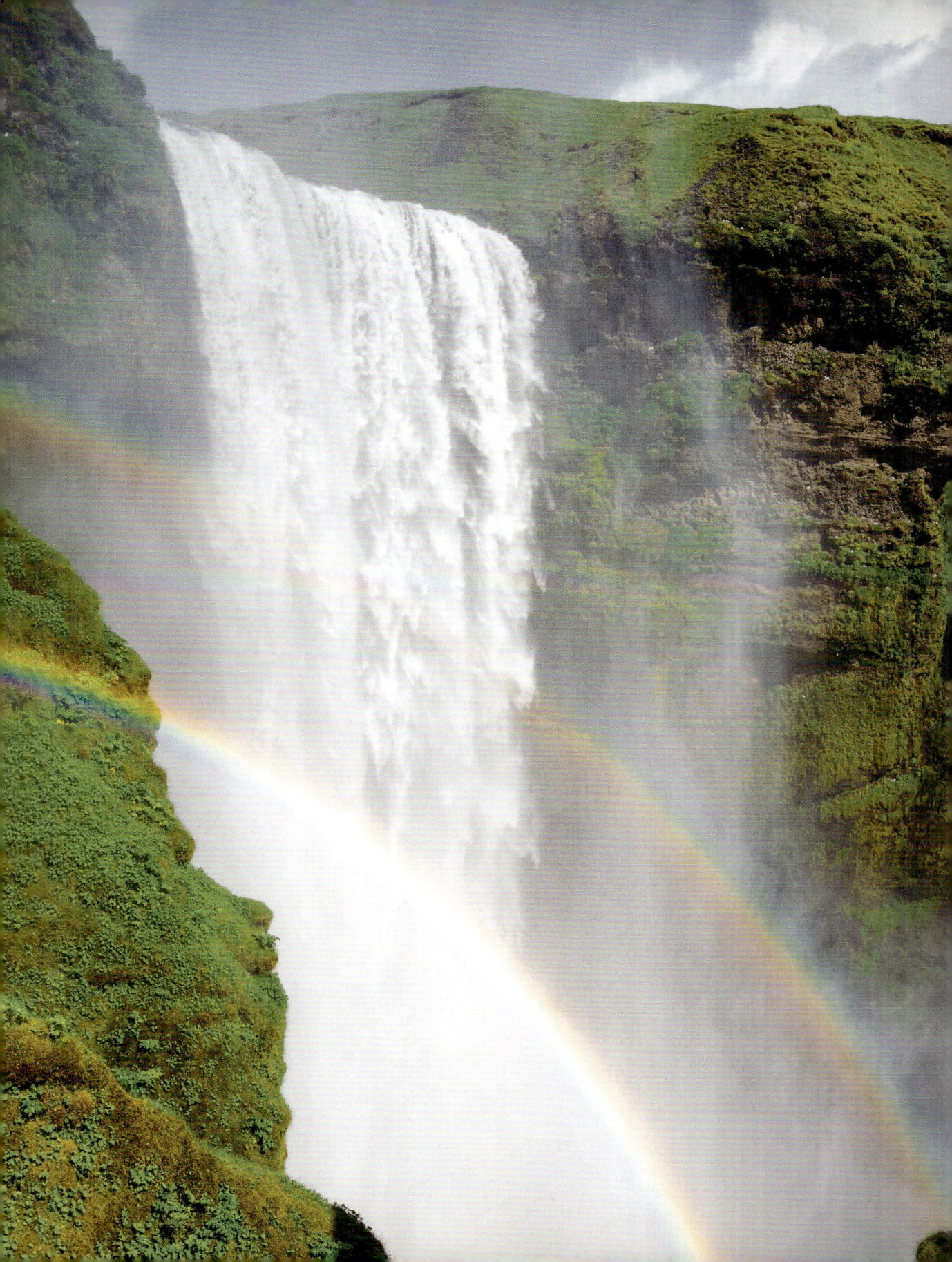

Wie bekomme ich mehr Energie?

Jede Woche kam er am frühen Abend in meine Yogastunde und sobald sich Sebastian auf seine Matte setzte, begann er herzhaft zu gähnen. Manche mag das stören. Ich fand es nur amüsant und zugleich gut, denn es zeigte, dass er sich in diesem geschützten Raum fallen lassen konnte. Offenbar waren die Tage für seine Menge an verfügbarer Energie zu anstrengend. Er klagte oft über Mattigkeit, Unlust und Schwere. Noch war Sebastian nicht bewusst, dass die Menge an Energie unerschöpflich ist. Es besteht häufig die Annahme, dass es sogenannte Energieräuber oder bestimmte Situationen im Leben gibt, die einem permanent Energie entziehen. Das mag vorübergehend auch so sein. Doch wenn ich verstehe, dass ich derjenige bin, der einzig und alleine für seinen Energiehaushalt verantwortlich ist, dann dürfte es keinen Zusammenhang mit äußeren »Energieräubern« geben. Wenn ich in meiner Balance bin, weiß, was mir guttut, weiß, was mir schadet und wenn ich darüber hinaus Energiequellen bewusst nutze, haben sogenannte schlechte Energien keinen Einfluss.

Auch in Sebastians Gefühlshaushalt hatte ich enorme Schwankungen festgestellt. Mal war er zutiefst bedrückt und eine Kleinigkeit konnte ihm Tränen in die Augen treiben und manchmal, eher selten, strotze er nur so vor guter Laune. Beides war in der jeweiligen Ausprägung für mein Empfinden zu extrem. Ich hatte das Gefühl, dass Sebastian eine Leere in sich trug, sein Selbstwertgefühl nicht stark ausgeprägt war. Ich wusste, dass er seit Langem nicht mehr in einer Beziehung war und sich nach Liebe und Zuneigung sehnte – Liebe suchte, die er für sich selbst nicht empfand. Zudem war er in seinem Beruf unglücklich. Beziehungsweise er fühlte sich missverstanden und ausgenutzt. Dies war aber nur die halbe Wahrheit, besser gesagt, Sebastians Wahrnehmung. Denn er berichtete mir von Situationen seine Arbeit betreffend, in der ich als Außenstehende klar beide Seiten verstand. Sebastian fiel es schwer, beide Seiten zu sehen. Er merkte nicht, dass es ihm manchmal selbst an Leidenschaft und Engagement mangelte. Vielleicht würde er später entdecken, dass nur er an dieser für ihn belastenden Situation etwas ändern konnte und sollte.

Sebastian sprach mich an, ob er nicht ein paar Einzelstunden bei mir nehmen könnte. Da ich ihn bereits seit mehreren Jahren kannte, konnten wir sofort tief in den Unterricht einsteigen. Wir begannen mit einer Atemübung, die auch als Energieverstärker bezeichnet wird.

Kapalabhati – Das Schädelleuchten

Das Leuchten des Schädels ist eher energetisch zu verstehen. Es beschreibt einen freien, klaren Kopf, der durch diese Atemtechnik herbeigeführt werden kann.
Wir treten ein in die metaphysische Ebene, unsere Gedanken lösen sich aus dem mentalen Raum und der Zustand des Leuchtens wird ermöglicht. Manche Menschen werden einen warmen oder gar heißen Energieschub durch ihren Körper wahrnehmen können, der sich nach oben zum Kopf hin trichterförmig ausweitet und darüber hinaus weiterströmt. Der Punkt am Scheitel, auch als Scheitel- oder Kronenchakra bezeichnet, erscheint in einem weißen, reinen Licht und mancher vermag die Verbindung mit der göttlichen Energie zu spüren. Die inneren Bauchorgane werden angeregt, dadurch können wir alle unnötigen Toxine aus unserem Körper und den Energiebahnen entfernen. Mit *kapalabhati* können wir in kurzer Zeit unseren Körper und Geist energetisch aufladen.

Übung – Kapalabhati

Das Prinzip von *kapalabathi* ist ein stoßweises Ausatmen, gefolgt von einem passiven Einatmen, ähnlich dem Vorgang des Naseputzens: Sitzen Sie aufrecht, mit gekreuzten Beinen, die Augen sind sanft geschlossen. Beide Hände liegen entspannt auf den Knien. Nun üben Sie einige Male bewusst die Bauchatmung. Dann atmen Sie halb in den Bauch ein und beginnen stoßweise auszuatmen, die Einatmung erfolgt passiv. Üben Sie in etwa 20 Wiederholungen. Danach lassen Sie Ihren Atem wieder frei fließen und spüren lange nach. Gerne können Sie *kapalabhati* noch zwei Mal wiederholen. Wenn Ihnen schwindlig werden sollte, ist dies ein Indikator dafür, dass Sie entweder zu schnell oder zu druckvoll üben. Nehmen Sie die Intensität heraus. Auch bei dieser Atemübung ist es wichtig, sich an einen geübten Yogalehrer zu wenden. *Kapalabhati* gehört zu den *kriyas* (Reinigungsübungen) und kann sehr kraftvoll und wirksam sein.

Nach dieser energetischen Reinigung und einem langen Nachspüren konnten Sebastian und ich uns der Auswahl der Asanas widmen. Der Fokus lag dabei auf den Rückbeugen.

Rückbeugen

Asanas für die Öffnung des Herzens

Durch Rückbeugen lernen wir, uns allem und jedem gegenüber zu öffnen und zugleich unser Selbstbewusstsein zu stärken. Rückbeugen befreien von Furcht und geben uns sowohl geistige als auch körperliche Flexibilität. Wir beschäftigen uns hierbei mit dem Jetzt und öffnen uns dahingehend. Rückbeugen wirken zudem energetisierend und werden intensiviert, wenn wir die Einatmung verstärken. Achtung: Man sollte Rückbeugen nicht zu spät vor dem Schlafengehen üben, sonst könnte es schwierig mit dem Einschlafen werden.

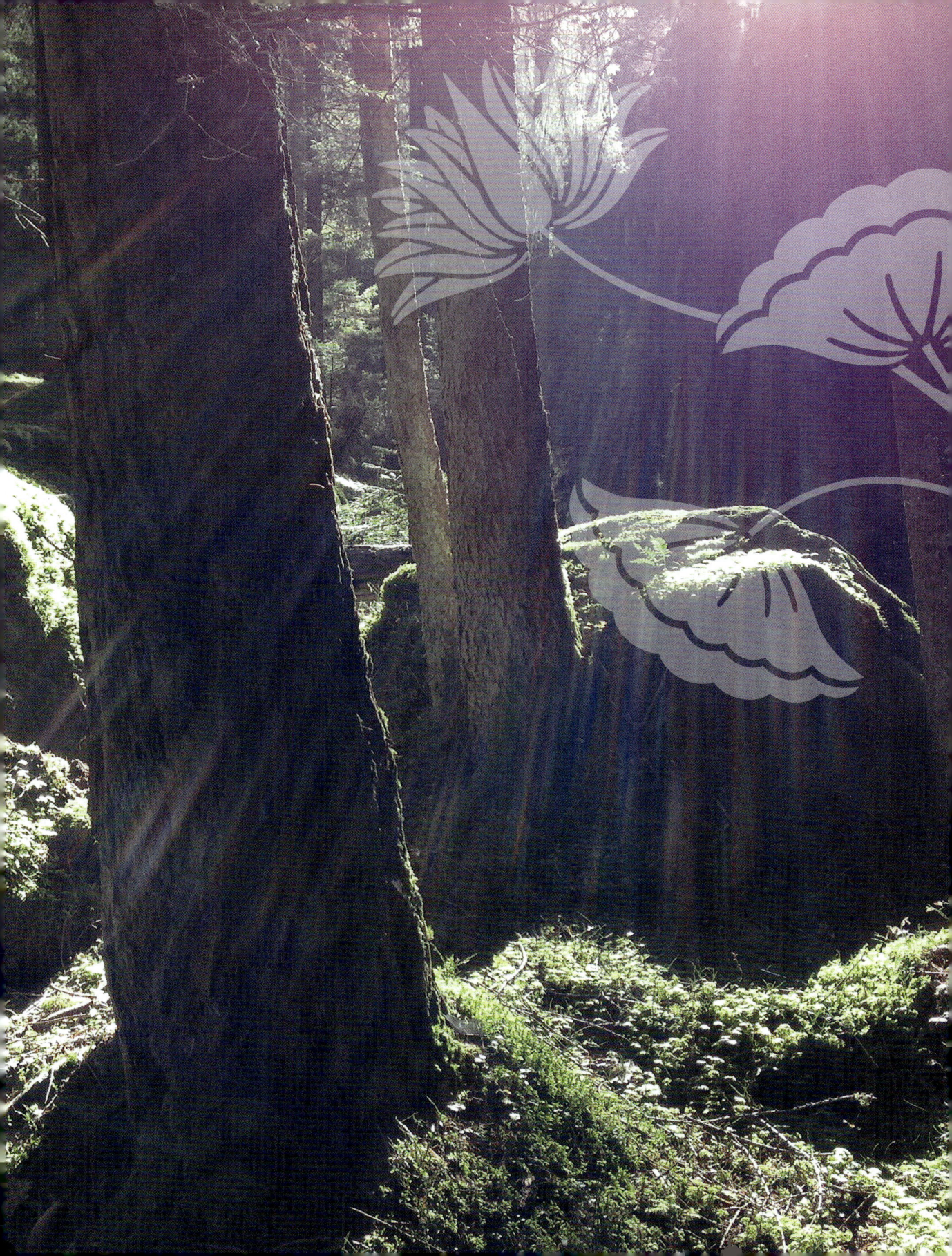

ÖFFNUNG DES HERZENS – *Teil I*

Position 1 – Schulter-Mobilisation mit Gurt. Kommen Sie zum Stehen auf Ihre Matte. Die Beine sind hüftbreit geöffnet. Kreisen Sie entspannt Ihre Schultern einige Male nach vorne, dann nach hinten. Nun nehmen Sie einen Gurt und greifen ihn relativ weit außen, sodass Sie mit Ihren ausgestreckten Armen vor Ihrem Körper den Gurt gut auf Zug halten. Mit der Einatmung bringen Sie den gespannten Gurt gestreckt nach oben (Bild 1). Über dem Kopf kurze Atempause. Mit der Ausatmung die Schultergelenke nach hinten rotieren, Gurt auf Spannung halten und die Arme parallel nach hinten absenken (Bild 2). Kurze Atempause. Konzentrieren Sie sich und bringen nun beide Arme gestreckt und synchron mit der Einatmung wieder nach oben und mit der

Ausatmung wieder nach vorne absenken. Achtung: Versuchen Sie zu Beginn den Gurt nicht zu eng zu greifen, geben Sie sich und Ihrem Körper Zeit. Der Gurt sollte sowohl vor als auch hinter Ihrem Körper immer auf Zug sein und parallel geführt werden. Wenn Sie merken, dass es Ihnen schwer fällt oder Sie irgendwo ausgleichen wollen, vergrößern Sie den Abstand zwischen Ihren Händen. Sobald Sie die Übung mit Leichtigkeit ausführen können, verringern Sie den Abstand ein wenig, damit Sie noch mehr an der Öffnung der Schultergelenke und des Brustkorbes arbeiten können. Nach mindestens acht Wiederholungen legen Sie den Gurt zur Seite und kreisen Ihre Schultern zum Ausgleich nochmal leicht nach vorne und nach hinten.

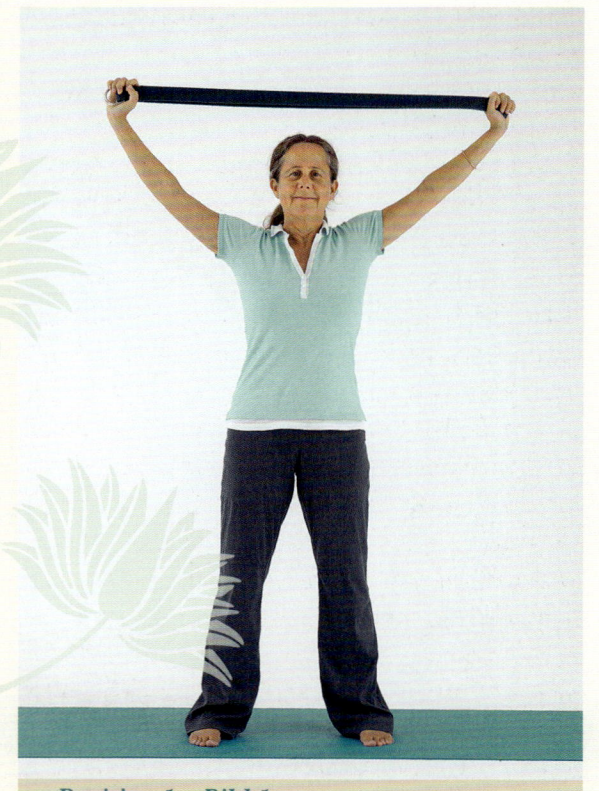

Position 1 – Bild 1

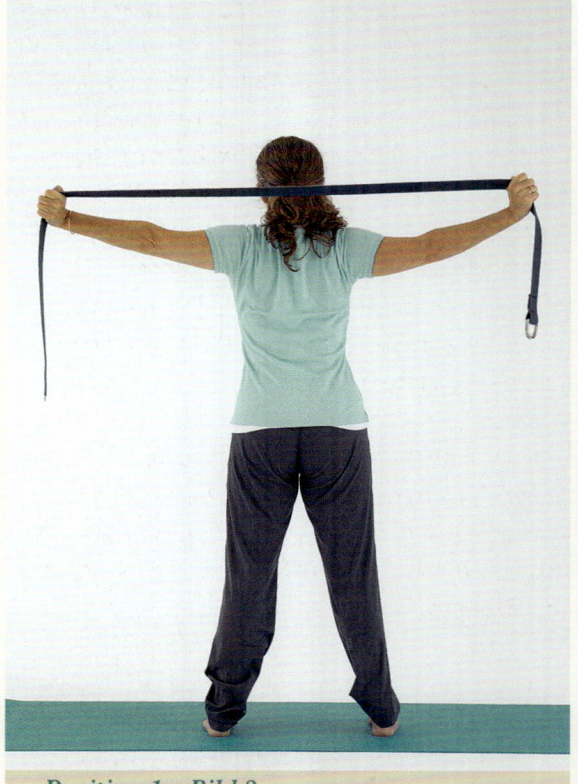

Position 1 – Bild 2

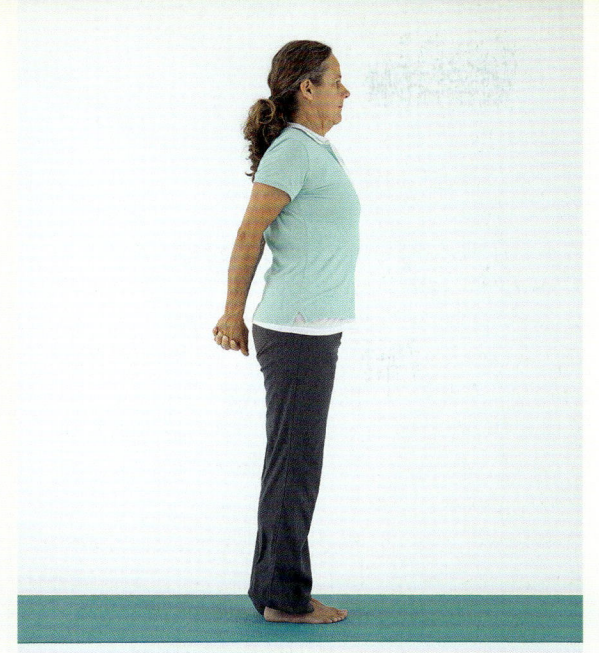

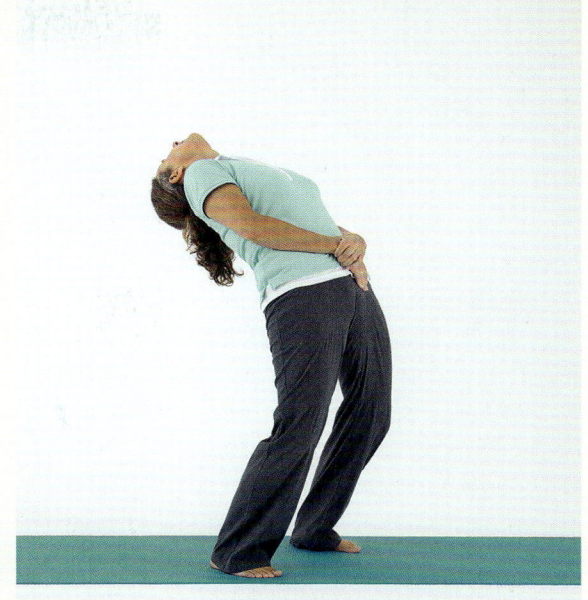

Position 2 – Tadasana, Hände hinter dem Rücken.

Kommen Sie wieder zum Stehen auf Ihre Matte. Die Füße sind geschlossen, die großen Zehen berühren sich, die Fersen sind leicht auseinander. Mit einigen tiefen Atemzügen erden Sie sich. Bringen Sie Ihre Arme hinter Ihren Rücken und verschränken Sie Ihre Finger. Mit der nächsten Einatmung öffnen und weiten Sie den Brustkorb, mit der Ausatmung strecken Sie leicht Ihre Arme nach hinten. Bringen Sie Ihr Schambein sanft nach oben, sodass Sie nicht im Hohlkreuz stehen. Mit der Zeit können Sie Ihren Brustkorb noch mehr öffnen, die Schultergelenke rotieren nach hinten, Schultern leicht zurückziehen und die Arme noch etwas weiter vom Rücken weg, wenn es geht, die Handflächen schließen (Bild). Versuchen Sie einige bewusste Atemzüge in den Brustraum zu führen. Mit der Zeit lösen Sie die Übung auf und lockern Ihre Schultern mit einer Kreisbewegung aus. Weiter mit Position 3.

Position 3 – sanfte Rückbeuge.

Stellen Sie sich breitbeinig auf Ihre Matte und erden Sie sich. Greifen Sie mit der rechten Hand das linke Handgelenk vor Ihrem Bauch. Setzen Sie Ihre Hände unterhalb Ihres Bauches an, womit Sie eine Art Verschluss anbringen, den wir für die kommende Rückbeuge benötigen. Atmen Sie tief ein, Brustkorb öffnen und ziehen Sie beide Hände leicht nach oben, um den Verschluss noch etwas enger zu machen und mit der Ausatmung lehnen Sie sich langsam zurück. Die Beine sind leicht angewinkelt. Ihre Augen bei dieser Asana immer geöffnet lassen, damit Sie die Stabilität halten können. Lehnen Sie sich noch ein bisschen weiter zurück (Bild). Gehen Sie aber nur so weit in diese sanfte Rückbeuge, wie Sie sich sicher fühlen. Den Kopf nicht zu sehr in den Nacken sinken lassen. Nach einigen Atemzügen kommen Sie mit der Einatmung nach oben und mit der Ausatmung lehnen Sie sich entspannt nach vorne. Den Handverschluss können Sie lösen. Lassen Sie Ihren Rücken passiv aushängen, die Beine sind leicht angewinkelt. Nach einigen Momenten kommen Sie wieder in *tadasana*, Beine geöffnet. Gut erden, die Handgelenke nun andersherum greifen, verschließen. Mit der Einatmung Brustkorb öffnen. Mit der Ausatmung in die Rückbeuge. Tiefe Brustkorb-Atmung. Gehen Sie nicht zu weit. Dann lösen Sie wieder auf und entspannen Sie sich.

ÖFFNUNG DES HERZENS – *Teil II*

Position 1 – Sphinx. Kommen Sie auf dem Bauch zum Liegen auf Ihre Matte. Stützen Sie sich auf Ihre Ellbogen auf. Die Ellbogenspitzen sind genau unterhalb der Schultern. Ihre Unterarme liegen flach auf dem Boden, das Schambein ist leicht in den Boden gedrückt. Versuchen Sie Länge in Ihren Beinen aus den Hüftgelenken heraus zu schaffen. Mit der Einatmung richten Sie Ihren Oberkörper auf, drücken Sie sich nach oben in die majestätische Sphinx (Bild). Achten Sie darauf, dass Sie nicht zu viel Druck im unteren Rücken haben, spannen Sie die obere Rückenmuskulatur an. Hier dehnen wir wunderbar die Bauchvorderseite, stärken den Rücken und weiten unseren Brustkorb und somit unser Herz.

Position 2 – Kobra. Kommen Sie wieder bäuchlings auf Ihre Matte. Positionieren Sie Ihre Hände unterhalb der Schultern, sodass die Handgelenke mit den Schultergelenken in einer Linie sind. Schaffen Sie Länge in den Beinen aus den Hüften heraus. Die Fußriste und Zehen liegen flach auf dem Boden, Zehen nicht verkrampfen. Drücken Sie Ihr Schambein in den Boden und mit der nächsten Einatmung stemmen Sie sich nach oben in die *bhujanghasana*. Nicht die Schultern nach oben ziehen. Der Brustkorb weitet sich, tief atmen. Das Becken bleibt auf dem Boden, wenn Sie mögen, können Sie den Blick nach oben richten (Bild).

Achtung: Menschen mit Nackenproblemen, sollten den Blick geradeaus gerichtet halten. Wenn Sie einen zu großen Druck im unteren Rücken spüren, dann stemmen Sie sich nicht ganz so weit nach oben. Geübte sollten *bhujanghasana* mit der *Ujjayi*-Atmung üben. Gerne können Sie die Augen schließen. Nach einigen Atemzügen lösen Sie die Übung auf und entspannen Sie sich wie unten beschrieben.

Entspannung für alle Rückbeugen, die am Boden geübt werden – Kommen Sie bäuchlings auf Ihre Matte. Bringen Sie Ihre beiden Hände übereinander, formen somit ein Kissen und legen darauf Ihre rechte Wange ab. Die Beine sind gestreckt, die großen Zehen berühren sich, die Fersen kippen nach außen. Wenn Sie mögen und es Ihnen Wohlbefinden bereitet, dann wackeln Sie ein wenig mit Ihrem unteren Rücken hin und her, um diesen wieder in die Entspannung zu bringen. Beim nächsten Mal legen Sie Ihren Kopf zur linken Seite ab.

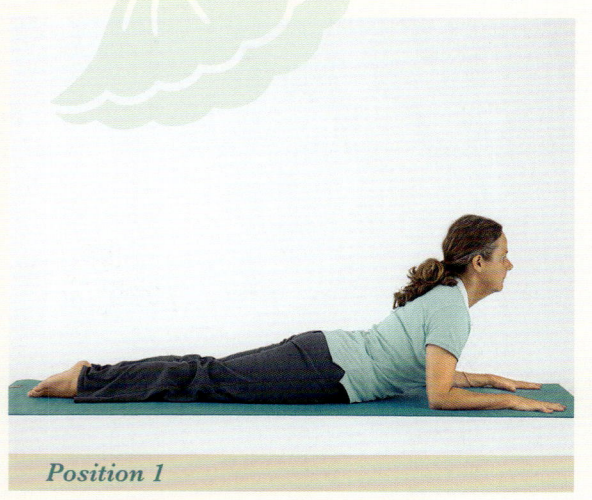

Position 1

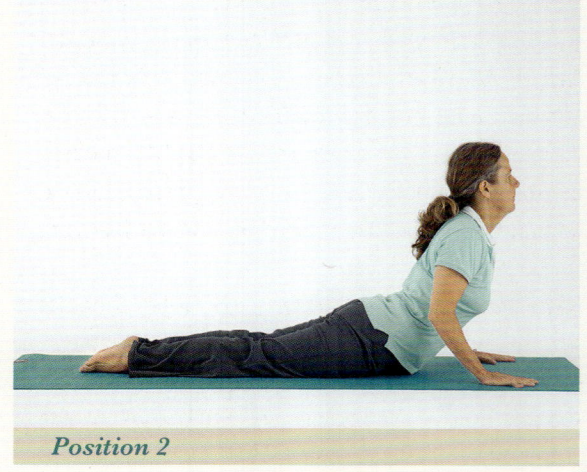

Position 2

SALABHASANA – *Die Heuschrecke in drei Schritten*

Gehen Sie nach jeder der folgenden Positionen zum Nachspüren in die auf Seite 110 beschriebene Entspannungshaltung.

Position 1 – Kommen Sie bäuchlings auf Ihre Matte. Versuchen Sie, Länge in den Beinen zu schaffen. Nehmen Sie beide Arme gestreckt nach vorne. Drücken Sie bewusst Ihr Schambein in den Boden, um Ihren unteren Rücken zu entlasten. Mir der nächsten Einatmung heben Sie Arme und Beine ein wenig vom Boden ab (Bild). Bleiben Sie für einige Momente in der kleinen, vorbereitenden Heuschrecke. Dann lösen Sie auf, entspannen und nachspüren.

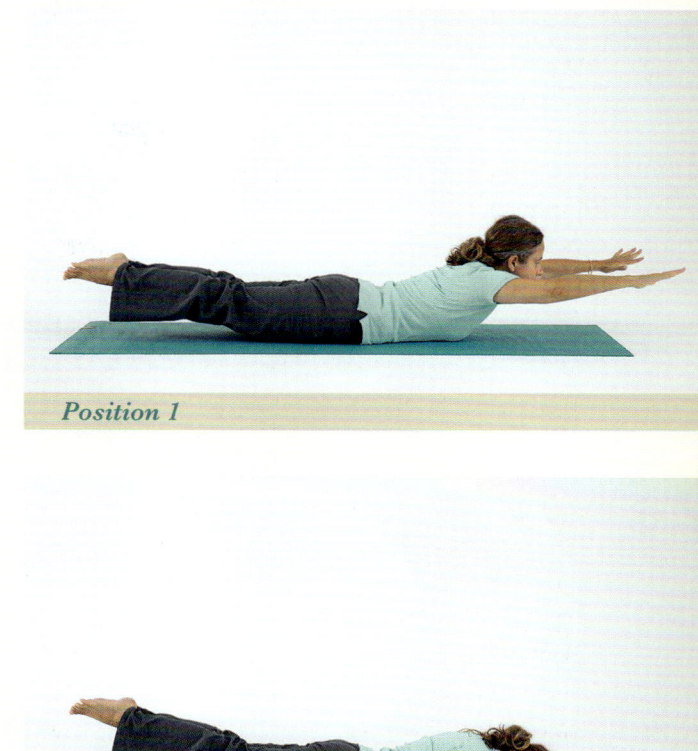

Position 1

Position 2 – Kommen Sie wieder in die Bauchlage, diesmal sind die Arme nah an Ihrem Körper, die Handflächen zeigen nach unten. Ihre Stirn liegt auf, Schambein in den Boden drücken und mit der nächsten Einatmung bringen Sie Ihre gestreckten Beine nach oben. Diesmal etwas höher als zuvor (Bild). Tief atmen. Für einige Atemzüge halten, dann in die Entspannung.

Position 3 – Salabhasana, die Heuschrecke.
Ausgangslage wie in Position 2 und mit der Einatmung bringen Sie Ihren Oberkörper und die gestreckten Beine weit nach oben, Arme neben dem Körper. Versuchen Sie, Ihren Brustkorb zu öffnen und zu weiten, der Blick ist gerade ausgerichtet (Bild). Bei dieser Übung öffnet sich das Herz und wir bereiten unseren Körper für intensivere Rückbeugen vor. Bleiben Sie für einige Atemzüge. Mit der letzten Ausatmung, senken Sie Beine und Oberkörper ab. Entspannen und nachspüren.

Position 2

Bevor wir uns auf den Rücken drehen, schieben Sie sich auf die Fersen zurück und bleiben für einige Atemzüge in der Kindposition – eine leichte, entspannte Vorwärtsbeuge, um den Rückbeugen etwas entgegenzuwirken.

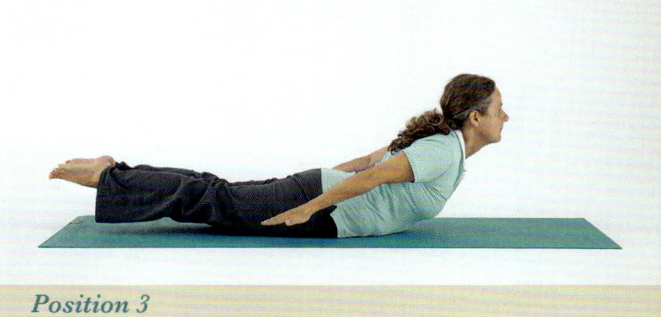

Position 3

SCHULTERBRÜCKE – *im Fluss*

Position 1 – Kommen Sie auf Ihrer Matte mittig zum Sitzen und legen Sie sich mit der Ausatmung nach unten ab. Stellen Sie die Beine auf, Fersen recht nah am Gesäß, Beine sind geschlossen (für eine etwas entspanntere Variante Beine hüftbreit öffnen), die Arme liegen mit den Handflächen nach unten gedreht auf dem Boden. Neigen Sie das Kinn leicht Richtung Brustbein, sodass der Kopf an einem langen Nacken ist. Der Hals sollte nicht überstreckt sein. Atmen Sie nun einige Male bewusst ein und aus und erden Sie sich. Die Füße haben einen guten Kontakt, die Zehen sind lang. Mit der nächsten Einatmung bringen Sie ihre Arme gestreckt nach oben und zugleich das Becken. Wenn es geht, legen Sie die Handrücken nach hinten über dem Kopf auf dem Boden ab (Bild 1). Als Variante können Sie auch Ihre Arme über den Schultern lassen. Mit der nächsten Ausatmung bringen Sie gleichzeitig Becken und Arme wieder Richtung Boden, in der Ausatmung ziehen Sie sanft beide Beine an (Knie von vorne greifen), zu Ihrem Brustkorb (Bild 2). Mit der nächsten Einatmung strecken Sie Ihre Beine und Arme (gerne wieder über den Kopf) nach oben (Bild 3) und mit der Ausatmung Beine und Arme absenken.

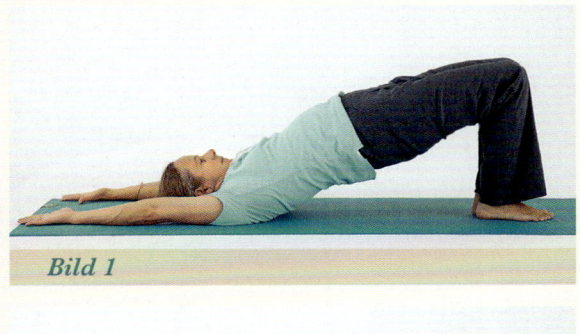

Bild 1

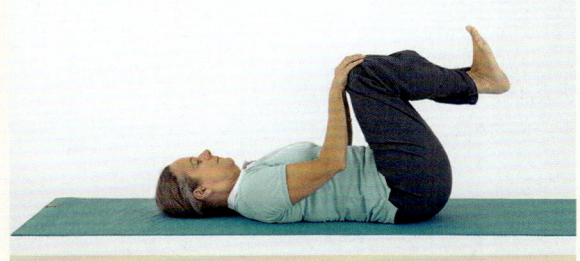

Bild 2

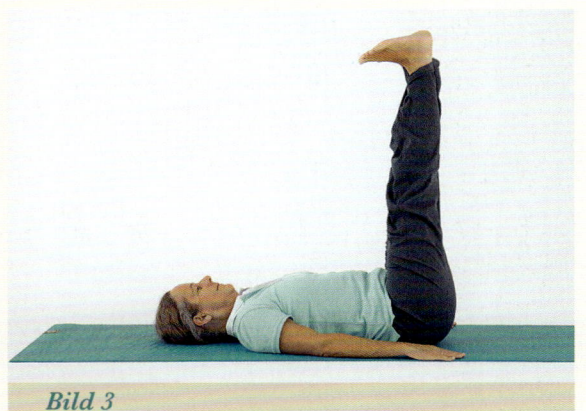

Bild 3

Kleine Details: Versuchen Sie die Bewegung des Beckens und der Arme synchron auszuführen, dies bedeutet, dass die Beckenbewegung langsamer erfolgt. Wenn Sie ihre Beine zum Brustbein anziehen, bringen Sie Ihre Füße flex – nicht die Zehen anziehen (da Sie diese sonst verkrampfen), sondern die Fußriste heranziehen und die Fersen wegschieben. Achten Sie darauf, dass Sie die Beine aus dem Kniegelenk und der Kraft der Oberschenkel heraus nach oben bringen und nicht indem Sie den unteren Rücken anspannen. Gerne diesen Vinyasa-Flow auch mit der *Ujjayi*-Atmung üben. Wiederholen Sie diesen Flow in Verbindung mit dem Atem mindestens sechsmal.

Ausgleichsübung zu den Rückbeugen – Bringen Sie Ihre Knie zum Brustbein, umgreifen diese und heben, wenn das für Sie angenehm ist, den Kopf leicht nach oben. Formen Sie ein kleines »Paket« und lehnen Sie sich leicht nach rechts und nach links, um Ihrem unteren Rücken eine wohltuende Massage zu geben. Danach setzen Sie Ihre Füße ab, strecken die Beine aus und gehen in Shavasana (die Endentspannung – siehe Seite 150).

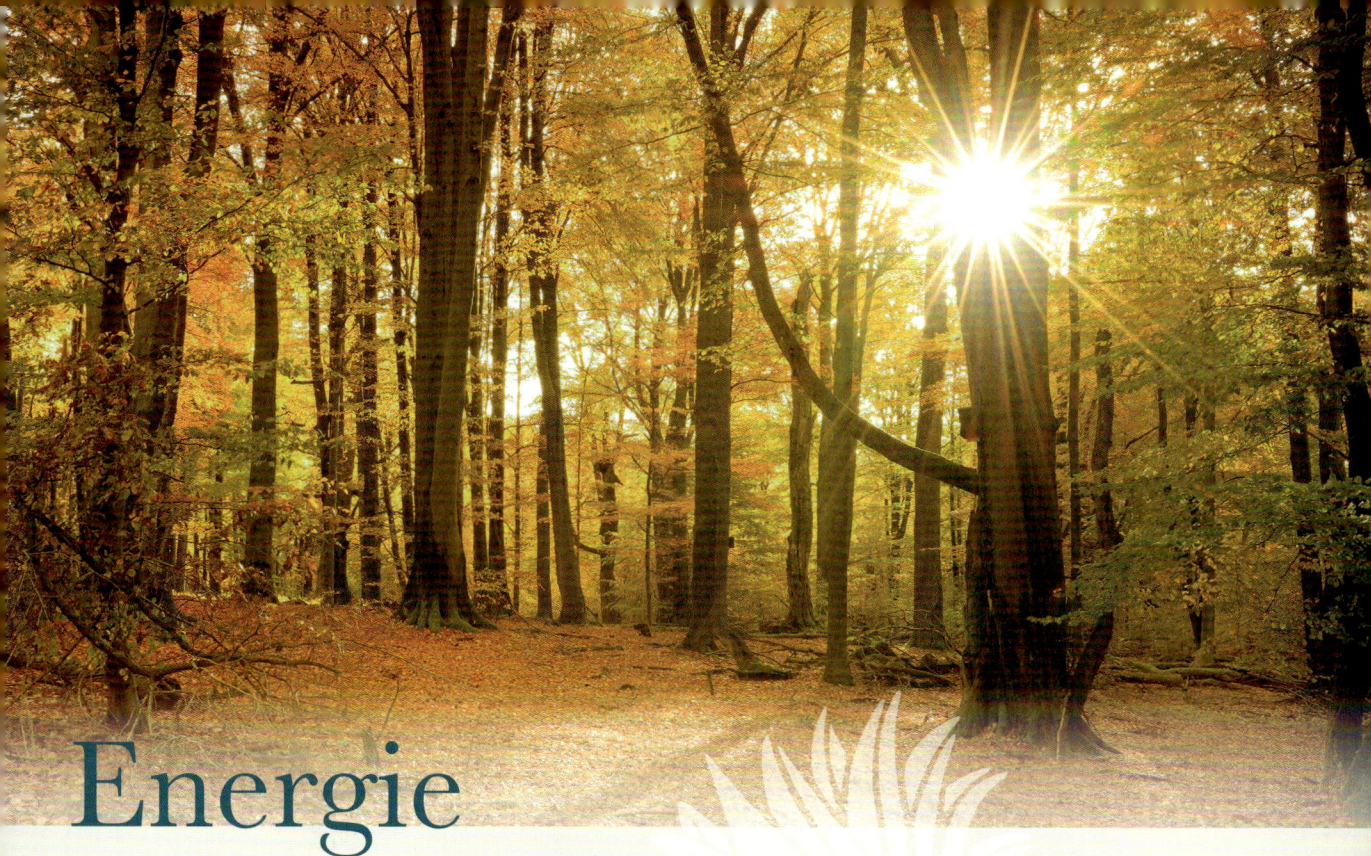

Energie

Herzöffnung zu mir selbst

Viel zu oft sind unser Gefühl und unser Herz durch uns selbst versperrt. Wir gewähren niemandem Einlass, vor allen Dingen nicht uns selbst. Eingeschränkt in unserem Denken und unserem Fühlen rauben wir uns unentwegt Energie. Oftmals suchen wir, wenn überhaupt, die Ursache außerhalb von uns selbst. Nicht selten machen wir andere für unser Wohlbefinden verantwortlich. Aber wenn wir uns Zeit geben, richtig hinzusehen, wird schnell klar, dass es unsere eigenen Gedanken sind, die uns unsere Energie rauben. Es kommt immer darauf an, wie wir mit bestimmten Situationen umgehen, es liegt in unserer Verantwortung. Dies zu erkennen ist der erste Schritt zur eigenen Klarheit.

Sebastian spürte bereits nach einigen Wochen eine große Erleichterung, vor allen Dingen in der Brustkorb- und Herzgegend. Er hatte ein Gefühl, als hätte man ihm eine schwere Platte, die auf seinem Brustkorb lag, entfernt. Er konnte auf einmal tief und frei atmen und spürte, wie bei jedem neuen Atemzug mehr Energie in seinen Körper kam. Zudem wuchs sein Selbstwertgefühl und er fühlte sich nicht mehr so abhängig von der Bestätigung anderer Menschen. Sein Vertrauen in sich selbst wuchs und somit auch seine Sicherheit und Unabhängigkeit.

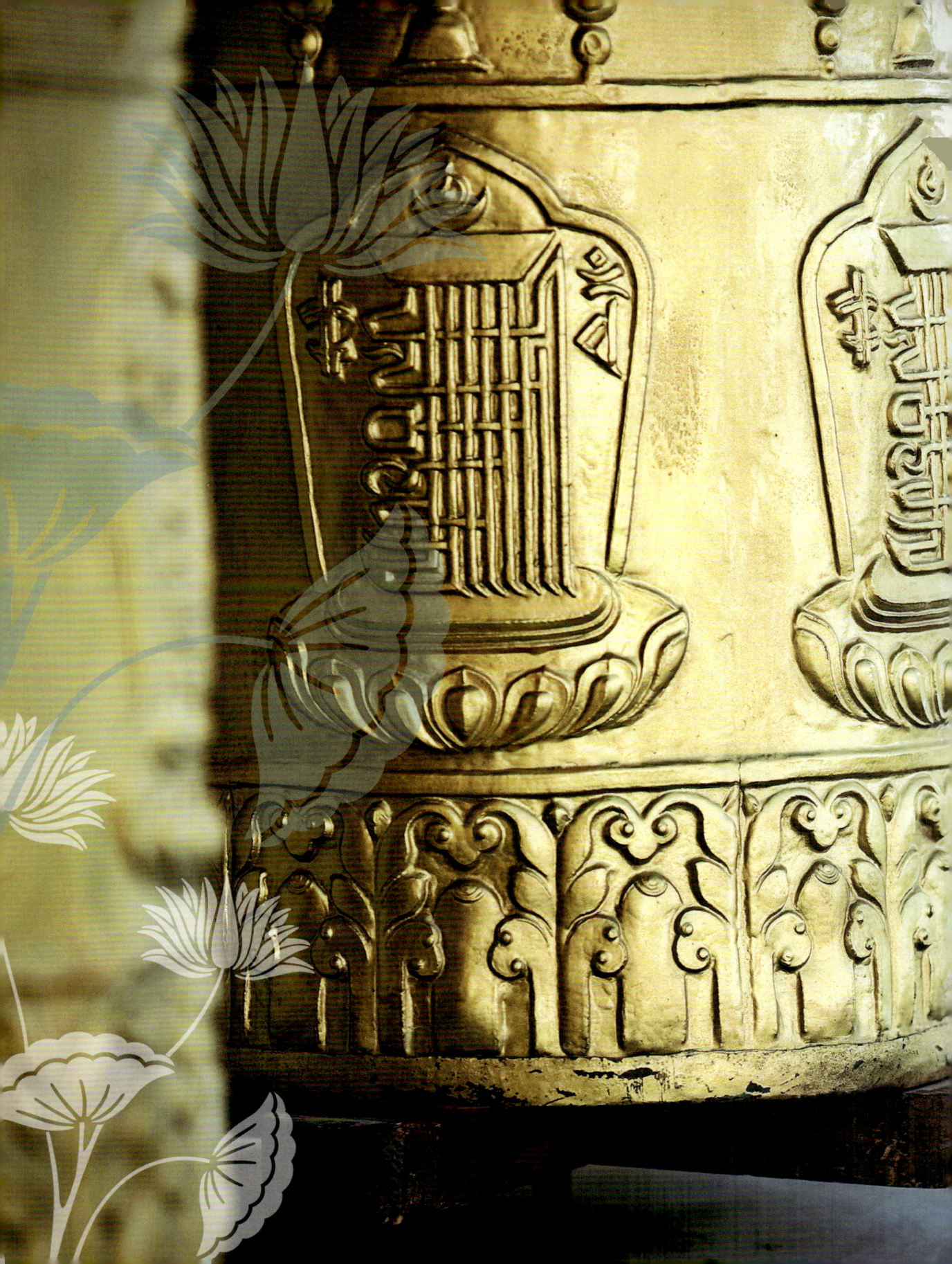

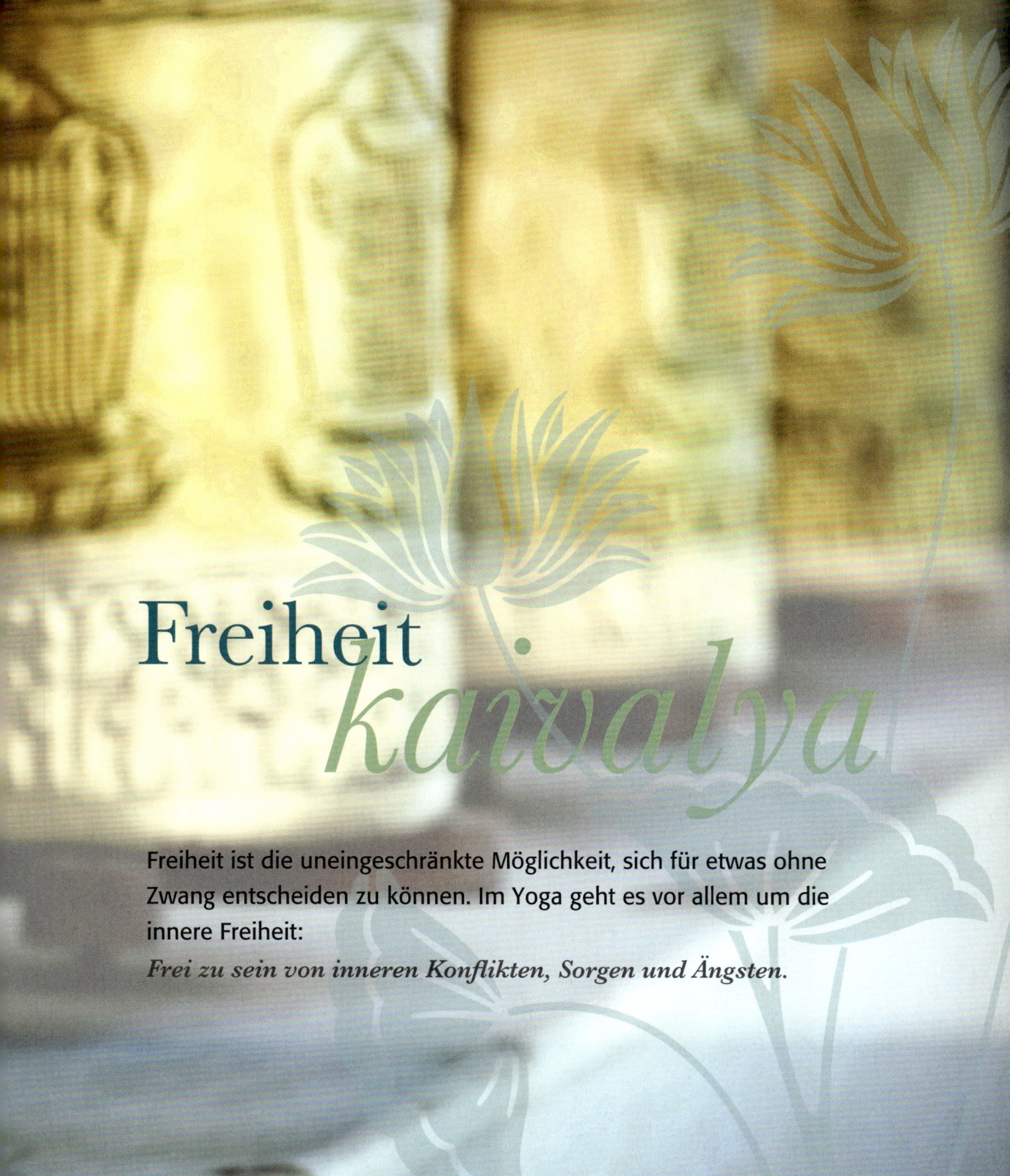

Freiheit

kaivalya

Freiheit ist die uneingeschränkte Möglichkeit, sich für etwas ohne Zwang entscheiden zu können. Im Yoga geht es vor allem um die innere Freiheit:

Frei zu sein von inneren Konflikten, Sorgen und Ängsten.

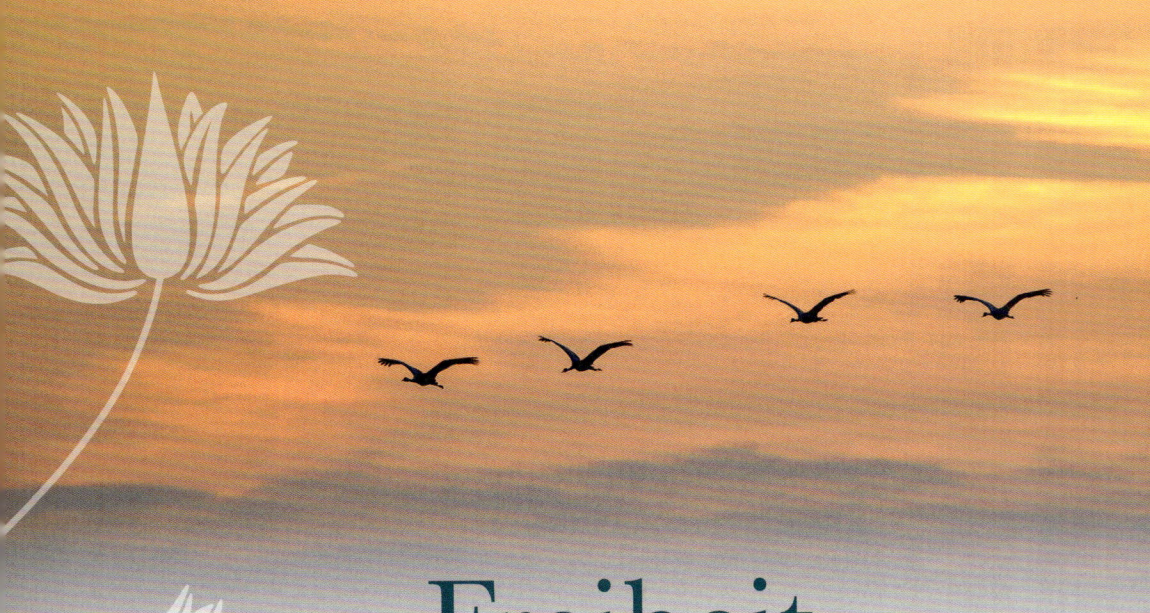

Freiheit

Was bedeutet Freiheit?

Freiheit ist für jeden wohl anders besetzt und dennoch streben wir alle danach. Im yogischen Sinne sprechen wir davon, dass wir jenseits unserer selbst errichteten Mauern ein Leben in uneingeschränkter Freiheit leben können. Dieses Leben zielt mehr darauf ab, dass wir uns nicht selbst mit unseren Gedanken, Gefühlen, Erwartungen, Hoffnungen und Sehnsüchten einschränken wollen. Der Yogi lebt im Jetzt. Erwartungen sind Wünsche an eine unbekannte, noch inexistente Zukunft – und viel zu oft bauen wir unser Leben auf diesen Wünschen und Sehnsüchten auf.

»Laufe nicht der Vergangenheit nach und verliere dich nicht in der Zukunft. Die Vergangenheit ist nicht mehr. Die Zukunft ist noch nicht gekommen. Das Leben ist hier und jetzt.«

Buddha

Es gilt zu lernen, dass wir bei allem, was wir tun und sagen, nicht darauf bedacht sein sollten, die Früchte dieser Handlungen ernten zu wollen, sondern aus einem tiefen Gefühl des Gebens heraus agieren. Ohne irgendeine Bestätigung oder Anerkennung zu erhoffen. Aus diesem reinen Geben heraus formt sich bedingungslose Liebe und wir sind frei in allem, was wir tun.

Der Sonne begegnen

Als Karolin das erste Mal zu mir kam, flog die Türe auf und sie warf erst einmal die Klangschale vom Tisch. Mit einem großen Knall stand sie im Raum, ohne das Umfeld wahrzunehmen. Sie war einige Minuten zu spät und machte mir einen Vorwurf, da sie keinen Parkplatz gefunden hatte. Karolin hatte eine sportliche Statur, ein stark ausgeprägtes Ego, aber kaum Selbstbewusstsein, was sie mit Forschheit und Distanz zu kompensieren versuchte. Sie war laut, fahrig und oberflächlich. Ihr Leben bestand aus Vorwürfen, den Menschen und ihrem Leben gegenüber, Partys und schnellen Begegnungen. Zu Hause überkam sie oft Trübsinn, den sie wiederum mit Ablenkung zu kaschieren versuchte. Alles in allem lebte sie von außen betrachtet ein gutes Leben, sie kannte es ja nicht anders. Doch wenn man in sie hineinblickte, erkannte man eine tief verwurzelte Traurigkeit und Unzufriedenheit. Ihre Eltern waren gut situierte Immobilienmakler, die weltweit Villen und Anwesen vermittelten. Aufgrund ihres Berufs waren sie während Karolins Kindheit oftmals nicht zu Hause, sodass sie über weite Teile ihres Lebens hinweg von verschiedenen Kindermädchen großgezogen wurde. Dadurch fehlte es Karolin in jungen Jahren bereits an Stabilität, Sicherheit und Elternliebe. Das schlechte Gewissen kompensierten ihre Eltern durch großzügige Geschenke. Und so formte sich nach und nach Karolins Persönlichkeit. Grundwerte waren rar gesät, Äußerlichkeiten hingegen bedeuteten ihr sehr viel. In ihrem Elternhaus gab es keine Form des Hinterfragens, der Selbstreflektion oder gar der Spiritualität. Hier wurde der Mensch über Besitztum definiert und, noch viel schlimmer, sein Selbstwertgefühl über seinen Reichtum bestimmt.

Doch nun gab es einen Impuls in Karolins Leben, dem sie folgen wollte. Durch Zufall (den es nicht gibt) gelangte ein Buch über Achtsamkeit in ihre Hände. Dies eröffnete ihr eine neue Blickweise auf ihr Leben. Zum ersten Mal las sie von Selbstreflektion und Innenschau, von Meditation und Rückzug sowie von Achtsamkeitsübungen und Yoga. Plötzlich kamen ihr Begriffe wie Hingabe, Demut und Dankbarkeit in den Sinn. Doch für sie waren dies erstmal nur Worte, ohne tieferen Sinn. Karolin hatte sich ein materielles Lebenskonstrukt aufgebaut, geprägt von Nehmen, Verschwendung und Überfluss, das sie bis jetzt getragen hatte. Nun begann sie zu erkennen, dass sie sich damit zeitgleich einen imaginären goldenen Käfig gebaut hatte, der sie in ihrem Wesen einsperrte. Auf diese Weise wollte sie nicht mehr leben und so fand sie zu mir.

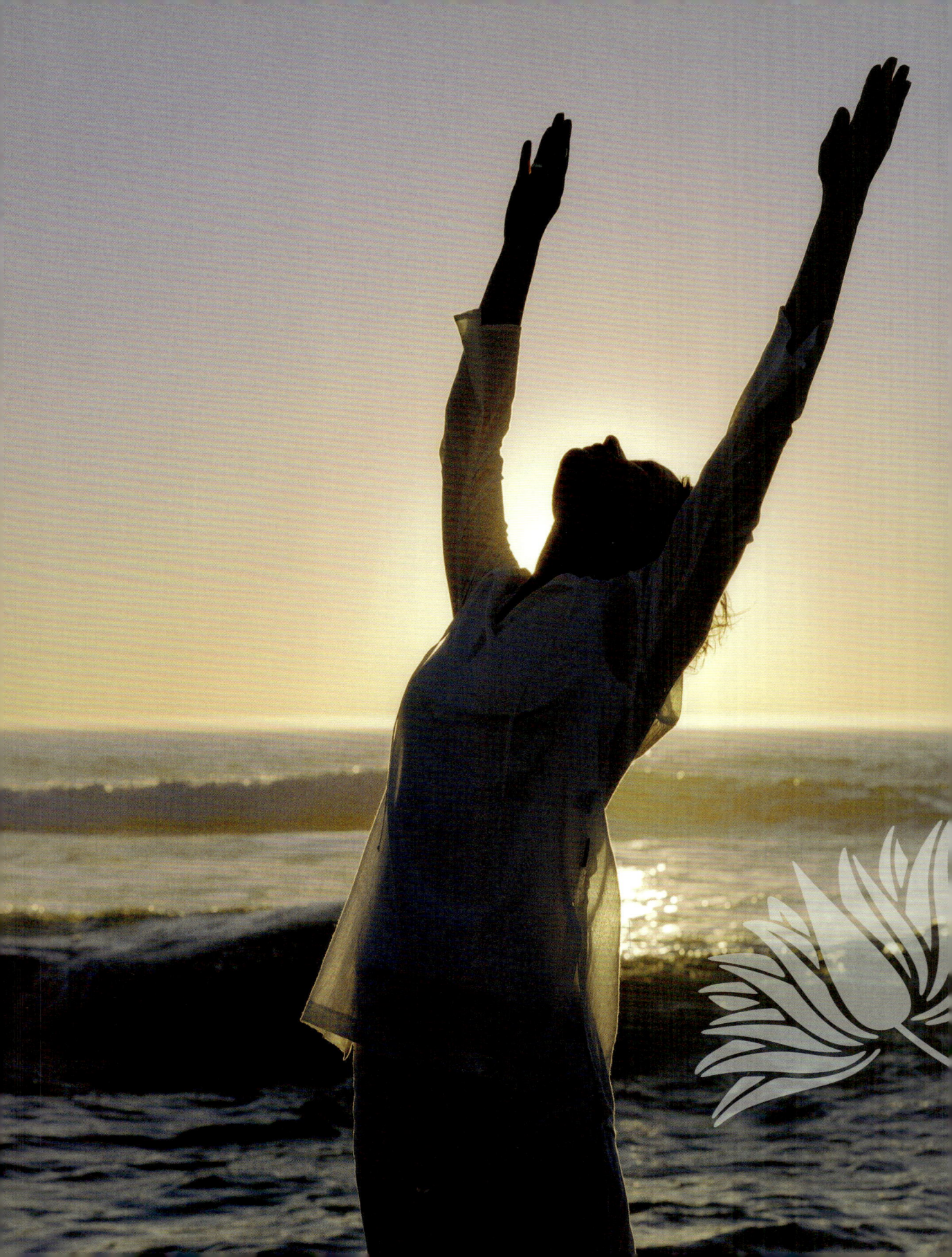

Surya Namaskar – Der Sonnengruß

Surya Namaskar heißt wörtlich übersetzt »Ehre sei dir, Sonne«. Der Sonnengruß ist genau genommen ein Sonnengebet, in dem wir mit zwölf aufeinander folgenden Yogahaltungen der Sonne, der Lebensspenderin, unsere Ehre erweisen. In Sanskrit ist *surya* die Sonne, *namaskar* bedeutet sich verneigen. Die zwölf Positionen gehen fließend ineinander über und werden synchron mit der Ein- oder Ausatmung geübt. Jede Position hat eine bestimmte, tiefgründige Bedeutung, alle haben eine unterschiedliche Wirkung – sowohl auf unseren Körper als auch auf unseren Geist. Eine Runde Sonnengruß, bestehend aus zweimal zwölf Haltungen (rechtes und linkes Bein) bedient alle unsere Körperfunktionen wie auch fast alle Muskelgruppen. Unser Herz sowie das Atemsystem werden gestärkt, unsere Sehnen gedehnt, das Nervensystem ausgeglichen. Zudem werden alle Chakren (Energiezentren) angeregt, was eine Harmonisierung dieser Zentren bewirken kann. Es werden Blockaden gelöst, Energien freigesetzt. Häufig hört man, dass Menschen, die regelmäßig den Sonnengruß üben, spürbar leichter in den Tag und durch den Tag gehen. Sie sind mit mehr Energie und positiven Gefühlen ausgestattet. Der Sonnengruß, der auch leicht variiert werden kann, ist eine gute Vorbereitung auf eine Yogastunde, kann aber auch für sich alleine ausgeführt werden. Im Idealfall übt man den Sonnengruß mit dem Sonnenaufgang, zum Osten hingewandt.

Mit dem Aufgehen der Sonne oder sogar noch einige Momente davor ist die Energie am feinsten und reinsten. Somit können wir *prana* (die universelle Lebensenergie) reichlich aufnehmen.

Surya Namaskar hat auch einen symbolischen Hintergrund. Die Sonne wird in vielen Ländern und Kulturen als die Spenderin des Lebens verehrt. Ohne die von ihr ausgehende Energie, Wärme und Licht, würde es kein Leben geben. In Indien wird *surya* (der Sonnengott) täglich von vielen Gläubigen mit einem Mantra geehrt:
Aditya Nara yana, Jyotir Narayana
Bhaskara Narayana, Surya Narayana.
Und lasst uns um Seine Gnade und Seinen Schutz beten:
Adityaya Adityaya Adityaya Pahimam
Bhaskaraya Bhaskaraya Bhaskaraya Rakshamam.
Möge der Sonnengott euch alle segnen.
Möge das Höchste Licht die Herzen aller erleuchten.

Der Sonnengruß

Mit Hingabe verneigen wir uns vor der Sonne

Für den Yogi soll das Sonnengebet die Ehrfurcht vor der Schöpfung und der Sonne ausdrücken. In tiefer Dankbarkeit und Demut verneigen wir uns vor der Sonne, dem Leben. Wenn wir mit dieser Absicht den Sonnengruß üben, wird aus einer zunächst körperlichen Übungsreihe eine spirituelle Erfahrung.

DER SONNENGRUSS – *Vorbereitung*

Gerne können Sie zusätzlich die Mobilisations-Übungen von »Aufrichtigkeit im Jetzt« (Seite 15) ausführen.

Position 1 – Fußgelenke, Hüfte, Beine, Bauch. Setzen Sie sich auf die Matte, eventuell auf den Rand einer Decke, damit das Becken leicht nach vorne kippt und somit die Wirbelsäule aus dem unteren Rücken heraus aufgerichtet ist. Strecken Sie Ihre Beine nach vorne, die Füße sind geschlossen und flex (Bild 1). Nun bringen Sie Ihre Hände rechts und links von Ihren Oberschenkeln auf die Matte, ohne dass Sie sich abstützen. Richten Sie sich bewusst nochmal auf, das Brustbein zeigt leicht diagonal nach oben – Sie sind nun in *dandasana*, der Stocksitzhaltung. Tief einatmen und mit der Ausatmung senken Sie die Fußriste nach vorne, (Bild 2) ohne dass Ihre Zehen verkrampfen. Mit der Einatmung bringen Sie die Fußriste wieder nach oben, Ihre Füße sind nun flex. Wiederholen Sie diese Fußbewegung mir aufgerichtetem Oberkörper mindestens sechsmal. Danach kreisen Sie Ihre geschlossenen Füße aus den Fußgelenken (nicht aus der Beinkraft heraus) einige Male nach rechts, kommen zurück zur Mitte, dann einige Male nach links. Bleiben sie weiterhin aufgerichtet sitzen und pointen Ihre Füße, d. h. Sie senken Ihre Fußriste nach vorne ab, ohne dass die Zehen involviert sind. Mit der nächsten Einatmung bringen Sie das rechte Bein leicht gestreckt nach oben (Bild 3). Der Oberkörper bleibt aufgerichtet, nicht nach hinten lehnen. Mit der Ausatmung das Bein langsam wieder absenken. Nun kommt das andere Bein. Wiederholen Sie diese Übung abwechselnd auf jeder Seite mindestens sechsmal.

Achten Sie darauf, dass Sie nur so weit das Bein anheben, dass Sie die Oberschenkelmuskulatur oder Leistengegend nicht verkrampfen.

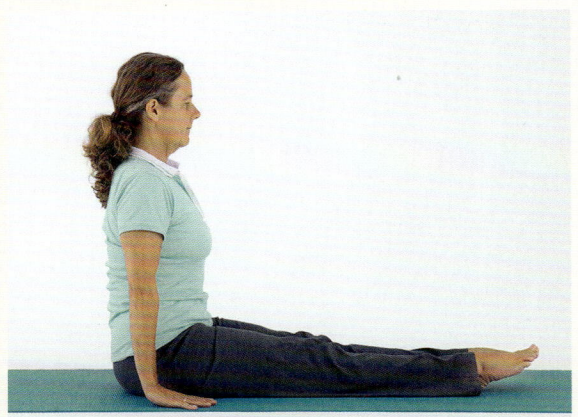

Position 1 – Bild 1

Position 1 – Bild 2

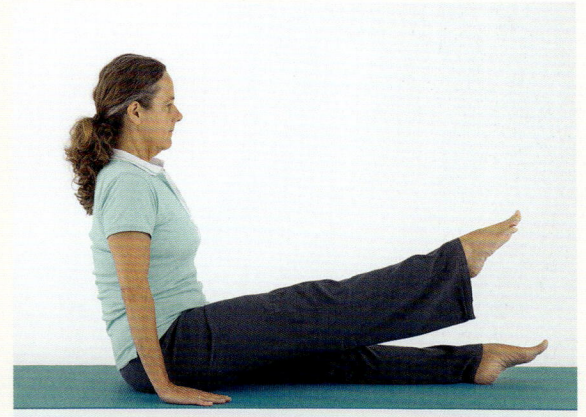

Position 1 – Bild 3

Danach lösen Sie auf und lassen sich entspannt mit rundem Rücken nach vorne aushängen, die Beine fallen nach außen.

Position 2 – Beine, Bauch. Wenn Sie nun noch einen Schritt weitergehen wollen, setzen Sie sich wieder aufrecht hin. Diesmal, wenn möglich, ohne Decke. Die Wirbelsäule ist gerade, der Brustkorb geöffnet, Schultern entspannt. Nun bringen Sie beide Beine gleichzeitig geschlossen nach oben, lehnen Sie sich nicht zu weit zurück. Kreisen Sie langsam die Beine in eine Richtung (Bild). Einige Umdrehungen, dann zurück zur Mitte und in die andere Richtung. Vergessen Sie nicht, tief zu atmen, sonst spüren Sie im unteren Rücken ein Stechen. Je näher Sie Ihre Beine Richtung Oberkörper bringen, umso mehr arbeiten Sie an Ihren Bauchmuskeln. Diese benötigen wir, um einen Ausgleich zur Rückenmuskulatur zu schaffen – für einen gesunden, aufrechten Stand. Wenn Ihnen diese Übung zu anstrengend ist, dann bringen Sie Ihre Beine weiter nach unten oder lösen Sie komplett auf. Nicht zu ehrgeizig sein. Lieber versuchen Sie diese Übung öfter und steigern sukzessive den Grad des Beinanhebens. Nach einigen Wiederholungen, Beine absenken, nach vorne aushängen. Nachspüren.

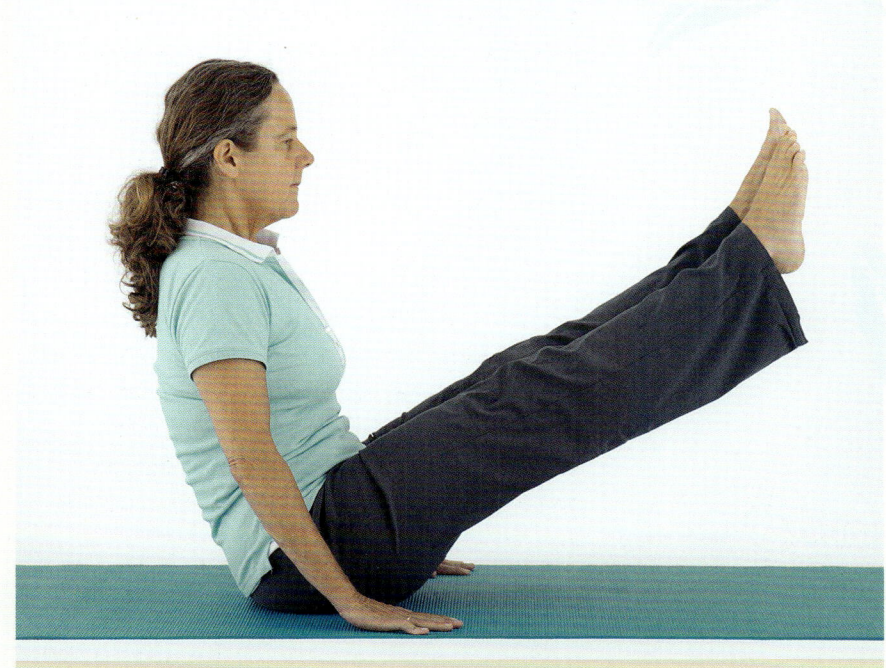

Position 2

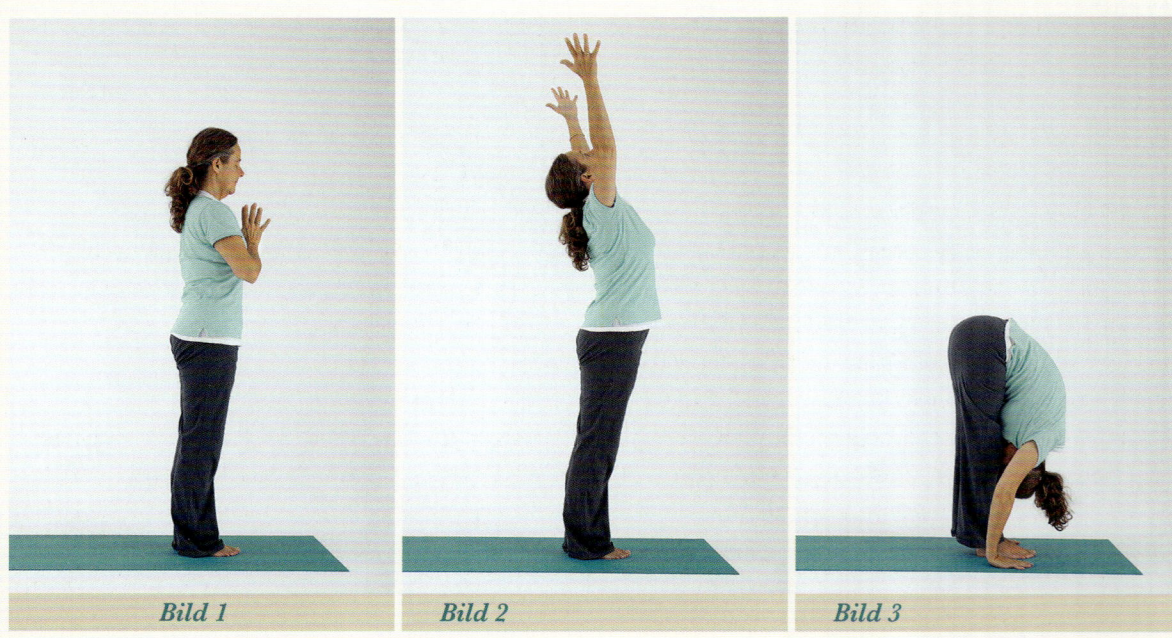

Bild 1   Bild 2   Bild 3

SURYA NAMASKAR – *Der Sonnengruß*

Geübte rezitieren während des Praktizierens von *Surya Namaskar* die entsprechenden Mantren, die Sie auf der nächsten Seite finden.

Sonnengruß – Kommen Sie an den Anfang der Matte, Füße geschlossen (Zehen berühren sich, Fersen leicht geöffnet) und bringen Sie Ihre Hände in Namaste vor dem Brustbein zusammen (Gebetsstellung, Bild 1) Formulieren Sie mental Ihre Intention, warum Sie diesen Sonnengruß üben. Vielleicht wollen Sie der Sonne für Ihre Kraft und Wärme danken oder Sie wollen jemandem (oder auch Ihnen selbst) gute, positive, reine Energie senden.

Mit der Einatmung die Arme nach oben in eine leichte Rückbeuge (Bild 2). Mit der Ausatmung die Arme seitlich nach unten in die Vorwärtsbeuge, Kopf Richtung Schienbein, Hände flach auf dem Boden (Zehenspitzen und Fingerspitzen bilden eine Linie, (Bild 3).

Einatmen, rechtes Bein nach hinten, Knie und Fuß liegen am Boden auf, Blick nach oben (die Reiterstellung – dies ist eine leichte Rückbeuge, Bild 4). Linkes Bein daneben, ausatmen, in den Hund (Bild 5). Einatmen, vor in die Planke (Bild 6), Atem halten, mit der Ausatmung, Knie, Brust, Kinn (in dieser Reihenfolge) auf den Boden (Bild 7). Achten Sie darauf, dass das Gesäß in der Höhe bleibt, aber nicht zu weit nach oben ragt.

Mit der Einatmung schieben Sie sich nach vorne in die Kleine Kobra (Ellbogen eng am Körper, Bild 8). Füße aufstellen, bringen Sie Ihr Gesäß auf die Fersen und mit der Ausatmung in den Hund. Einatmen rechtes Bein nach vorne (Knie, Fuß liegen auf), Blick nach oben. Linkes Bein daneben, mit der Ausatmung wieder in die Vorwärtsbeuge. Dann Rücken gerade machen, kommen Sie auf die Fingerspitzen, Arme mit der Einatmung über die Seiten nach oben (Bild 9), leichte Rückbeuge, Handflächen berühren sich, mit der Ausatmung Hände zurückführen vor das Brustbein in *namaste*. Wiederholen Sie nun die linke Seite. Nun haben Sie eine Runde geübt.

Je nach Ihrer körperlichen Verfassung üben Sie den Sonnengruß vier- bis zwölfmal. Es ist wichtig, dies in Verbindung mit der Atmung (wie oben beschrieben) zu üben. Das ist am Anfang nicht leicht. Sie können auch gerne erstmal zwischenatmen, bis Sie die Abfolge einigermaßen verinnerlicht haben und Ihr Körper sich auf diese dynamische Übungsreihe eingestellt hat. Geben Sie sich Zeit, umso größer ist der Genuss, wenn Sie *Surya Namaskar* wie eine fortwährende Welle erleben können.

Achtung: Nicht alle Positionen sind in der Bildabfolge aufgeführt.

Alternative – Sonnengruß für nicht so Geübte:

(Bild 3) Vorwärtsbeuge mit angewinkelten und/oder geöffneten Beinen.
(Bild 5) Hund mit angewinkelten Beinen.
(Bild 4) Reiterposition. Bei rechtem Bein nach vorne, linkes Knie zuerst aufsetzen, dann rechtes Bein nach vorne zwischen die Hände. Und umgekehrt.

Ein kleiner Hinweis zum Üben:
Bitte beachten Sie, dass jeder Mensch seinen Möglichkeiten entsprechend üben soll. Versuchen Sie, sich nicht zu überschätzen oder gar demotiviert zu sein, wenn Ihnen zu Beginn das Üben noch etwas schwerfällt. Die Synchronisation der Bewegungen mit der Atmung kann eine Weile dauern – schenken Sie sich selbst die dafür nötige Zeit.

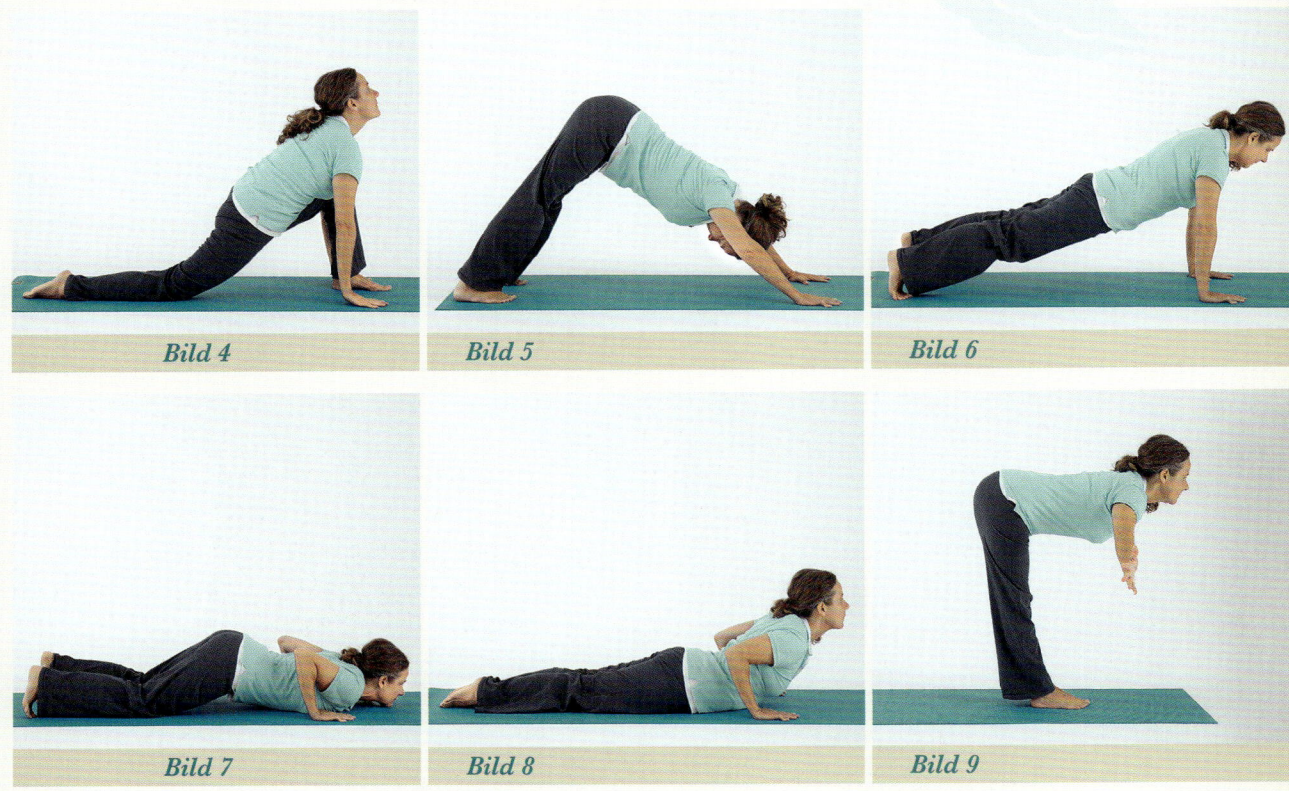

Bild 4 *Bild 5* *Bild 6*

Bild 7 *Bild 8* *Bild 9*

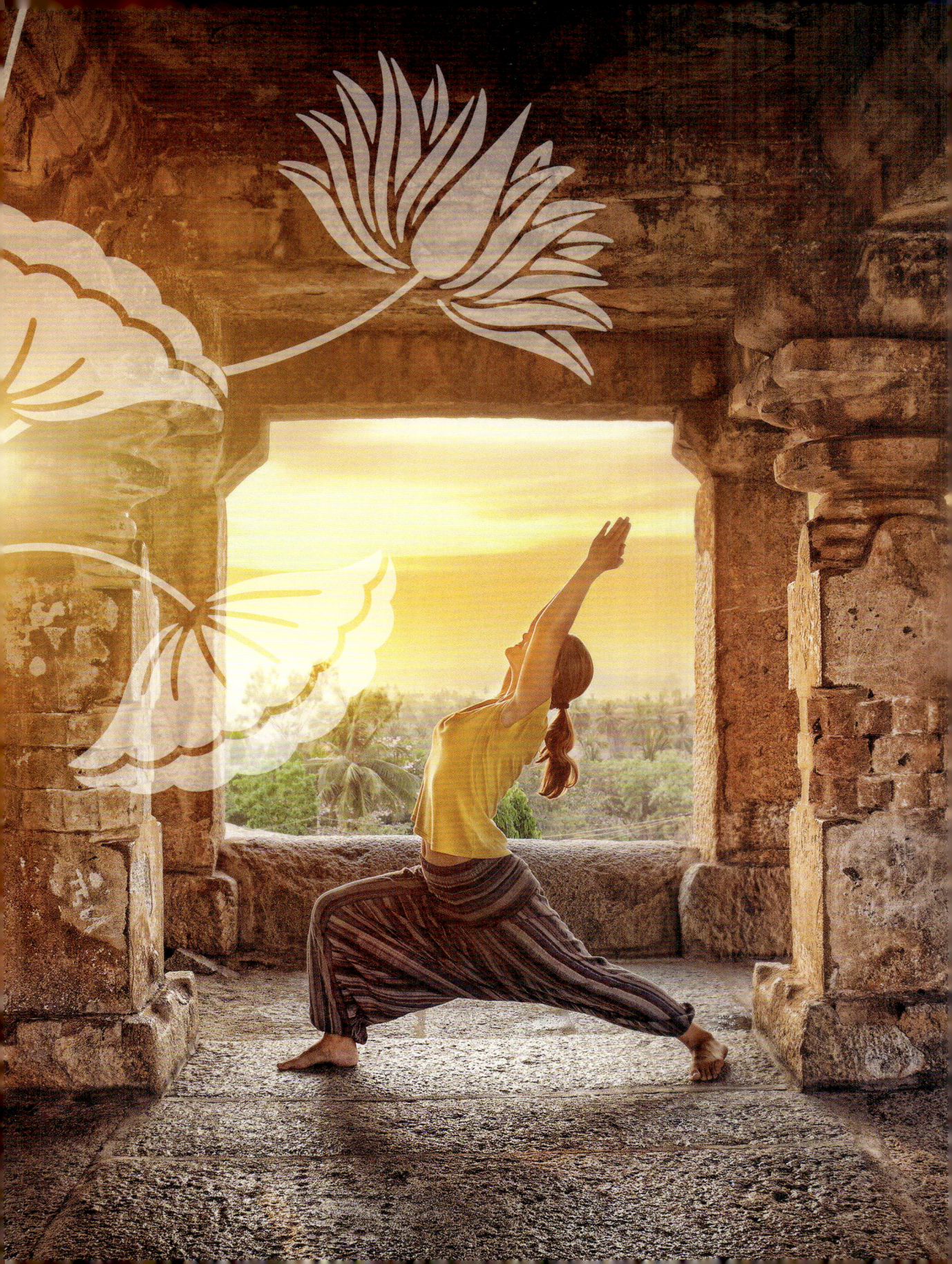

Surya Namskar mit Mantren

Eine weitere Form der spirituellen Begegnung ist, Surya Namaskar mit den entsprechenden Mantren zu üben.

Das Rezitieren der Mantren ermöglicht uns, die Bedeutung des Sonnengrußes sowie die einzelnen Entsprechungen der jeweiligen Mantren beim Üben zu verinnerlichen. Die Hingabe und das Gefühl der Dankbarkeit werden hierbei intensiver und tiefer. Es ist nicht zwingend notwendig, die Mantren laut zu chanten. Sie können dies mit einer reinen Intention ebenso still und mental ausführen. Wenn es Ihnen schwerfällt, sich die Sanskritbegriffe zu merken, können Sie sich stattdessen auch die Bedeutungen vergegenwärtigen, während Sie die verschiedenen Positionen üben.

① Pramasana – Gebetsstellung:
Om mitraaya namaha. – Die, die jedem ein Freund ist.

② Hasta Uttanasana – Arme nach oben, leichte Rückbeuge:
Om ravaye namaha. – Die, die für alle scheint und erstrahlt.

③ Hasta Padasana – Vorwärtsbeuge, Hände flach:
Om suryaya namaha. – Die, die die Dunkelheit vertreibt und für Aktivität sorgt.

④ Ashwa Sanchalanasana – Reiterposition, Blick nach oben:
Om bhaanave namaha. – Die, die alles erleuchtet. Die Strahlende.

⑤ Danadasana – Planke, Schultern über den Handgelenken:
Om khagaya namaha. – Die, die alles durchdringt. Die, die am Himmel entlang zieht.

⑥ Ashtanga Namaskara – Knie-Brust-Kinn-Position:
Om pooshne namaha. – Die, die nährt und Erfüllung bringt.

⑦ Bhujanghasana – Kobra, Blick nach oben:
Om hrianyagarbhaaya namaha. – Die, die von güldener Farbe ist.

⑧ Adho Mukha Shvanasana – Hund:
Om mareechaye namaha. – Die, die mittels unzähliger Strahlen Licht spendet.

⑨ Ashwa Sanchalanasana – Reiterposition, Blick nach oben:
Om aadityaaya namaha. – Tochter der Aditi, der kosmischen göttlichen Mutter.

⑩ Hasta Padasana – Vorwärtsbeuge Hände flach:
Om savitre namaha. – Die, die für das Leben verantwortlich ist.

⑪ Hasta Uttanasana – Arme oben, leichte Rückbeuge:
Om aarkaaya namaha. – Wert der Verehrung und der Lobpreisung.

⑫ Tadasana – aufrechte Haltung:
Om bhaaskaraya namaha. – Spenderin von Weisheit und kosmischer Erleuchtung.

Zurück zum Ursprung

Mit dem Üben des Sonnengrußes verneigen wir uns vor dem Leben, vor der Schöpfung. Sinnbildlich geben wir uns ganz der Schöpfung hin und legen ihr unser Ego zu Füßen. Demut und Hingabe ist nicht nur die Absicht des Übens des Sonnengrußes oder gar einer ganzen Yogastunde. Vielmehr ist es die Intention unseres ganzen Seins – für uns in der westlichen Hemisphäre ist das nicht leicht zu verstehen, da wir Demut oftmals als Unterwürfigkeit ansehen und der Begriff negativ besetzt ist. Dieser Ansatz jedoch geht über alle religiösen Denkansätze hinaus. Hier geht es darum, zu erkennen, dass wir alle aus dem Schoß der Mutter Natur entstanden sind und dorthin auch wieder zurückgehen. Nur die Natur ermöglicht es uns, zu leben. Es ist geradezu irrsinnig, dass wir unseren Ursprung nicht schützen, sondern zerstören. Dies geht aber leider mit unserer eigenen Existenz und der eigenen Liebe uns selbst gegenüber konform: Destruktive Gedanken, destruktive Gefühle, destruktives Handeln bestimmen häufig unseren Tag. Wissenschaftler haben sogar festgestellt, dass wir am Tag mehr als 80 % negative Gedanken haben. Wir verstehen nicht, dass wir uns selbst verneinen, ablehnen und im äußersten Falle zerstören.

> **»Die Qualität unserer Gedanken bestimmt die Qualität unseres Lebens.«**

Zu oft kommen uns Gier, Neid, Sehnsüchte, Unzufriedenheit, Konflikte, Missverständnisse oder Erwartungen in die Quere, die es uns schwer machen, entspannt und offen durch den Tag zu gehen. Der Motor dieser Eigenschaften ist unser Ego. Das Ego, das uns dazu veranlasst zu werten, zu unterscheiden, haben zu wollen, uns über andere zu stellen und das zudem gänzlich frei von Liebe ist.

Liebe, die keine Bedingung erfordert.
Liebe, die aus sich selbst heraus geboren wird.
Liebe, die rein und unverfälscht ist – ohne Absicht, ohne Ziel.

Für Karolin war es wichtig zu verstehen, dass nicht sie der Nabel der Welt war und sich nicht alles um sie drehte. Bis kurz vor unserer Begegnung hatte sie ihr Leben im absoluten Überfluss verbracht. Oberflächlichkeiten und materielle Zuwendung bestimmten ihr Dasein. Doch nun war ein wundervoller Wandel sichtbar. Empathie, Hingabe und Demut waren die Eigenschaften, die sie am meisten in sich hervorholen wollte. Für sich. Und somit für ihre Mitmenschen und die Umwelt. Mit dem beharrlichen Üben des Sonnengrußes und dem fortwährenden Erinnern an die Absicht des Übens konnte Karolin langsam diese bisher fehlenden Eigenschaften entwickeln.

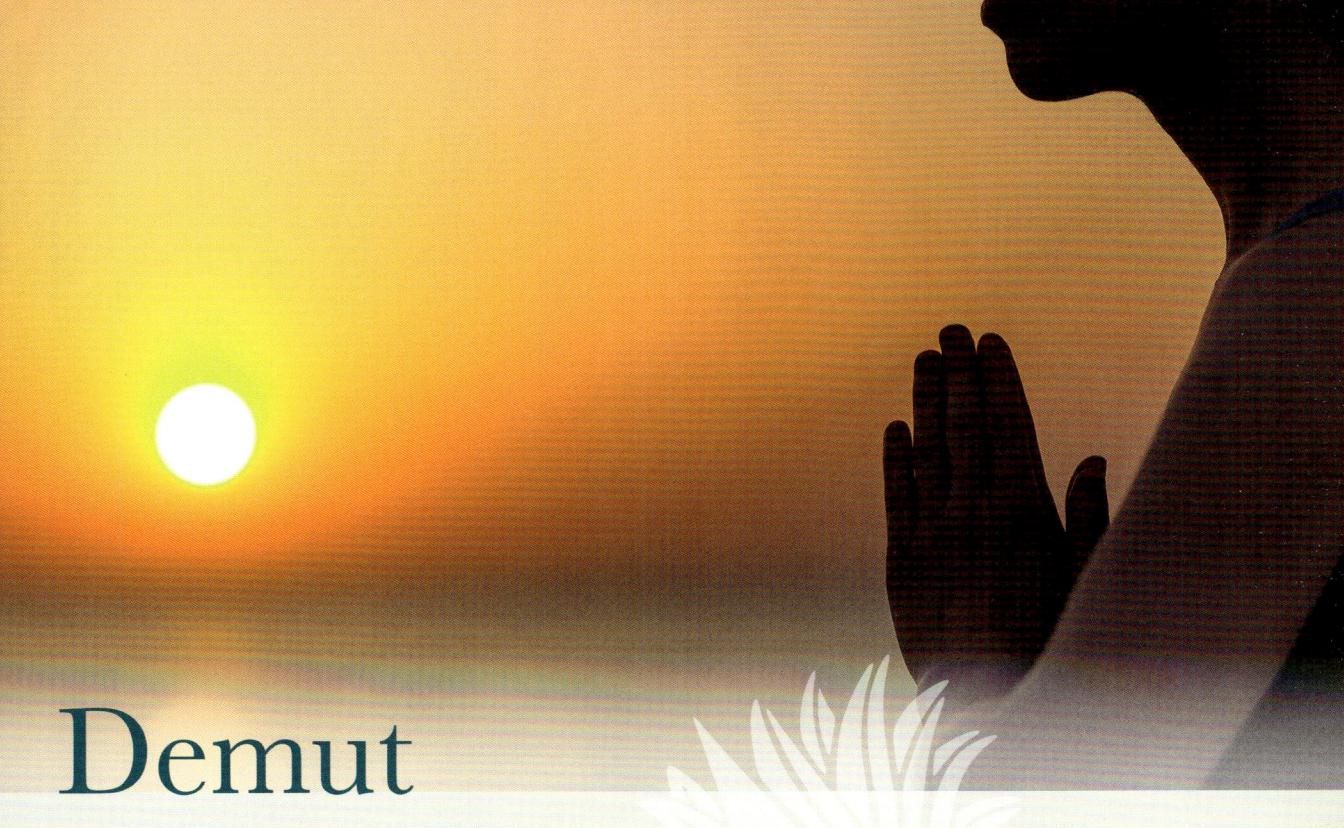

Demut

Befreiung vom Ego

Was wäre das Leben ohne die Sonne? Es gäbe keines. Wir können so viel
von der Natur lernen. Anstatt sie zu zerstören, sollten wir sie beobachten. Sie
kann uns so vieles über sich und somit über uns selbst sagen. Wenn wir nur
lernen würden, genau hinzusehen, zu beobachten, innezuhalten und Kraft
aus ihr zu schöpfen. Wenn wir all dies wieder lernen würden, könnten wir
anstatt nehmen wieder geben, in Dankbarkeit und
Liebe. Sie beschenkt uns täglich von Neuem mit ihrer
unglaublichen Pracht und Vielfalt. Auch wenn sich die
Sonne manchmal hinter den Wolken zurückzieht, so
spendet sie doch zu jeder Sekunde ihre Kraft und
Energie. Unsere Lebensenergie.

> *»Richte dein Augenmerk
> auf dich selbst, und wo du
> dich findest, da lass von
> dir ab; das ist das Allerbeste.«*
>
> Meister Eckhart

Durch das Üben des Sonnengrußes mit der richtigen Intention lernen wir,
uns für dieses Lebensgeschenk zu bedanken. In dieser Gestik der Hingabe
und Demut befreien wir uns von unserem Ego und geben uns ganz dem
Sein hin. Dies ist die Voraussetzung für ein freies, selbstloses und harmoni-
sches Leben. Nicht unser Ego ist der Motor unseres Strebens, sondern die
Hingabe an die universelle Energie, hier repräsentiert durch die Sonne.

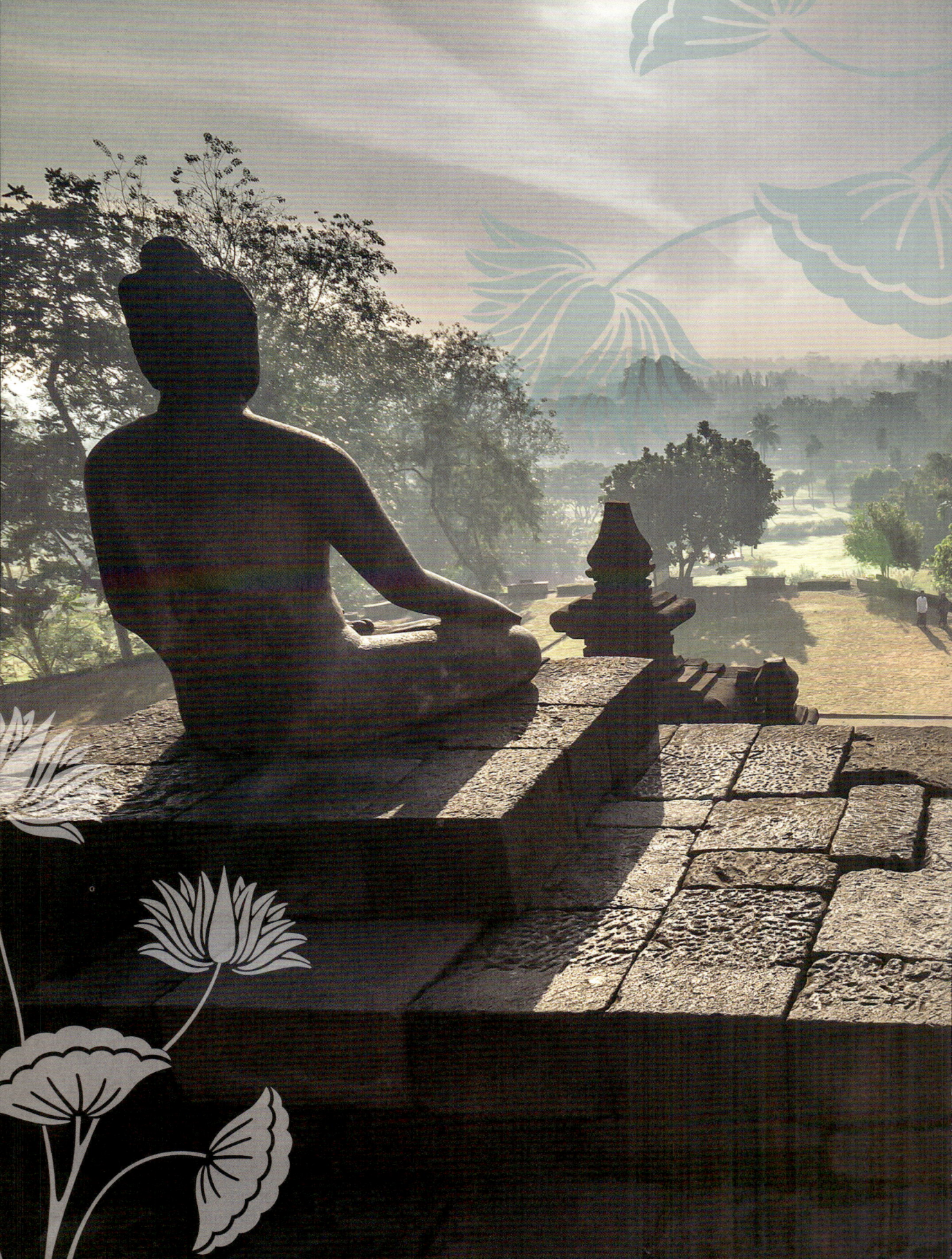

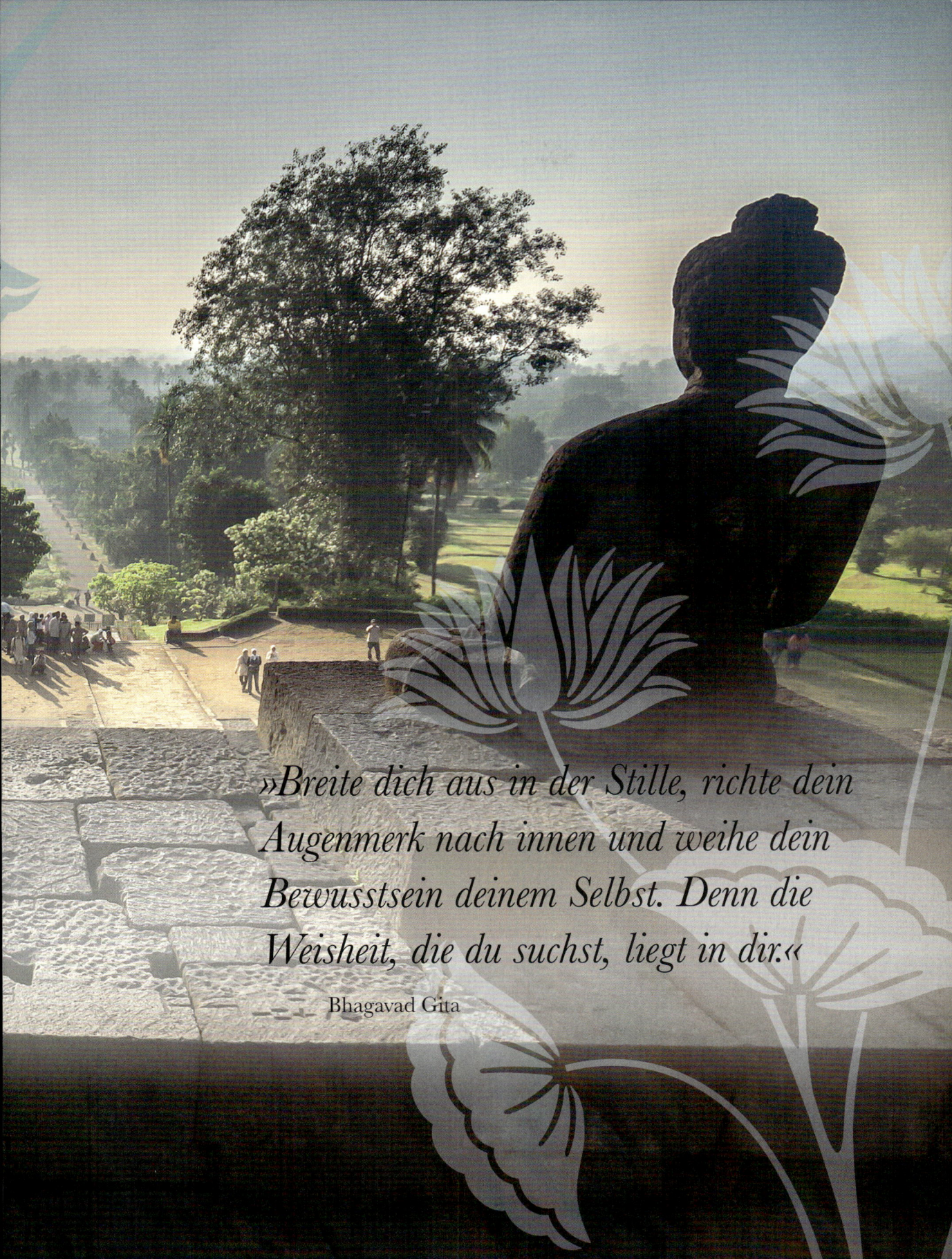

»Breite dich aus in der Stille, richte dein Augenmerk nach innen und weihe dein Bewusstsein deinem Selbst. Denn die Weisheit, die du suchst, liegt in dir.«

Bhagavad Gita

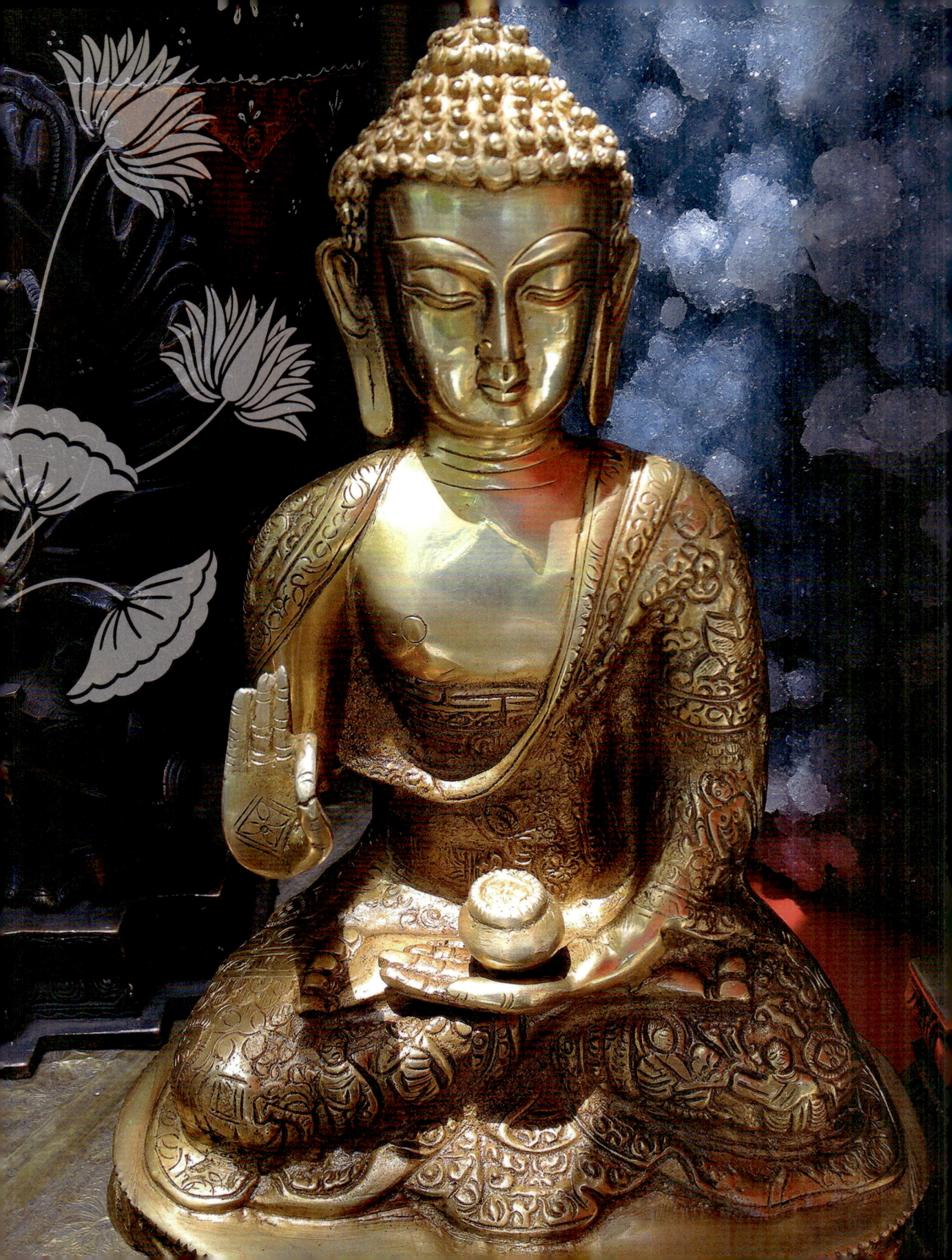

Wer bin ich?

Wie viele Leben Oliver schon gelebt hat, das kann ich nicht sagen. Aber was man sofort spürt ist, dass er ein weiser, alter Mann ist, obwohl er gerade erst seinen fünfzigsten Geburtstag gefeiert hat. Für ihn stehen andere Lebensthemen im Vordergrund. Weder Karriere oder Status noch finanzieller Reichtum sind für ihn erstrebenswert. Ihn beschäftigen tiefe Sinnfragen:
Wer bin ich? Was ist die Seele? Was ist der Grund meines Seins?
Sind Mitgefühl und Liebe wirklich die einzige wertvolle Währung?
Wie kann ich allen Lebenssituationen mit Gleichmut gegenübertreten?
Fragen, die wir uns, wenn wir tiefer in die Yoga-Philosophie eintauchen, zu beantworten vermögen. Oliver folgt einem klaren Yogaweg und dies ist das Yoga des Wissens und der Erkenntnis. Immer sollte es im Yoga darum gehen, einen tieferen Zugang zu sich selbst zu finden – auf welche Art auch immer.
Die Philosophie des Yoga ist ein mannigfaltiger Weg, der unendlich viele Pfade aufweist. Letztendlich können nur wir selbst herausfinden, welcher Pfad uns auf dem Weg zur inneren Freiheit am besten unterstützt:

Yogawege

Hatha Yoga – Yoga der Bewegung. Durch beharrliches Üben der Asanas, Pranayama und der Meditation beschreiten wir den Weg zur inneren Freiheit.

Bhakti Yoga – Yoga der Liebe und Hingabe. *Bhakti* ist Liebe um der Liebe willen, Liebe um Gottes willen. Sein Tun übt dieser Schüler in der Ehrerbietung der göttlichen Energie aus, ohne selbstsüchtige Erwartung.

Jnana Yoga – Yoga des Wissens. Das Streben nach Erkenntnis der letzten Wahrheit, um Erlösung (*moksha*) vom Kreislauf der Wiedergeburten zu erlangen. Nicht die Anhäufung von Einzelwissen ist das Ziel, sondern Weisheit.

Karma Yoga – Yoga des selbstlosen Dienens. Der Übungsgegenstand ist das Handeln im Alltag. Karma-Yoga zu üben heißt, sich mitten im Alltag von dem Anhaften an die »Früchte der Handlung« zu lösen und sich hierdurch für die innere göttliche Stimme zu öffnen.

Die Kraft der Selbst-Erkenntnis

Nichts auf der ganzen Welt reinigt so wie spirituelle Erkenntnis (das Erkennen des Selbst). Aber das erfordert ein tief greifendes Erforschen der Natur des Wirklichen und des Nichtwirklichen, und dass man sich geistig voll und ganz darauf einlässt. Dazu müssen wir den Blick nach innen richten, um uns selbst erfahren zu können. Zu gegebener Zeit erfasst und erspürt man dann diese Dinge in seinem Herzen.

Es gibt viele Pfade auf dem Weg der Selbst-Erkenntnis. Ein besonders bedeutender Pfad ist *pratyahara* – der Rückzug der Sinne. Es ist der fünfte Pfad des achtstufigen Yoga-Weges nach Patanjali. Es geht um das Nach-innen-Richten, herbeigeführt durch das Kontrollieren (Führen) des Geistes und der Sinne, wie Sehen, Hören, Riechen, Schmecken und Fühlen.

Durch diese Innenschau sollen die von außen auf uns einwirkenden Eindrücke und die damit verbundenen Objekte unseren Sinnen wahrnehmbar und dadurch kontrollierbarer gemacht werden. Die Sinne sollen dabei nicht unterdrückt, sondern durch bewusstes Wahrnehmen mehr geschult werden. Zum Beispiel, indem wir uns vom aromatischen Geruch eines Kaffees nicht zum Mehrgenuss verleiten lassen. Es gilt, sich zu mäßigen und nicht immer seinen Sinnen nachzugeben. Wir wollen eine Distanz zu den jeweiligen Objekten bekommen, um somit deren Feinheiten besser wahrnehmen zu können. Zudem werden wir durch regelmäßiges Üben der Betrachtung unserer Sinne und deren Verhalten eine Reduktion der unterschiedlichen Eindrücke erwirken können. Dadurch wird uns ermöglicht, ein schärferes Bild zu zeichnen und klare Gedanken zu fassen, unbeeinflusst von unseren Sinnen und deren Objekten, was wiederum die Vorbereitung auf die Meditation ist.

Wir wollen erlernen, unsere Handlungen und unseren Zustand nicht von unseren Sinnen (ver)leiten zu lassen, sondern vielmehr unserem Geist den Vortritt für unser Tun und Sein geben. Wir sollten die Wichtigkeit unserer Sinneseindrücke nicht unterschätzen, denn vieles spielt sich, erst einmal von uns nicht erkannt, im Unterbewusstsein ab. Die Sinne können unser Wesen und unsere Handlungen in hohem Maße beeinflussen. Oftmals nicht auf eine gesunde Art und Weise. Das Erkennen und Verstehen unserer Sinneseindrücke ermöglicht uns, uns selbst besser verstehen zu lernen.

PRATYAHARA

Die Orientierung der Sinne nach innen.

»Pratyahara besteht, wenn sich die Sinne nicht in der gewohnten Weise mit äußeren Objekten verbinden und der Form präsentieren, sondern sich der Form annähern, die der Aufgabe von citta (dem meinenden Selbst) entspricht. Wenn die Sinne nicht allzu leicht von äußeren Objekten gelenkt werden, werden sie gereinigt und das Innenleben gewinnt an Kraft und schafft Raum für ein klareres und tieferes Wahrnehmen.«
Yoga-Sutra 2–54

SHANMUKHI MUDRA – *das Blockieren der Sinne*

Dieses Mudra ist eine der intensivsten Möglichkeiten, um seine Sinne aktiv zurückzuziehen. Hierbei verschließen wir die Sinnesöffnungen im Kopfbereich: Augen, Ohren, Nasenlöcher und Mund. Die angesprochenen Sinne befinden sich in einem beinahe geschlossenen Raum, was uns ermöglicht, Bewusstheit im Moment zu erschaffen.

Übung

Sitzen Sie bequem auf dem Boden, im Schneidersitz, im Fersensitz oder aufrecht auf einem Stuhl. Bringen Sie nun beide Hände mit den Fingern leicht gespreizt vor Ihr Gesicht. Arme und Hände befinden sich parallel zum Boden, die Ellbogen auf Schulterhöhe. Schließen Sie beide Ohren mit den Daumen, die Augenlider mit den Zeigefingern. Ihre Mittelfinger verschließen sanft, ungefähr auf der Mitte Ihrer Nase, Ihre Nasenlöcher. Ring- und kleine Finger positionieren Sie oberhalb und unterhalb Ihres Mundes. Achten Sie darauf, dass Sie nur einen leichten Druck ausüben und die Nasenlöcher auch nur soweit teilweise verschließen, dass Sie jederzeit entspannt, aber konzentriert atmen können.
Üben Sie zu Beginn zwei bis drei Minuten. Mit der Zeit können Sie auf zehn Minuten erweitern.

> *»Wenn wir uns durch den Rückzug aus der Umgebung in einen reinen Zustand versetzt haben, treten wir ein in das Sein und unsere Seele erstrahlt in heller Gestalt.«*

Durch das Blockieren der Öffnungen, das konzentrierte Führen Ihres Atems und die Innenschau ziehen Sie Ihre Sinne zurück und somit das Verlangen, bestimmten Objekten folgen zu wollen.

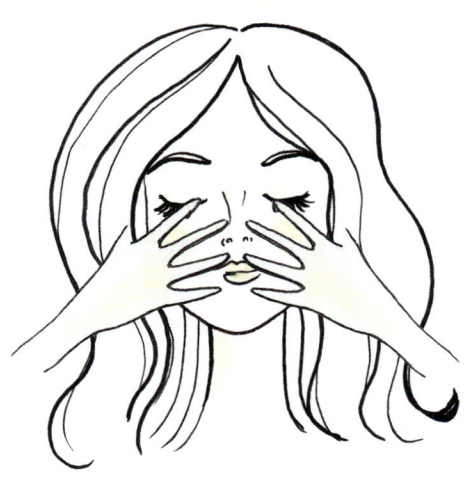

Meditation

In der Meditation (von lateinisch meditatio, »nachsinnen, nachdenken, überlegen«) soll der Geist sich beruhigen und sammeln. Je nach Tradition wird sie unterschiedlich beschrieben, oft mit Begriffen wie Stille, Leere, Einssein, oder als im Hier und Jetzt sein, frei von ablenkenden Gedanken sein. Durch diesen Zustand werde die Subjekt-Objekt-Spaltung aufgehoben, wir werden eins mit dem von uns erwählten Objekt oder einer Gottheit und deren Qualitäten.

> *»Hören, Nachdenken und Meditation müssen eine Verbindung eingehen.«* Dalai Lama

Regelmäßige Meditation kann beruhigend wirken und wird auch in der westlichen Medizin des Öfteren in bestimmten Formen als Entspannungstechnik empfohlen. Ihre Wirkung, der meditative Zustand, ist neurologisch als Veränderung der Hirnwellen messbar. Der Herzschlag wird verlangsamt, die Atmung vertieft, Muskelspannungen reduziert.

Man kann die Meditationstechniken grob in zwei Gruppen einteilen:
1. Die passive (kontemplative) Meditation, die im stillen Sitzen praktiziert wird.
2. Die aktive Meditation, bei der körperliche Bewegung, achtsames Handeln oder lautes Rezitieren zur Meditationspraxis gehören.

Die Einteilung bezieht sich nur auf die äußere Form. Beide Meditationsformen können geistig sowohl aktive Aufmerksamkeitslenkung als auch passives Loslassen und Geschehenlassen beinhalten.

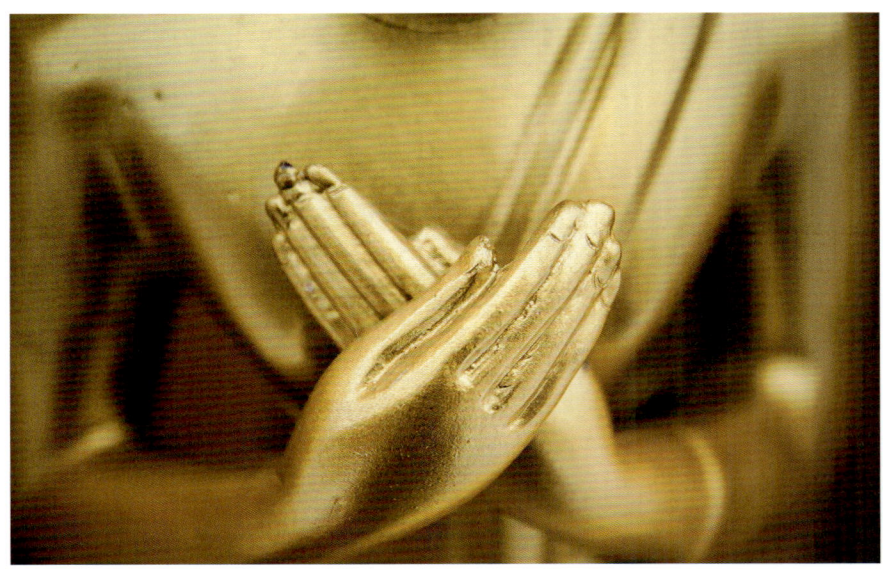

Die objektbezogene Meditation

Bei der objektbezogenen Meditation richten Sie Ihre Aufmerksamkeit auf einen von Ihnen gewählten Gegenstand, abstrakt oder real. Auf ein Thema oder auf bestimmte Eigenschaften und Qualitäten, die zum Beispiel durch eine Person oder Gottheit repräsentiert werden. Das gewählte Objekt sollte sich durch positive Attribute auszeichnen.

Die Visualisierung und das Verbinden mit der Sonne

Bereiten Sie sich vor, für ein paar Minuten bequem, still und mit einem aufrechten Oberkörper sitzen zu können. Entweder auf dem Boden, im Schneidersitz oder auf einem Kissen. Wenn Ihnen das nicht bequem ist, nehmen Sie einen Stuhl, auf dem Sie aufrecht sitzen können, damit der Energiefluss entlang der Wirbelsäule gewährleistet ist.

Stellen Sie sich nun eine sanft wärmende Sonne (nicht die pralle Mittagssonne) vor – mit all ihren positiven Eigenschaften:
* Kraft
* Wärme
* Energie
* heilend
* Leben spendend

> *»Meditation verleiht uns inneren Frieden, der aus der Stille des Geistes hervorgeht.«* Dalai Lama

Verbinden Sie sich mit diesen Qualitäten und versuchen Sie, Ihre Konzentration darauf zu halten. Wenn andere Gedanken aufkommen sollten, versuchen Sie, Ihre Aufmerksamkeit wieder langsam auf das Objekt zurückzuführen. Nehmen Sie wahr, welche Assoziationen oder Gefühle aufkommen. Wenn Ihre Gedanken abwandern, bringen Sie Ihren Fokus immer wieder auf die von Ihnen visualisierte Sonne zurück. Wenn Sie merken, dass Ihr Geist beginnt, unruhig zu werden, dann setzen Sie noch einmal neu an oder beenden für jetzt diese Form der Meditation. Alles ist in Ordnung und Sie sollten es so annehmen, wie es sich im Moment gerade darstellt.

Zu Beginn vermögen Sie die Konzentration vielleicht nur für einige Momente zu halten, aber nach einer gewissen Zeit werden die Phasen sich ausdehnen und Sie spüren, wie die Eigenschaften des gewählten Objektes nach und nach Ihren Gefühlszustand und Geist beeinflussen können. Und irgendwann wird ihr Geist in eine unvorstellbare Stille eintreten.

Die Frage aller Fragen

Da sich Oliver bereits viel mit Philosophie und Selbstfindung beschäftigt hat, legte ich ihm einen meiner liebsten spirituellen Meister ans Herz, Ramana Maharshi, der sich sein ganzes Leben lang nur mit einer Frage beschäftigt hat.

Ramana Maharshi – und die unsterbliche Frage – Wer bin ich?

Ramana Maharshi lebte von 1879 bis 1950 in Südindien und war ein bedeutender Guru.

Ramana Maharshi lebte schweigend für mehrere Jahre auf einem Berg, antwortete aber nach langem Insistieren auf Fragen von spirituell Suchenden. Er war ein Vertreter des Advaita-Vedanta des 20. Jahrhunderts und empfahl spirituell Suchenden, die nach einer Übung fragten, die Methode *atma vichara*, die Erforschung des Selbst, durch die Frage »Wer bin ich?«.

»Nur wir selbst tragen und verantworten uns selbst.«

Die Lehre von Ramana Maharshi fußt auf der Idee, dass eine Erkenntnis der wahren, göttlichen Natur des Menschen (des »Selbst«) von seinem Verstand verschleiert wird. Nahezu alle Verstandestätigkeiten, ob bewusst oder unbewusst, dienen dem Errichten und der Aufrechterhaltung eines persönlichen Zentrums, der »Ich«-Vorstellung. Ein Hauptaugenmerk der spirituellen Praxis (*sadhana*) soll darauf liegen, den illusorischen Charakter dieses Zentrums offenzulegen. Wenn dieses vollständig zusammenbricht, kommt das Selbst dauerhaft zum Vorschein.

Wer bin ich?

Ramana Maharshi spricht mit einem Schüler.

Besucher: »Wie erkennt man das Selbst?«
Maharshi: *»Wessen Selbst? Finden Sie das heraus.«*
Besucher: »Mein Selbst. Aber wer bin ich?«
Maharshi: *»Das müssen Sie selber herausfinden.«*
Besucher: »Ich weiß nicht wie.«
Maharshi: *»Denken Sie nur über die Frage nach. Wer ist es, der da sagt: ›Ich weiß nicht wie?‹ Wer ist das in Ihrer Uraussage? Was wird nicht erkannt?«*
Besucher: »Jemand oder etwas in mir.«
Maharshi: *»Wer ist dieser Jemand? Und in wem?«*

Umkehrhaltungen

Die folgenden Asanas dienen zugleich als mentale und physische Anregung. Im Körper findet eine Umkehrung der Funktionen statt, in die auch der Geist mit einbezogen wird. Wir bilden mit den Umkehrhaltungen den Gleichgewichtssinn und den Mut aus. Zudem erkennen wir, dass der bei dieser Stellung spürbare Druck von unserem eigenen Körper ausgeht. Es sind nur unsere Bürden, die wir zu tragen haben, nicht die der anderen. Wir sind es selbst, die unsere eigenen Lasten zu tragen haben. Es ist unsere Verantwortung.

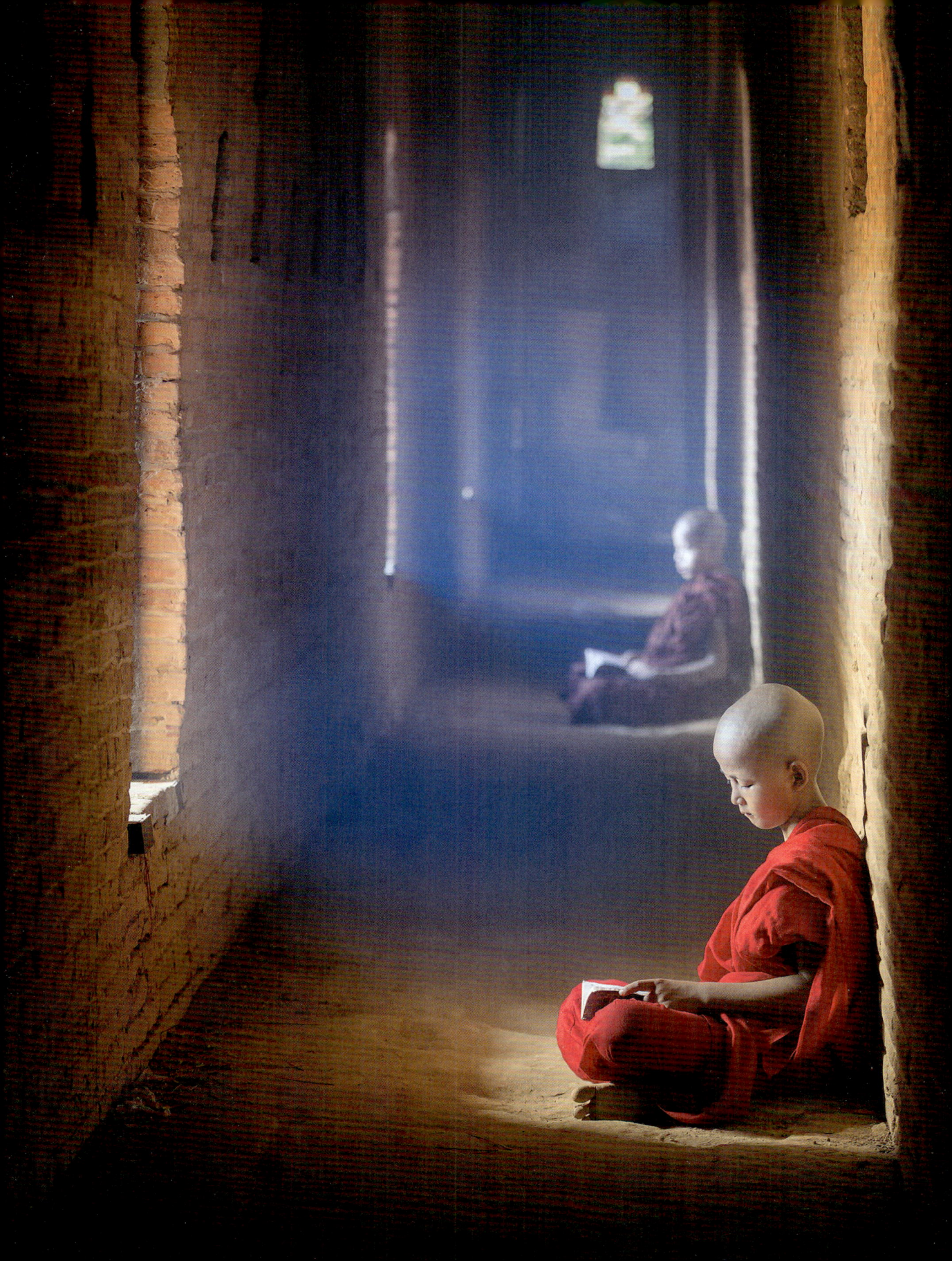

UMKEHRHALTUNG – *Der Schulterstand über den Pflug*

Achtung: Intensive Umkehrhaltungen nur üben, wenn Sie dies als angenehm empfinden. Frauen während der Menstruation besonders achtsam hineinspüren. Schulterstand bei Schilddrüsen-Unterfunktion (Hashimoto) eher nicht üben, außer Sie haben einen guten Zugang zu Ihrem Körper und fühlen, dass Ihnen speziell diese Asana guttut. Der Schulterstand wirkt vor allen Dingen in Verbindung mit der Ujjayi-Atmung harmonisierend für die Schilddrüse und damit für den Hormonhaushalt. Menschen mit Bandscheibenvorfall im Halswirbel-Bereich sollten keinen Schulterstand üben.

Der Schulterstand – Legen Sie sich auf Ihrer Matte mit einer langen Ausatmung auf den Rücken ab. Ihre Arme liegen neben Ihnen auf dem Boden, die Handflächen zeigen nach unten. Schließen Sie die Beine und mit der Einatmung bringen Sie mit Schwung Ihre Beine gestreckt nach hinten über Ihren Kopf und stellen (wenn es geht) Ihre Zehen auf, das ist der Pflug – *halasana*. (Bild 1). Hier bleiben Sie für ein paar Atemzüge. Dann bringen Sie Ihre Hände an den unteren Rücken, die Fingerspitzen zeigen nach oben, Ellbogen eng zusammen. Versuchen Sie, ein wenig auf die Schulterspitzen zu kommen, indem Sie sich ganz leicht nach rechts und links lehnen und somit die Schultergelenke mehr Richtung Boden bringen. Ihre Hände stützen Sie am unteren Rücken ab. Mit der nächsten Einatmung bringen Sie die Beine gestreckt nach oben in den unterstützten Schulterstand, *salamba sharvangasana* (Bild 2). Richten Sie sich auf. Das Hauptgewicht liegt auf Ihren Oberarmen. Das Kinn ist Richtung Brustbein ausgerichtet, Kopf und Nacken sollten nicht zu viel Druck haben. Gerne tiefe *Ujjayi*-Atmung. Schließen Sie Ihre Augen und reflektieren Sie über diese Asana.

Achtung: Ihren Kopf in dieser Position nicht zur Seite drehen.

Wenn Ihnen der Druck im Nackenbereich zu stark ist, dann bauen Sie sich eine kleine Erhöhung auf Ihrer Matte, indem Sie eine Decke zweimal falten, mit dem Ende der Matte bündig abschließen lassen und sich dann so positionieren, dass Ihre Schultern mit dem Deckenrand oben abschließen. Wenn dies nicht genug ist, dann schlagen Sie die Matte über die Decke ein (Bild 3).

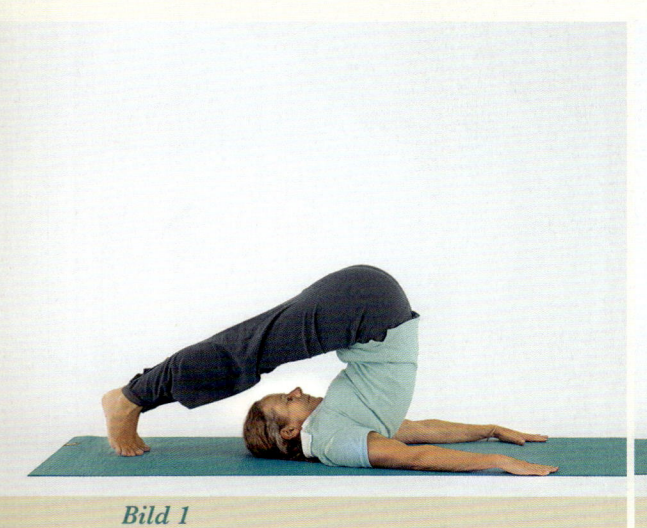

Bild 1

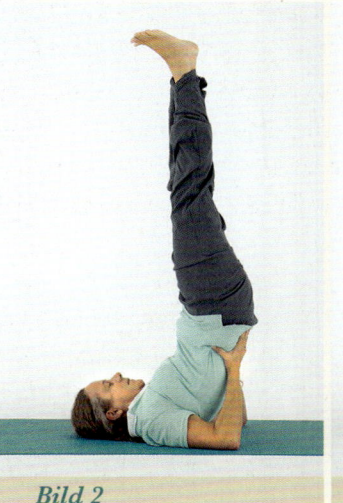

Bild 2

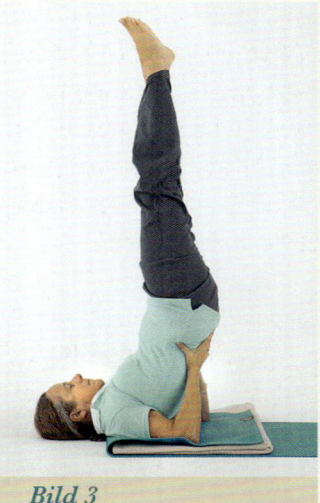

Bild 3

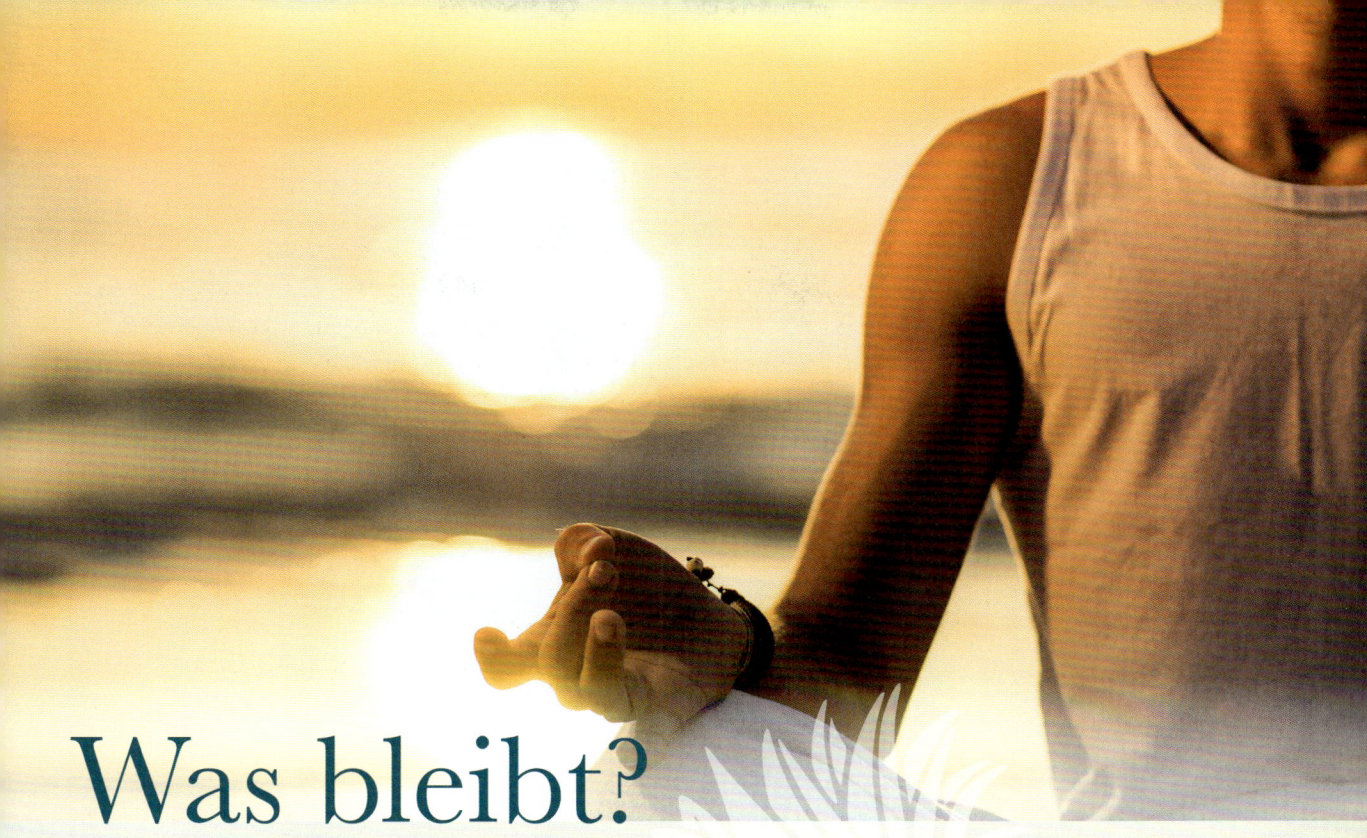

Was bleibt?

Wer bin ich?

Unser Alltag nimmt uns häufig so sehr ein, dass wir kaum Zeit finden, unsere Gedanken und uns selbst zu sortieren. Wir sind in einem ständigen Kreislauf von Produktivität und Leistung und vergessen darüber, uns um uns selbst zu kümmern. »Wer bin ich?« ist wohl die größte und schwierigste Frage, die sich ein Mensch stellen kann. Yoga, Atemübungen und Meditation können uns helfen, mehr Klarheit in diese Frage zu bringen. Im Praktizieren von Yoga lernen wir Unklarheiten zu beseitigen, um so einen tieferen Zugang zu uns selbst zu bekommen. Im Yoga des Wissens (Jnana Yoga) begegnen wir dieser Frage auf metaphysische Art und suchen nach Antworten. Antworten, die nichts mit unserer vordergründigen Person, unserer Identität oder einem Status zu tun haben.

Tiefgründig erforschen wir: »Wer bin ich wirklich?«, vom absoluten Standpunkt aus gesehen. Wenn sich alles um mich herum verändert, was es ja unumstritten ständig tut, wer bleibt dann übrig? Welcher ist der tiefste Wesenszug meines Seins? Über meine oberflächlich betrachtete Persönlichkeit hinausgehend, liegt etwas viel Tieferes darunter – meine Seele. Permanent und unveränderbar. Dies gilt es zu entdecken.

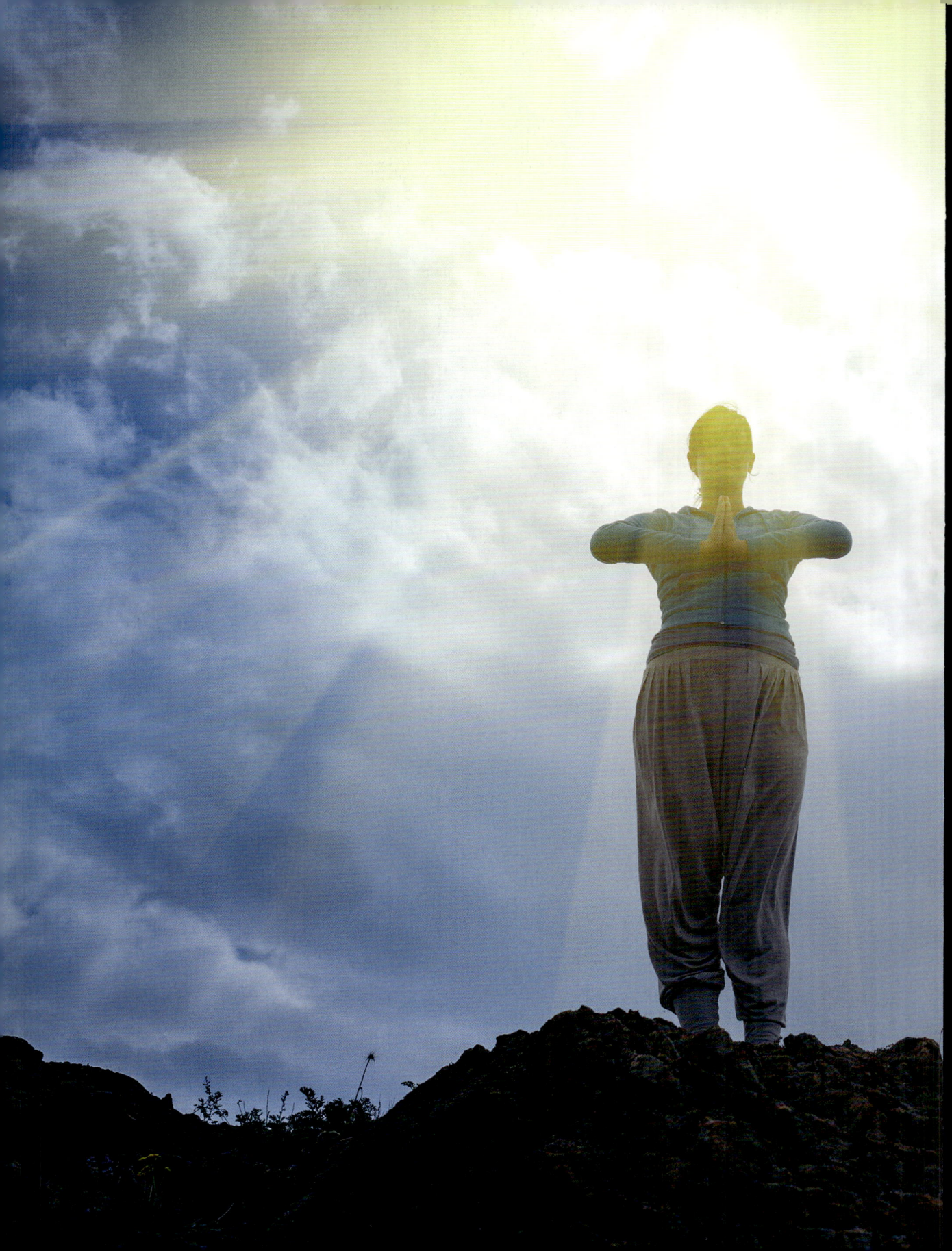

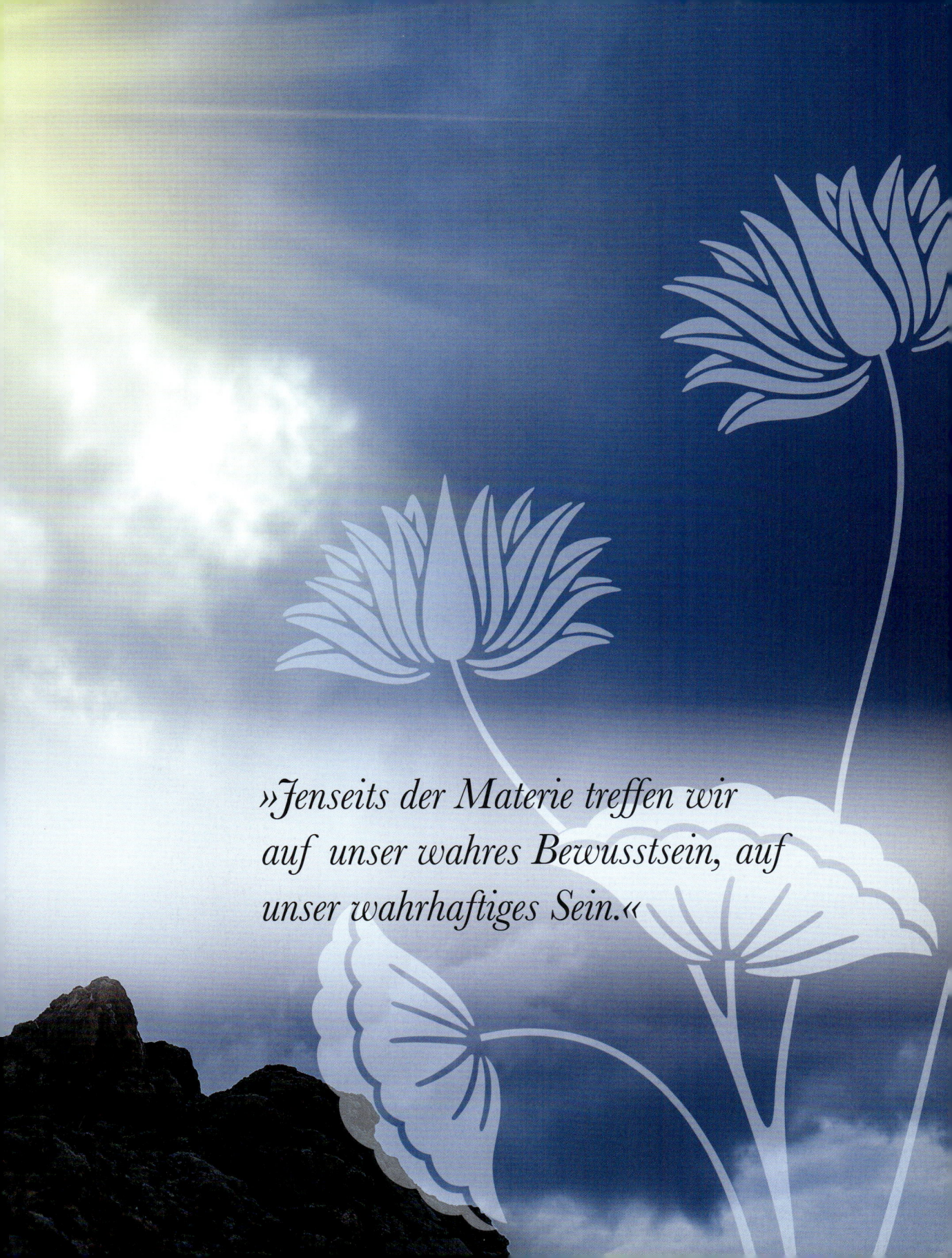

»Jenseits der Materie treffen wir
auf unser wahres Bewusstsein, auf
unser wahrhaftiges Sein.«

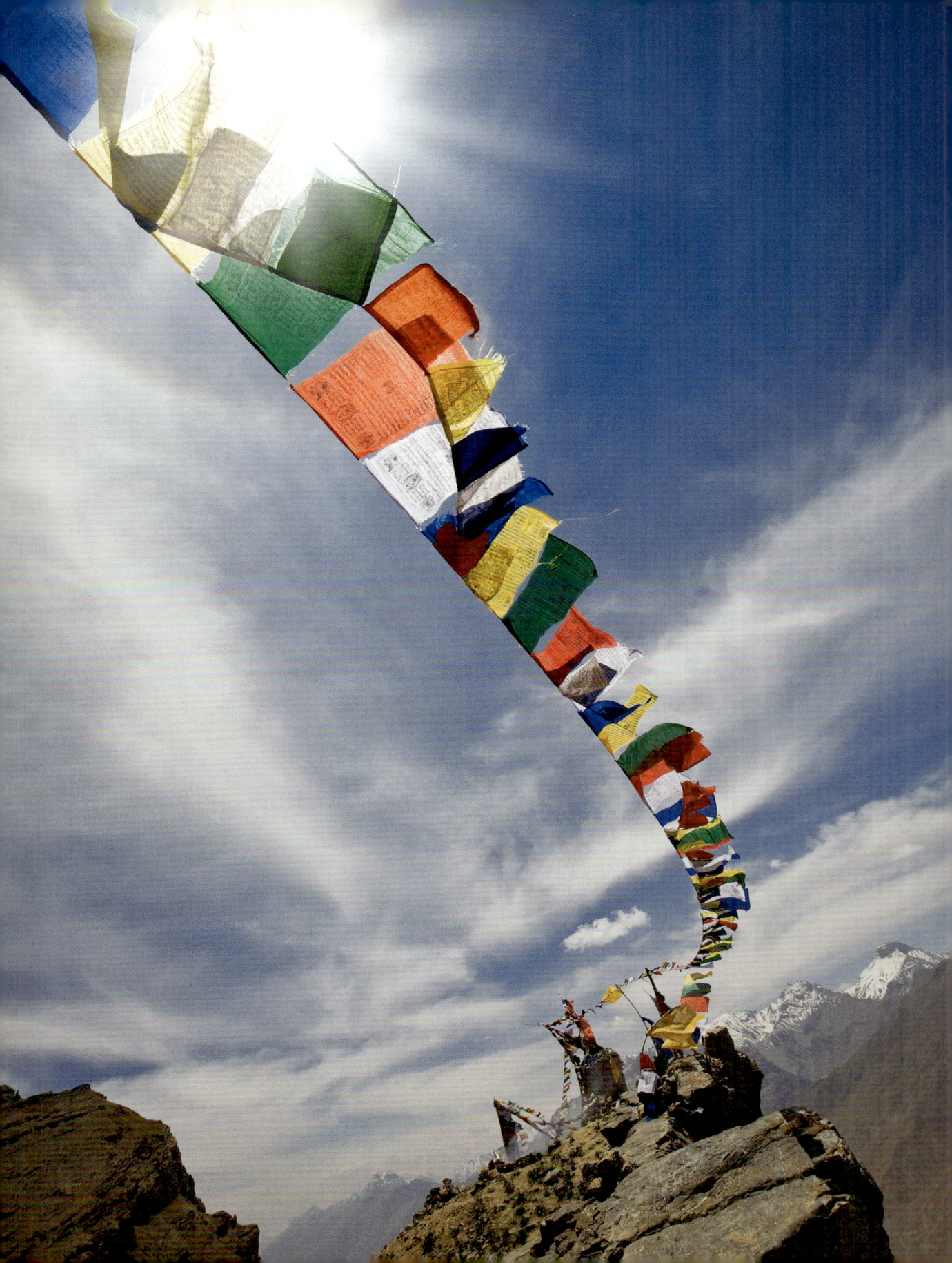

Alles ist da

Alles ist da. Nur vermögen wir es oft nicht wahrzunehmen. Mutter Natur sorgt für alles, was wir benötigen. Reichtum in jeglicher Hinsicht. Wenn wir nur die Zusammenhänge der göttlichen Natur, die uns selbst innewohnt, verstehen, dann können wir ein Leben in Freiheit genießen.

Die Aufgabe des Lebens

Kummer und Leid sind nur eine weitere Facette des Lebens, ebenso wie Freude und Glück. Wenn wir lernen, uns nicht mit Situationen, Gefühlen oder Rollen zu identifizieren, wenn wir lernen, die Aufgaben, die unser Leben für uns bereithält, anzunehmen und daraus zu lernen, dann können wir mit Leichtigkeit und Gleichmut durch unser Leben schreiten.

Yoga ist ein wunderbares Mittel, uns auf unseren freien Lebensweg zu führen. Yoga bietet uns unzählige Möglichkeiten, die uns in verschiedenen Situationen und Lebensumständen helfen können. Der Schatz des Yoga ist so tief und reichhaltig, wir bräuchten wahrscheinlich viele Leben, um ihn ganz begreifen zu können. Bis dahin leben wir Yoga in all unseren Momenten, in all unseren Phasen, in unserem Sein.

Im Praktizieren von Yoga wollen wir beginnen, unsere Grenzen, die wir uns zumeist selbst setzen, langsam zu verschieben.
Yoga ist nicht das Ausführen einer Asana unter großer körperlicher oder muskulärer Anstrengung. Vielmehr geht es um das tiefe Eintauchen in eine Haltung, um sich letztlich von der Körperlichkeit zu lösen und in einen feinstofflichen Zustand überzugehen.

Eine der schönsten Asanas, um dies empfinden zu können, ist der Kopfstand. Hier können wir uns ganz und gar mit der Natur verbinden. Alle Funktionen werden umgedreht, nichts ist wie ursprünglich. Über unseren Scheitel nehmen wir die Kraft der Erde auf, unsere Beine wachsen nach oben, die Füße sind verbunden mit der göttlichen Energie.

Nichts scheint wie es ist und doch ist alles da.

DER KOPFSTAND –
Die Welt aus einem anderen Blickwinkel sehen

Ich würde Ihnen raten, die folgenden vorbereitenden Übungen am besten mit einem erfahren Yogalehrer zu üben, bis Sie sich stabil und sicher fühlen. Und dann gehen Sie gesund und mit Leichtigkeit in den Kopfstand.

Vorbereitung für den Kopfstand

Position 1 – Finden Sie sich für ein paar ruhige, gleichmäßige Atemzüge im Herabschauenden Hund ein. Nun lassen Sie beide Unterarme auf den Boden absinken und drehen diese auf die Außenkanten. Ihre Hände berühren sich. Verschränken Sie die Finger, bringen Sie dabei einen kleinen Finger nach innen (Bild). Machen Sie sich bewusst, dass die Unterarme nun ein gutes Fundament haben. Wir bereiten uns für den Kopfstand vor. Die Unterarme werden hierbei mindestens drei Viertel Ihres Gewichts tragen, sodass Ihr Kopf und Nacken keinem großen Druck ausgesetzt sind. Gehen Sie mit den Beinen noch ein wenig in Richtung Arme, die Beine können leicht angewinkelt sein. Geübte sollten die Beine gestreckt lassen, die Fersen auf dem Boden. Der Oberkörper bleibt gerade. Sie drücken sich über die Unterarme und die obere Rücken- und Schultermuskulatur heraus, sodass, wenn Sie nun mit der Einatmung mit dem Oberkörper nach vorne gehen, Sie über Ihre Handgelenke hinausgehen und das Kinn einen guten Abstand zum Boden hat. Mit der Ausatmung zurück in den Herabschauenden (kleinen) Hund. Der Rücken bleibt immer gerade. Diese Übung, den Kleinen

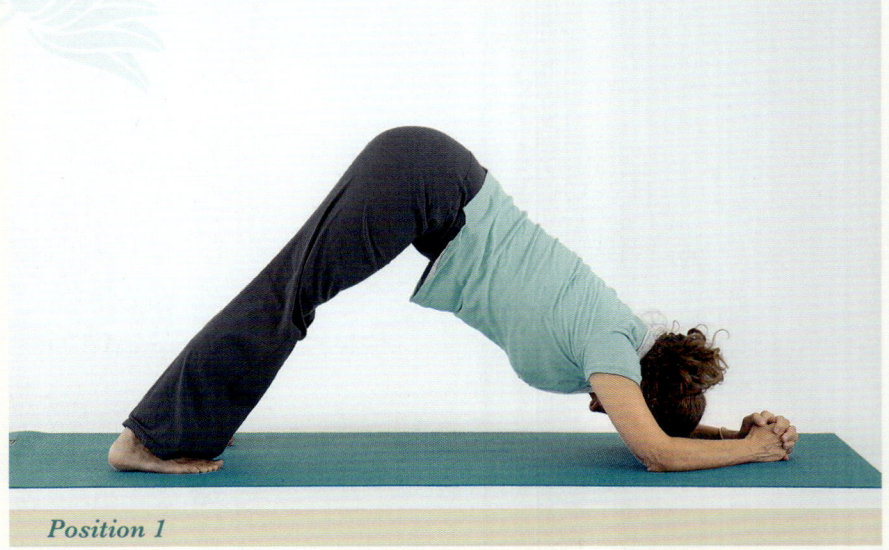

Position 1

Delfin, sollten Sie mindestens sechsmal üben. Danach entspannen in *balasana*, vor allen Dingen den Schulterbereich loslassen.

Position 2 – Kommen Sie wieder nach oben auf Ihre Unterarme, Finger verschränkt, kleinen Finger nach innen legen. Kommen Sie in den Hund und schreiten Sie mit Ihren Füßen noch ein bisschen weiter nach vorne. Kommen Sie näher mit den Beinen zu den Armen als bei der ersten Übung. Nun lehnen Sie Ihren Oberkörper nach vorne und halten für mindestens sechs Atemzüge (Bild). Ihr Kinn ragt über Ihre Hände. Zurück und entspannen in *balasana*.

Position 3 – Als Nächstes bringen Sie Ihre Yogamatte an eine Wand, die nach oben hin frei ist. Setzen Sie sich auf Ihre Matte, mit dem Blick zur Wand gerichtet, Beine ausgestreckt, die Fußsohlen berühren die Wand. Messen Sie nun den richtigen Abstand für die nächste Übung, indem Sie sich den Punkt merken, wo Ihre Beckenknochen die Matte berühren. Auf dieser Höhe befinden sich gleich Ihre Ellbogen. Dann kommen Sie auf Ihre Knie, Unterarme auf die Matte, die Ellbogen schulterbreit auf Ihrem gemerkten Punkt. Verschränken Sie neuerlich Ihre Finger, kleiner Finger nach innen. Die Zehen aufstellen, Ihre Fersen berühren die Wand. Kommen Sie nach oben in den Hund (Bild). Halten Sie für einige Atemzüge, Oberkörper und Beine sind gerade, die Haltung entspricht einem umgekehrten V. Nicht ins Hohlkreuz fallen. Wenn Sie diese Übung als sehr leicht empfinden, dann verringern Sie den Abstand zwischen Unterarmen und Wand. Nach einigen Atemzügen entweder kurz entspannen in *balasana* oder direkt weiter in die nächste Übung.

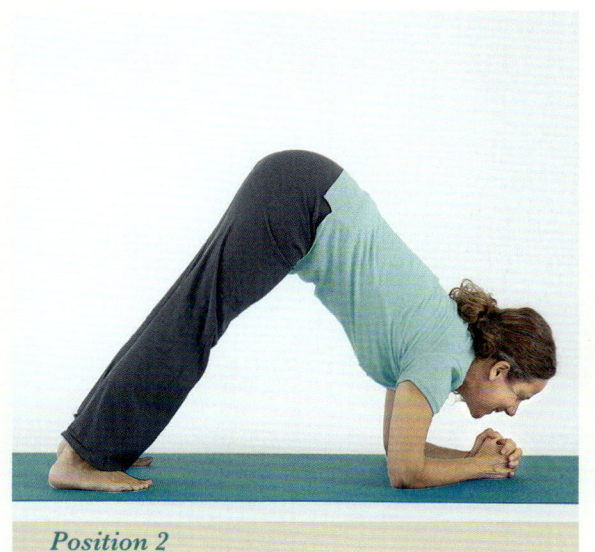

Position 2

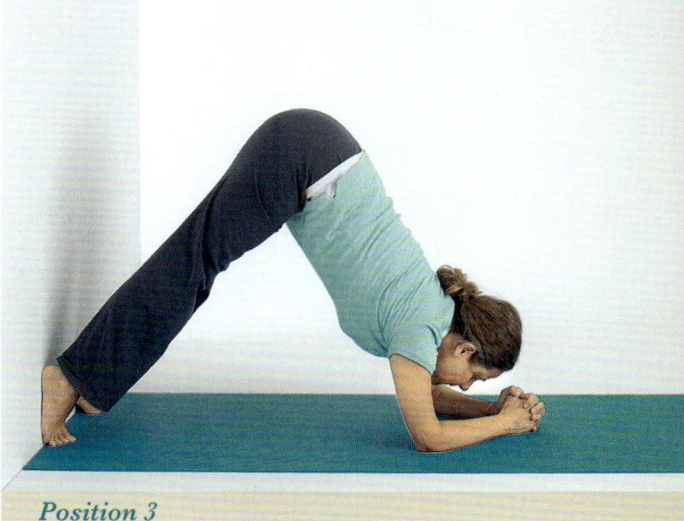

Position 3

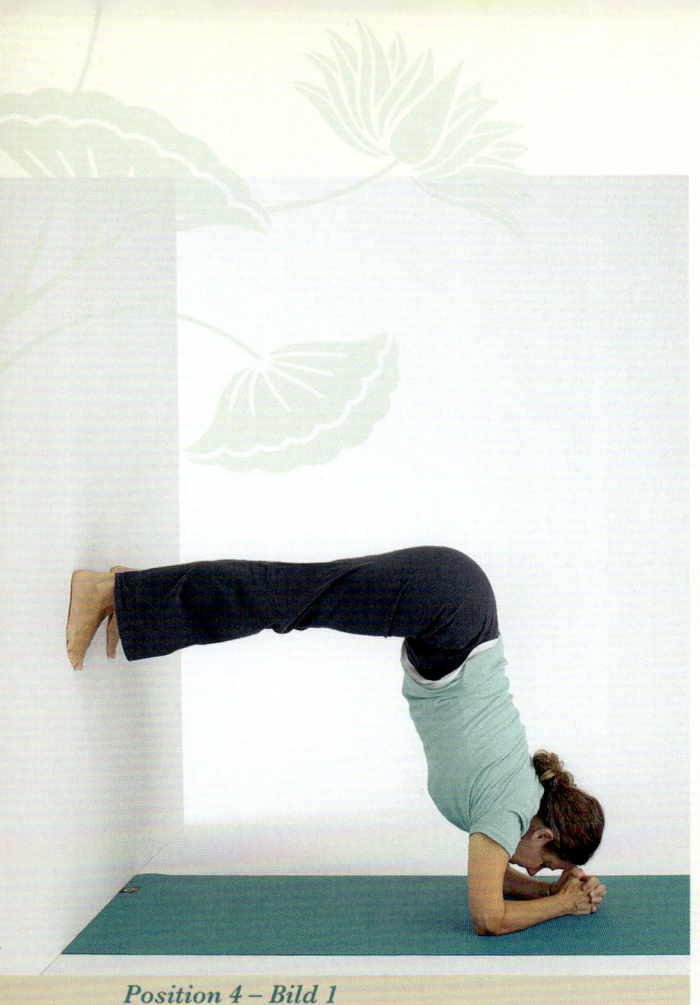

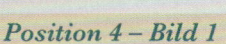
Position 4 – Bild 1

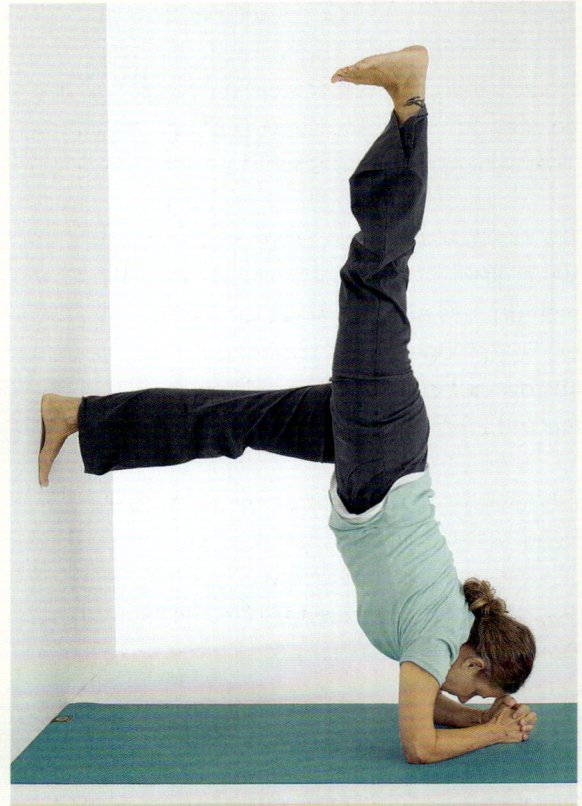
Position 4 – Bild 2

Position 4 – Den Abstand von vorhin beibehalten, kommen Sie auf Ihre Unterarme, Finger verschränken, kleiner Finger nach innen. Kommen Sie in den Kleinen Hund, Fersen an der Wand, Oberkörper lang und gerade. Drücken Sie sich aus den Unterarmen, den Schulter- und Rückenmuskeln nach oben und bringen Sie einen Fuß ein paar Zentimeter vom Boden entfernt nach oben an die Wand. Nun strecken Sie Ihr Bein durch, halten Sie sich vorne stabil und stemmen Sie sich leicht gegen die Wand, sodass der Fuß flach an der Wand bleibt. Nehmen Sie nun den anderen Fuß mit dazu, noch jeweils einen kleinen Schritt nach oben, bis Ihr Oberkörper senkrecht ist. Die Schultern sind oberhalb der Ellbogen, die Beine parallel zum Boden ausgerichtet (Bild 1). Druck, Gegendruck. Bleiben Sie hier für ein paar Atemzüge. Wenn es zu anstrengend wird, beenden Sie die Übung und legen Sie eine kurze Entspannungsphase ein, kommen Sie dann zurück an die Wand. Wenn Sie sich in dieser Position stabil fühlen, lösen Sie ein Bein und bringen es sehr langsam gestreckt nach oben, sodass sich Ihr Fuß über der Schulter befindet (Bild 2). Achtung: Das Bein nicht zu schnell und nicht zu weit nach oben, sonst verlieren Sie das Gleichgewicht. Bleiben Sie für maximal sechs Atemzüge, bringen Sie dann das nach oben gestreckte Bein wieder zurück zur Wand und nehmen langsam das andere Bein nach oben. Nach ein paar Atemzügen behutsam das Bein wieder absenken, neben den anderen Fuß an die Wand und langsam auflösen. Legen Sie eine lange Entspannungsphase in *balasana* ein.

DER KOPFSTAND – *die Königshaltung*

Wenn Sie all diese vorbereitenden Übungen gut halten können, dann sind Sie vorbereitet, um in den Kopfstand zu gehen. Erinnern Sie sich nochmal daran, die Unterarme tragen mindestens drei Viertel Ihres Körpergewichts.

Achtung: Nach meiner Erfahrung gehen viele Yogaschüler zu früh in den Kopfstand, da ihre Yogalehrer sie fälschlicherweise dazu ermutigen. Diese Schüler kommen dann zu mir mit erheblichen Nacken- und Schulterproblemen, im schlimmsten Fall mit einem Bandscheibenvorfall. Lassen Sie sich nicht verleiten. Wir müssen im Yoga nichts erreichen. Es geht hier nicht um Leistung, sondern um das Erspüren und Erkennen unseres Selbst.

Der Kopfstand – Kommen Sie in den Kleinen Hund. Unterarme und Finger wie vorhin beschrieben. Die Füße nah zu den Ellbogen, drücken Sie sich heraus, die Wirbelsäule ist aufgerichtet. Bringen Sie ein Bein gestreckt nach oben, der Fuß ist nun oberhalb der Schulter. Hier stabil werden und langsam bringen Sie nun gestreckt das andere Bein nach oben. Die Fußinnenkanten berühren sich, die Beine sind lang, das Schambein leicht nach oben gezogen, sodass Sie nicht ins Hohlkreuz kommen. Sie sind nun in *salamba shirshasana* (Bild), der unterstütze Kopfstand. Nach einigen Atemzügen lösen Sie langsam und bewusst auf, so wie sie in die Übung gegangen sind, erst ein Bein, dann das andere.

Die Wirkung des Kopfstands

Bei dieser Asana spüren wir, welcher Druck von unserem Körper ausgeht. Und zugleich sind wir es nur selbst, die diesen Druck beeinflussen können. Es sind unsere eigenen Bürden und Lasten, die wir zu tragen haben. Durch das tiefere Verständnis dieser Asana gewinnen wir einen tieferen Einblick in uns selbst. Wir betrachten uns und das Leben aus einer anderen Perspektive und lernen: Je stabiler wir sind, umso weniger Druck lastet auf uns.

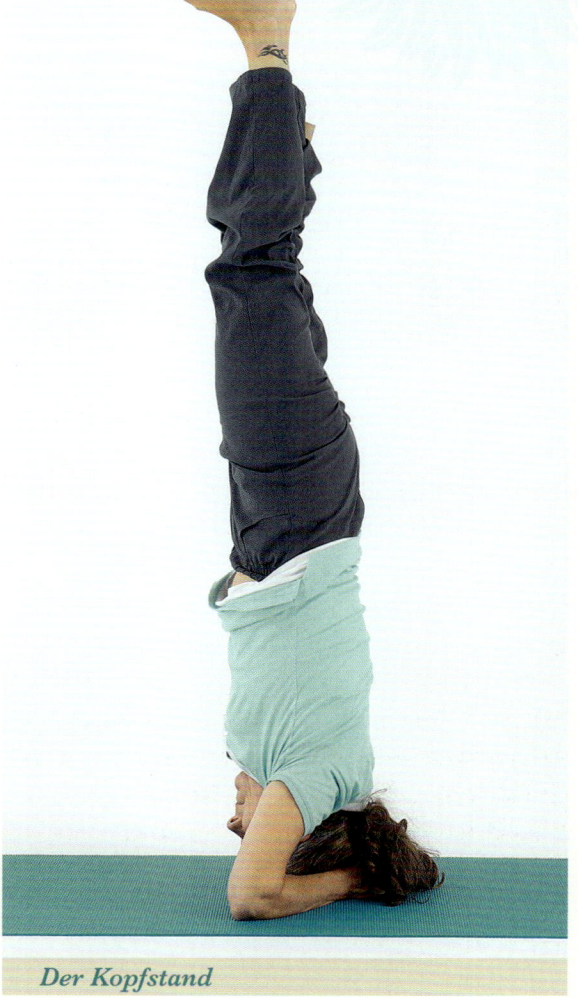

Der Kopfstand

FREISEIN – *Krähe und Adler*

Position 1 – Krähe – bakasana. Eine der bedeutsamsten Übungen, um zu lernen, sich seinen Ängsten zu stellen und die Kontrolle aufzugeben, ist die Krähe, eine Arm-Balance-Übung. Mut und Vertrauen sind die Weggefährten dieser Asana. Kommen Sie auf der Mitte Ihrer Matte in die Hocke und bringen Sie Ihre Hände vor Ihre Füße, mit gespreizten Fingern, tief verwurzelt in den Boden. Ihr Gesäß streckt sich nach hinten oben und formt mit Ihrem Oberkörper eine Art Halbrund. Setzen Sie Ihre Knie auf die Oberarme (oder Armbeugen) an und heben Sie ein Bein vom Boden. Für den Beginn ist das bereits ausreichend. Wenn Sie sich sicher und stabil fühlen, verlagern Sie langsam Ihr Gewicht nach vorne. Stützen Sie sich auf Ihre Oberarme und bringen Sie nun das zweite Bein nach oben (Bild). Versuchen Sie, Ihre Beine und Fersen mehr nach oben Richtung Gesäß zu bringen. Der Blick ist auf Ihre Matte gerichtet, der Kopf leicht angehoben.

> *»Die ideale Haltung (asana)*
> *ist stabil und leicht zugleich*
> *und somit das Wohlbefinden*
> *am größten.«*
>
> Yoga-Sutra: 2–46: sthiram-sukham asanam

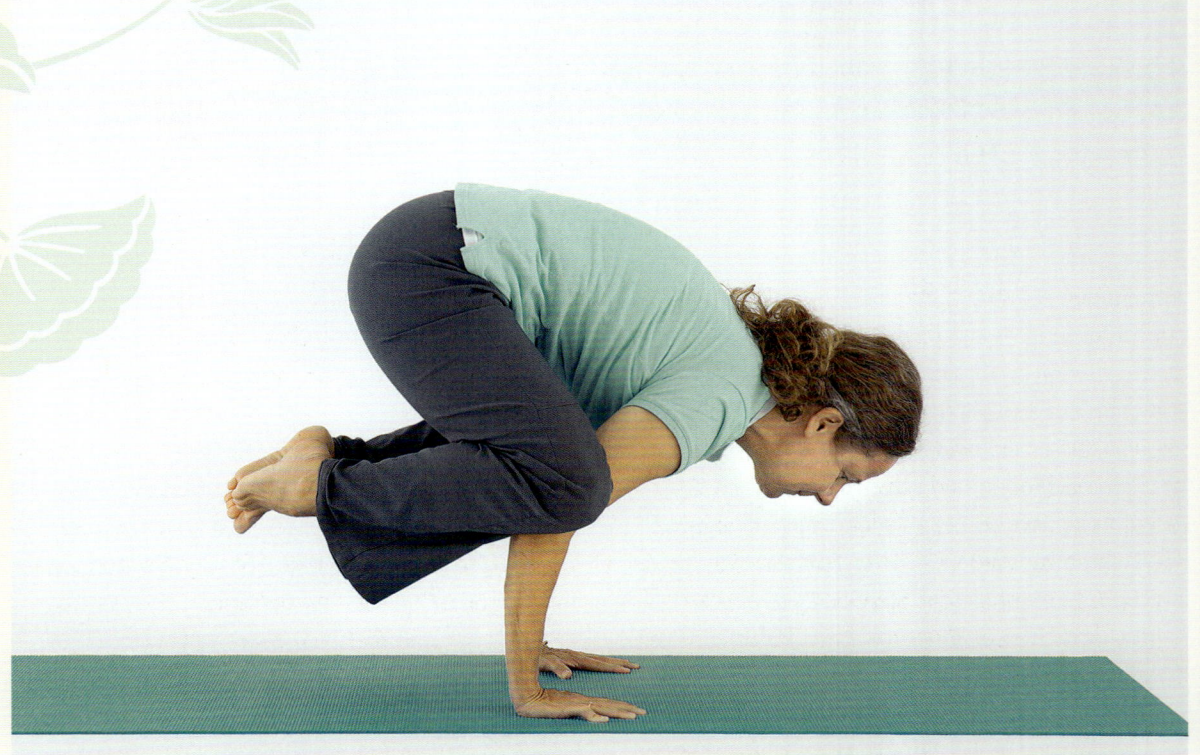

Position 1

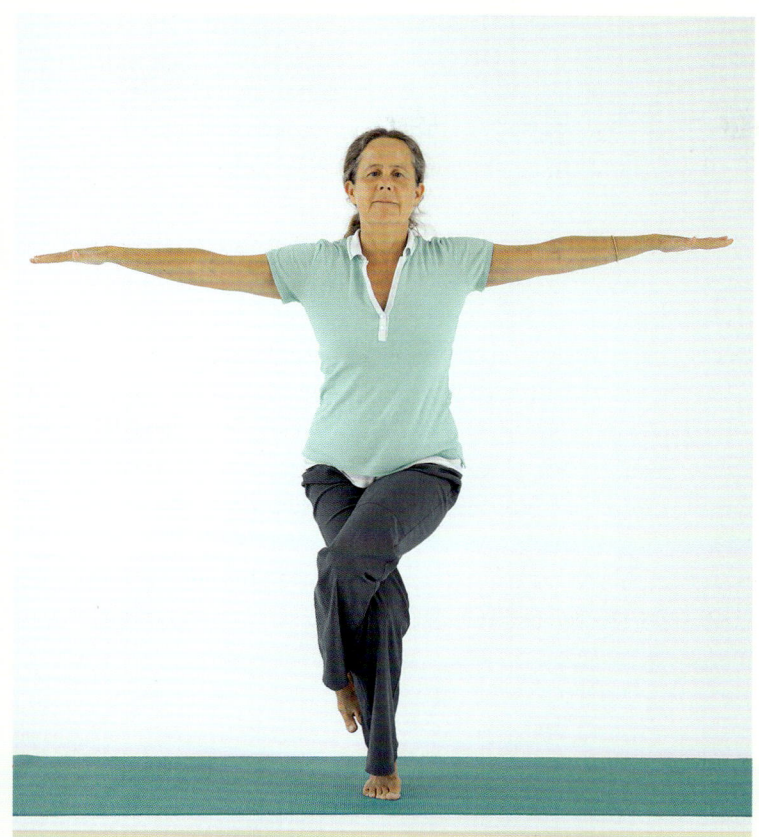

Position 2 – Bild 1

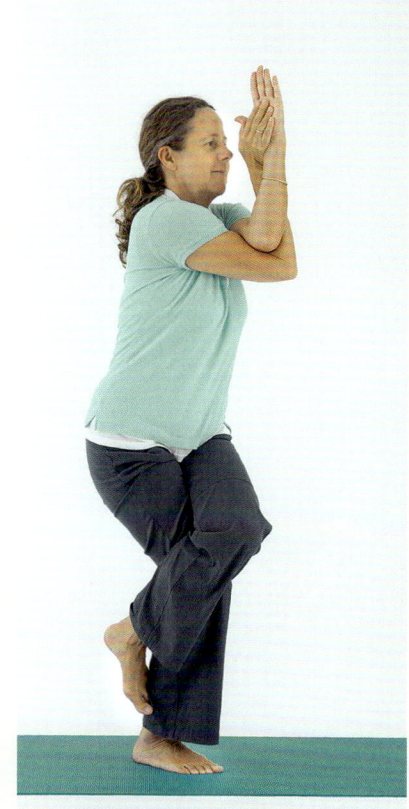

Position 2 – Bild 2

Position 2 – Adler – Freisein. Kommen Sie zum Stehen auf Ihre Matte und erden Sie sich mit der Ausatmung. Suchen Sie sich einen Fixpunkt, um die Konzentration und dadurch die Balance halten zu können. Verlagern Sie Ihr Gewicht auf das rechte Bein und winkeln es ein wenig an, dann heben Sie Ihr linkes Bein nach oben und schlingen Sie es um das rechte Bein, über vorne, auf Höhe des Schienbeins nach hinten zur Wade. Der linke Fuß hakt sich hinten ein. Tipp: Je mehr Sie das Standbein angewinkelt haben, umso besser können Sie den Fuß hinten verankern (Bild 1). Die Hüfte sollte sich nicht verdrehen. Falls Sie den Fuß nicht ganz nach hinten zur Wade bringen, lassen Sie ihn einfach vorne angehoben neben dem rechten Bein. Nachdem Sie Ihre Stabilität gefunden haben, bringen Sie beide Arme gestreckt auf Schulterhöhe zur Seite. Bringen Sie den rechten Arm nach links vor Ihren Oberkörper und den linken unterhalb nach rechts, die Armbeugen begegnen sich. Nun klappen Sie beide Unterarme zu sich heran, die Handflächen schauen zu den Seiten. Verschränken Sie Ihre Arme noch weiter und versuchen Sie, die Handinnenflächen zueinanderzubringen. Die Daumen zeigen beide nach oben. Bringen Sie nun die Arme in dieser verschränkten Haltung noch weiter nach oben, die Wirbelsäule aufrichten (Bild 2). Für einige Atemzüge in dieser Asana verweilen und dann öffnen Sie die Arme zur Seite, richten sich auf und lassen den Adler fliegen. Kurz nachspüren, bevor Sie die andere Seite üben.

Die Endentspannung – shavasana. Shavasana ist vielleicht die schwierigste Yogaübung, denn hier kommen Sie heraus aus der Aktivität und treten ein in die Stille.

Sie liegen entspannt auf dem Boden, die Füße fallen nach außen. Ihre Arme liegen leicht geöffnet neben dem Körper, Ihre Handflächen sind nach oben gedreht. Das Kinn zeigt Richtung Brustbein, sodass der Kopf an einem langen Nacken ist. Nehmen Sie einen tiefen, bewussten Atemzug (Bild).

Shavasana – Körper und Geist kommen zur Ruhe. Lassen Sie alles los. Loslassen heißt entspannen. Sie sind sich Ihres physischen Körpers nicht mehr gewahr. Der Geist ist wachsam, wenn auch nicht rege. In dieser Tiefenentspannung haben wir die Möglichkeit, die freigesetzte Energie der vorangegangenen Yogastunde in uns aufzunehmen. *Prana* (die Lebensenergie) kann in den *nadis* (Energiebahnen) gespeichert werden. Zudem verarbeiten wir im Unterbewusstsein das soeben Erlebte sowohl auf der emotionalen als auch auf der körperlichen Ebene. Versuchen Sie achtsam zu bleiben, ohne sich einem Druck auszusetzen. Shavasana hilft uns, Stress abzubauen. Jeglicher Druck, sei es, dass man mit sich kämpft, keine Gedanken zuzulassen oder nicht einzuschlafen, wäre kontraproduktiv. Der eine oder andere mag in einen leichten Schlaf verschwinden. Dann versuchen Sie beim nächsten Mal, im sanften Bewusstsein zu verweilen.

B. K. S. Iyengar formuliert es so: »Das beste Anzeichen für eine gute *Shavasana* ist das Gefühl tiefen Friedens und reiner Seligkeit. Shavasana ist die achtsame Hingabe des Ego.
Indem man sich selbst vergisst, entdeckt man sich selbst.«

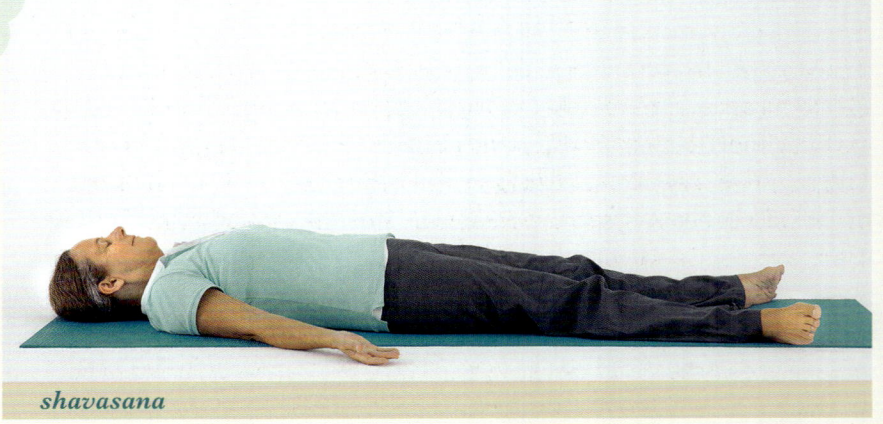

shavasana

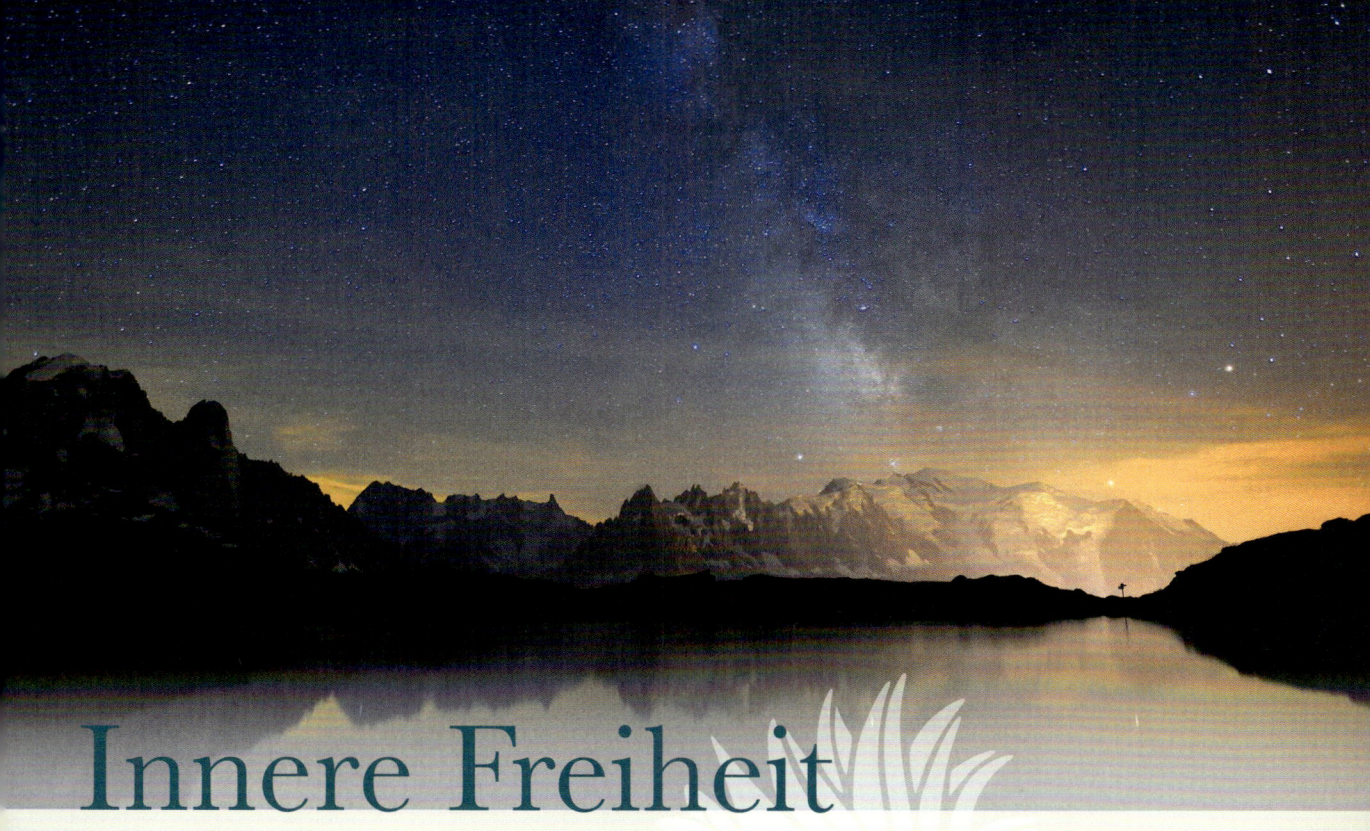

Innere Freiheit

Die Frage des Seins

Ein weiterer großer Gelehrter, der sich mit der Frage des Seins beschäftigt hat, war der indische Philosoph Jiddu Krishnamurti.

»Freiheit liegt jenseits der Mauern, die wir uns selbst errichten.«
Jiddu Krishnamurti

In seinen wichtigsten Veröffentlichungen thematisiert Krishnamurti spirituelle Fragen, wie die Erlangung vollständiger geistiger Freiheit durch Meditation, aber auch religiöse und philosophische Themen. Krishnamurtis Lehre geht von der Möglichkeit vollständiger »geistiger« Freiheit aus, indem durch aufmerksame Beobachtung des eigenen Geistes und seiner Reaktionen in dem Moment, in dem diese geschehen, seine »Natur« erkannt wird. Zentral für seine Lehre (die eigentlich keine ist), ist der Ausspruch »Truth is a pathless land« (sinngemäß: »Die Wahrheit ist ein Land ohne vorgegebene Wege«): Keine Methode, keine Religion, kein Lehrer kann zur Wahrheit führen. Jeder ist für seinen Weg selbst verantwortlich. Im Sinne von Krishnamurti und vielen anderen Gelehrten ist es wohl an uns, zu entdecken, wer wir sind. Auf diesem Weg ist Yoga in allen Facetten ein wunderbarer Begleiter. Viel mehr noch, je tiefer wir in die Welt des Yoga eintauchen, umso mehr offenbart sich uns die unendliche Vielfalt dieser Lebensphilosophie. In dieser Lebensform treffen wir auf unser wahres Bewusstsein und sind in unserem wahrhaftigen Sein.

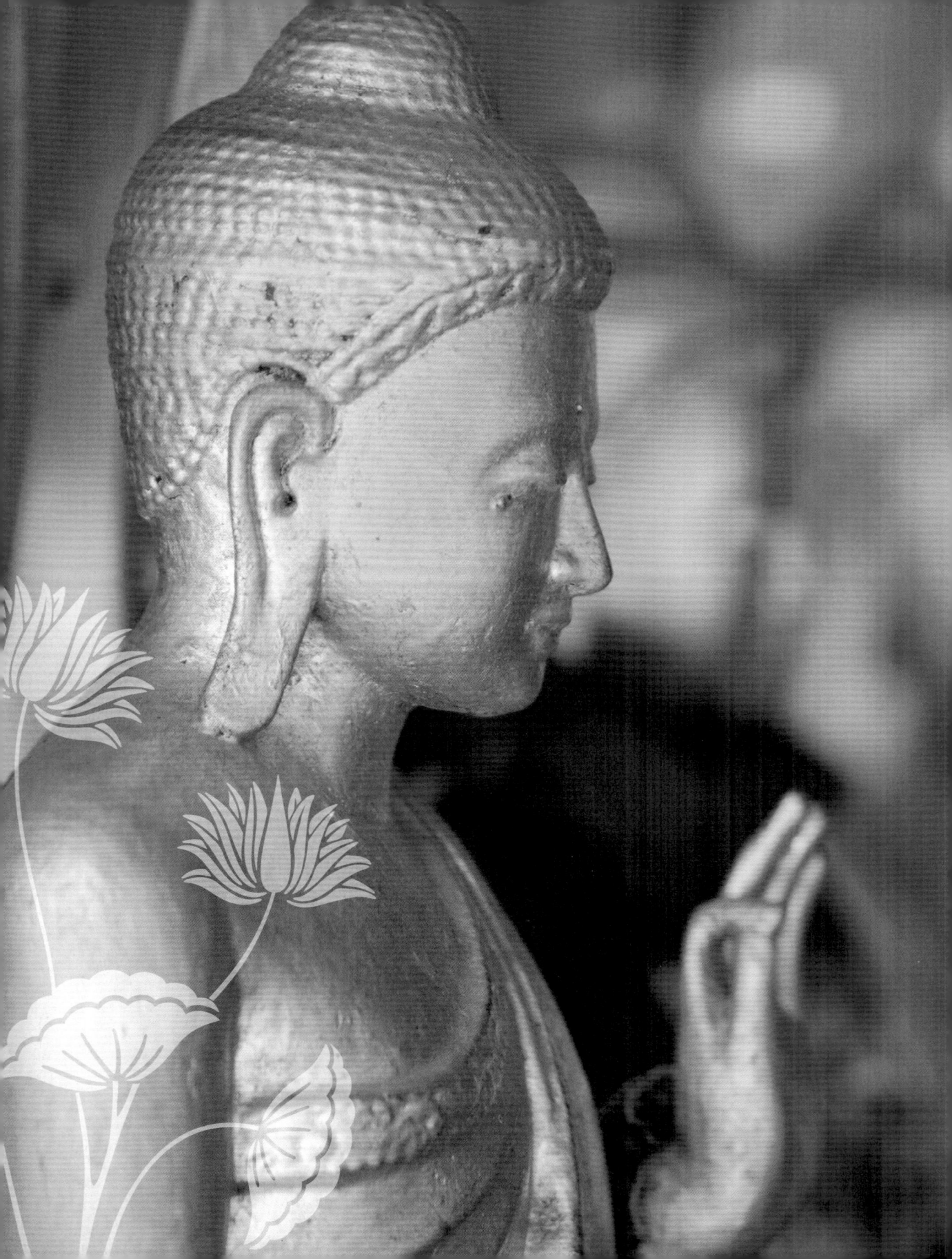

Ein Yogi
ist frei …

… von Färbungen jeglicher Art. Er hat keine Vorurteile, er urteilt nicht, er verurteilt nicht, er versucht sich in die Situation des anderen zu versetzen, er versucht (ohne eine Wertung) zu verstehen, er ermahnt nicht, er bestimmt nicht, er ist frei von Ängsten, er lebt bescheiden, er ist um das Wohl der anderen bemüht, er ist immerfort auf dem Wege der Selbstreflektion und der Befragung seiner Selbst, er lenkt sich nicht ab, nimmt alle Aufgaben, die ihm das Leben stellt uneingeschränkt an und vertraut, ist frei von Neid und Gier, lässt sich nicht von seinen Sinnen leiten oder gar verleiten, seine Motivation ist stets rein und ohne Anspruch, er ist frei von Aggression und Wut und versucht allem und jedem, vor allem sich selbst, mit Liebe, Gleichmut und Mitgefühl zu begegnen.

Im Folgenden finden Sie einen schnellen Überblick über die Yoga- und Atemübungen sowie Meditationen, die Ihnen bei bestimmten körperlichen oder mentalen Beschwerden helfen können:

WAHRHAFTIGKEIT – *satya*

Aufrichtigkeit im Jetzt
Übungen empfehlenswert zum Mobilisieren von Wirbelsäule, Schulter- und Nackenbereich sowie bei Knie- und Hüftbeschwerden:

Asanas

Wo ist mein Leben?
Übungen empfehlenswert zur Herzöffnung und zur Vertiefung der Wahrnehmung:

Asanas
Atemübung

Gibt es ein Ziel?
Übungen empfehlenswert bei Schlafstörungen und Unruhezuständen:

Asanas
Atemübung
Meditation

VERTRAUEN – *shraddha*

Was bedeutet eigentlich entspannen?
Übungen empfehlenswert bei Verspannungen:

Asanas
Atemübung

Die Angst überwinden
Übungen empfehlenswert bei Unsicherheit und Angststörungen:

Asanas

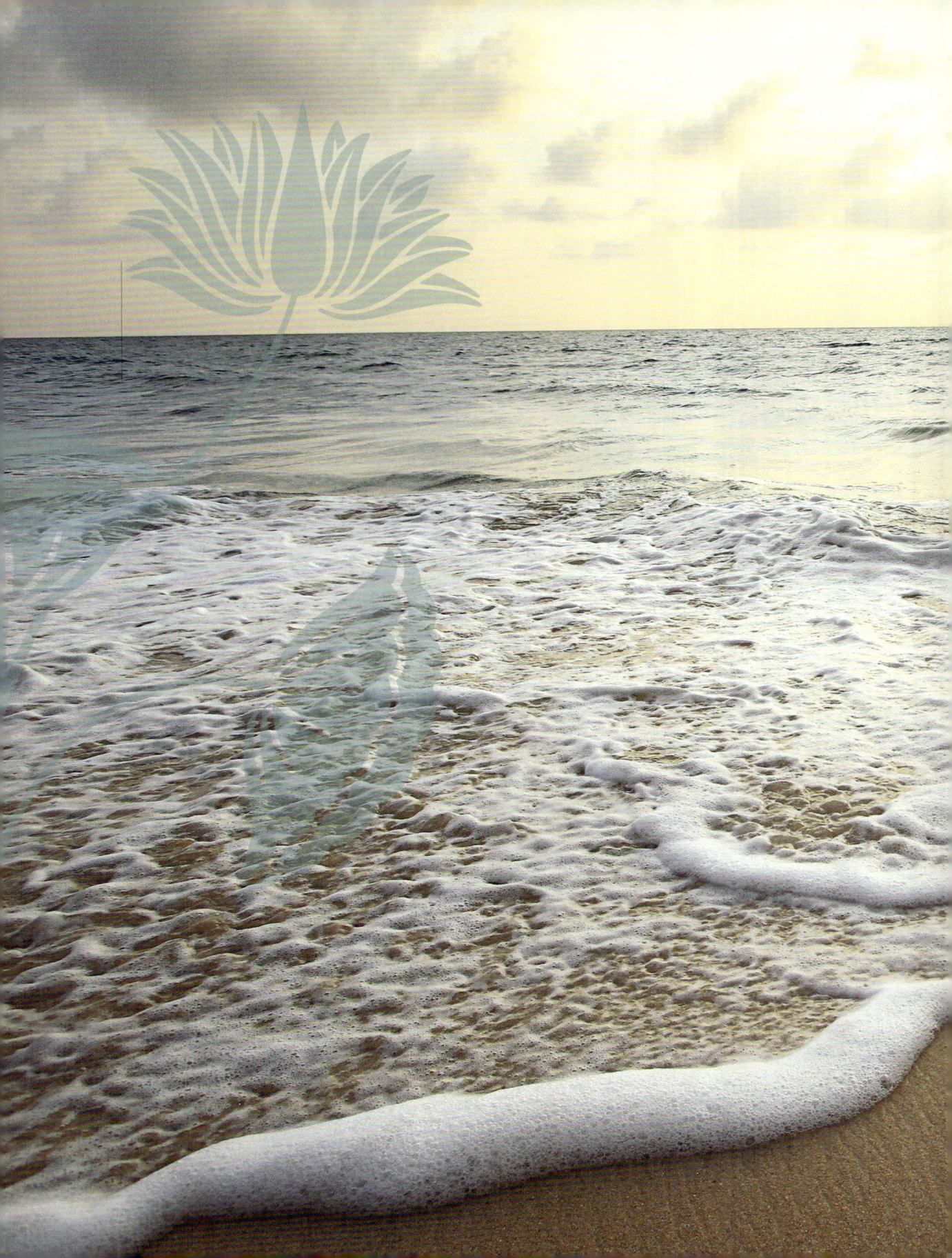

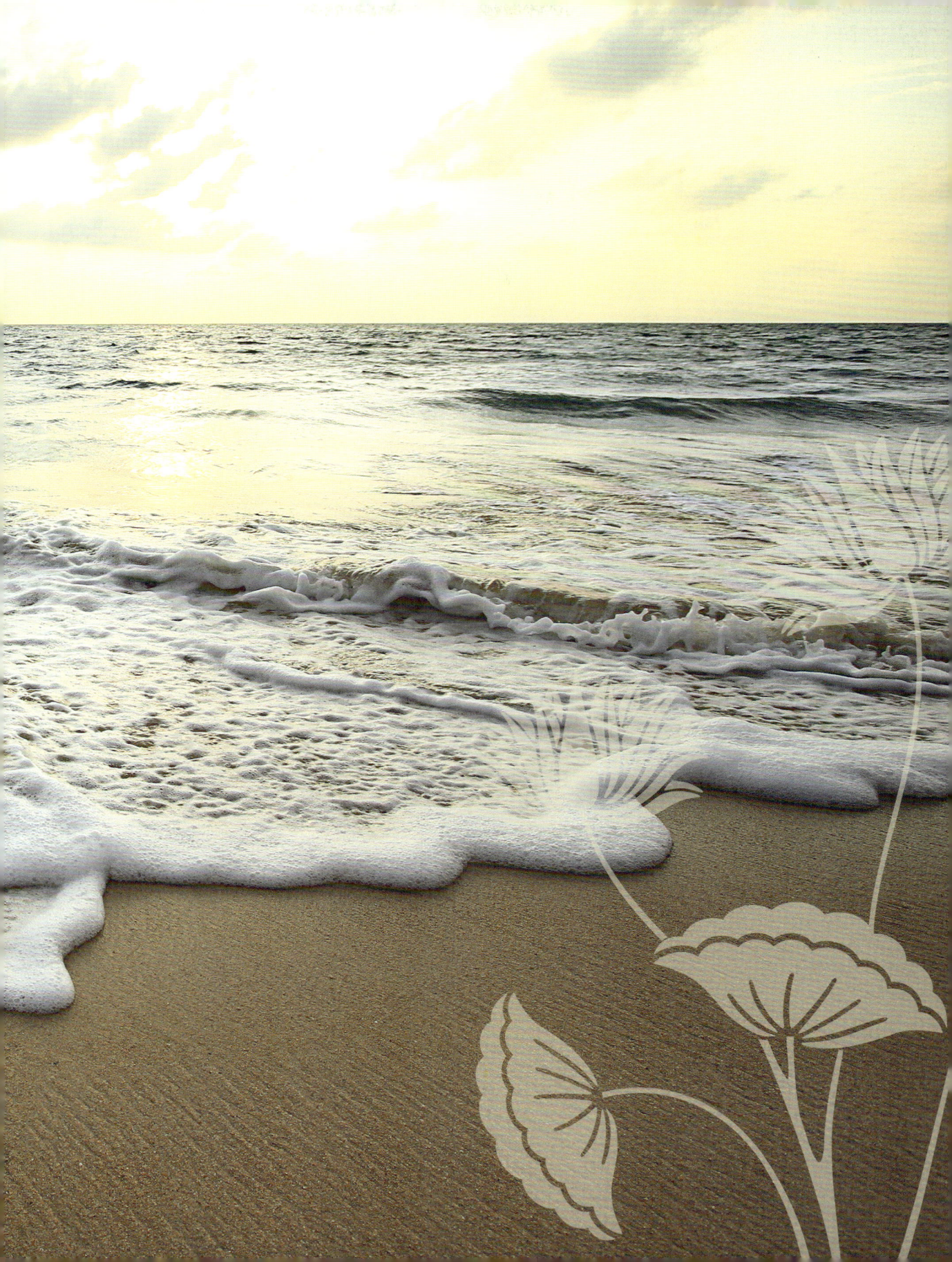

Über die Autorin

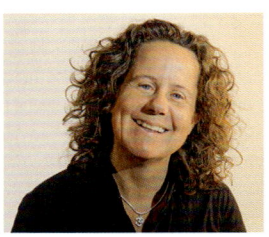

Karin Furtmeier ist ärztlich geprüfte Yogalehrerin und Schamanin. Durch verschiedene Workshops in Indien, Sri Lanka und Europa sowie intensive weiterführende Studien, hat sie einen eigenen, ansprechenden und einfachen Yogastil entwickelt: Yosha. Sie unterrichtet weltweit und hat dabei immer die individuelle Betrachtung ihrer Schüler im Blick. Mit großer Hingabe und Liebe begegnet sie denen, die ihren Weg kreuzen. In München ist sie Betreiberin eines Yoga- und Therapiezentrums und zudem als freie Beraterin in der Medienbranche tätig.

Quellennachweis und Inspiration

Bhagavad Gita. Jack Hawley (Herausgeber)
Das Geheimnis des Hatha Yoga. Swami Sivananda Radha
Das verborgene Wissen bei Freud und Patanjali. T. K. V. Desikachar
  und Hellfried Krusche
Demystified. J. Krishnamurti
Light on Pranayama. B. K. S. Iyengar
Nine Principal Upanishads. Swami Satyananda Saraswati
Patanjali, Das Yogasutra. R. Sriram
The Heart of Yoga. T. K. V. Desikachar
The Teachings of Ramana Maharshi in his own Words. Arthur Osbourne
The Tibetan Book of Living and Dying. Sogyal Rinpoche
The Tree of Yoga. B. K. S. Iyengar

Guruji, der die Repräsentation des reinsten Atman und somit der reinsten Liebe ist

Meine Schüler und meine Klienten, die mich das lehren, was ich bin

Meine Lehrer, ohne die ich nie das Fundament für meinen Weg erhalten hätte

Meine Eltern und Freunde, die mir bedingungslos vertrauen und bei all meinen Vorhaben zu mir stehen

Bildnachweis

Alle Bilder von Ulli Seer, bis auf:
S. 1: Alexandr/Fotolia.com; S. 2–3, 19: iStock.com/
VII-photo; S. 6: Peter Raider; S. 8: Punto Studio Foto/
Fotolia.com; S. 10–11: saritwuttisan/Thinkstock; S. 12:
Vsanandhakrishna/Thinkstock; S. 20–21: Alexandr/
Fotolia.com; S. 22: erika8213/Fotolia.com; S. 25, 67, 70,
107, 130: Karin Furtmeier; S. 31: Stewart Cohen/getty-
images; S. 32–33: mauritius images/imageBROKER/
Thomas Dressler; S. 34: AndresGarciaM/Thinkstock; S. 37:
khao_fofa/Thinkstock; S. 39: kemai/Thinkstock; S. 43:
catolla/Thinkstock; S. 44–45: mauritius images/image-
BROKER/Robert Seitz; S. 46: iStock.com/sansubba; S. 49:
mauritius images/Christian Weiermann; S. 55: iStock.com/
donkeyru; S. 56–57: mauritius images/imageBROKER/
Norbert Eisele-Hein; S. 58: iStock.com/Catherine Philip;
S. 60: Vera Kuttelvaserova/fotolia; S. 63: mauritius
images/imageBROKER/Michael Szönyi; S. 68–69: Svet-
lana Nikolaeva/Fotolia.com; S. 72: styf22/Thinkstock;
S. 77, 114–115: Smitt/Thinkstock; S. 78–79: TimArbaev/
Thinkstock; S. 80: Adrian Pope/gettyimages; S. 82:

Kadmy/Fotolia.com; S. 85: Andrey Plis/Fotolia.com; S. 87:
JenkoAtaman/Fotolia.com; S. 88–89: mauritius images/
imageBROKER/Volker Lautenbach; S. 90: Grant Faint/
gettyimages; S. 92: Argus/Fotolia.com; S. 99: rdonar/
Shutterstock.com; S. 101: mauritius images/Christian
Bäck; S. 102–103: Fotoschlick/Fotolia.com; S. 104:
mauritius images/imageBROKER/Matthias Hauser; S. 113:
mauritius images/imageBROKER/Andreas Vitting; S. 116:
mauritius images/imageBROKER/Matthias Graben;
S. 118: mauritius images/Flirt; S. 124: byheaven/
Fotolia.com; S. 127: fizkes/Shutterstock.com; S. 128–129:
sihasakprachum/Fotolia.com; S. 134: bubbers/
Fotolia.com; S. 137: anekoho/Fotolia.com; S. 139:
iStock.com/BraunS; S. 140–141: logoboom/
Shutterstock.com; S. 142: Smit/Shutterstock.com;
S. 151: mauritius images/imageBROKER/Stefan Huwiler;
S. 152–153: iStock.com/enviromantic

Illustration S. 133: Kera Till
Blumen-Illustration: NH7/Fotolia.com

Impressum

Bibliografische Information der Deutschen Nationalbibliothek

Die Deutsche Nationalbibliothek verzeichnet diese
Publikation in der Deutschen Nationalbibliografie;
detaillierte bibliografische Daten sind im Internet über
http://dnb.d-nb.de abrufbar.

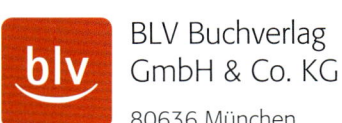

BLV Buchverlag
GmbH & Co. KG

80636 München

© 2016 BLV Buchverlag GmbH & Co. KG,
München

f www.facebook.com/blvVerlag

Umschlagkonzeption und Gestaltung: BLV-Verlag
Umschlagfotos:
Vorderseite: Fotolia/psdesign1
Rückseite: Ulli Seer (links, rechts), Fotoschick/Fotolia.com
(Mitte)

Lektorat: Cornelia Schmidt
Herstellung: Angelika Tröger
Layoutkonzept Innenteil: griesbeckdesign, Dorothee
Griesbeck, München
Layout: Kathrin Michel, München

Gedruckt auf chlorfrei gebleichtem Papier

Printed in Germany
ISBN 978-3-8354-1478-5

Hinweis
Das vorliegende Buch wurde sorgfältig erarbeitet.
Dennoch erfolgen alle Angaben ohne Gewähr.
Weder Autorin noch Verlag können für eventuelle Nach-
teile oder Schäden, die aus den im Buch vorgestellten
Informationen resultieren, eine Haftung übernehmen.

Achtsames Üben

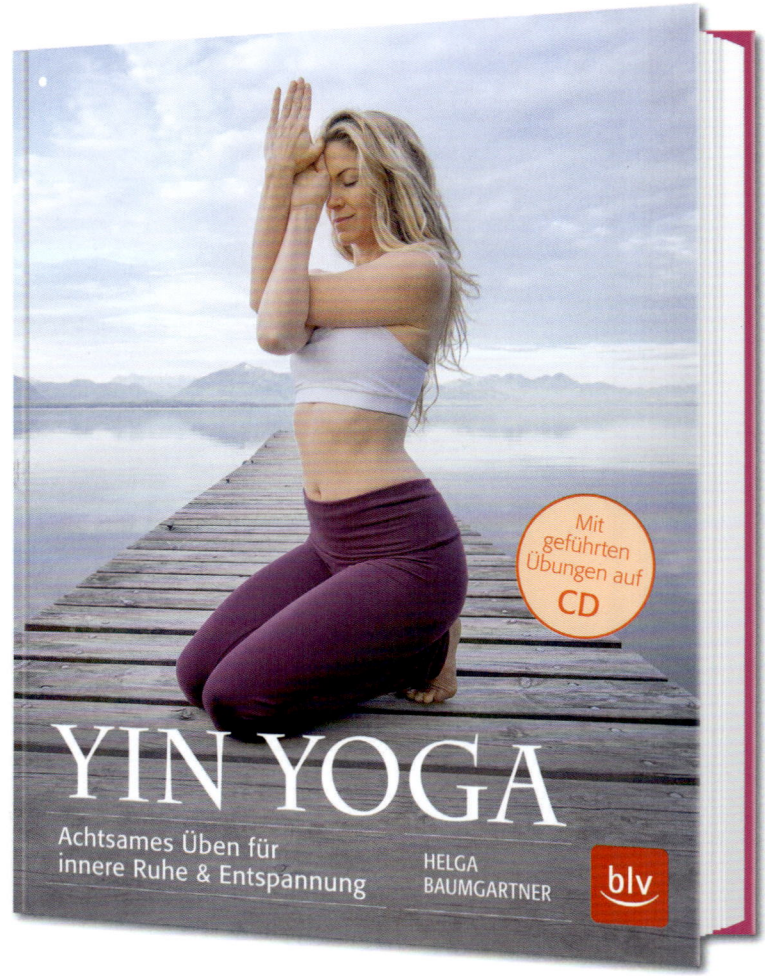

Helga
Yin Yoga
Ruhige Yoga-Übungen, die lange gehalten werden, und das
Faszien- und Meridiansystem des Körpers stimulieren und stärken.
7 Programme für alle Körpermeridiane. CD mit Übungsprogrammen
(Laufzeit: 60 Minuten). Autorinnen-Kompetenz: eine der bekanntesten
Yin-Yoga-Lehrerinnen Deutschlands.
ISBN 978-3-8354-1383-2